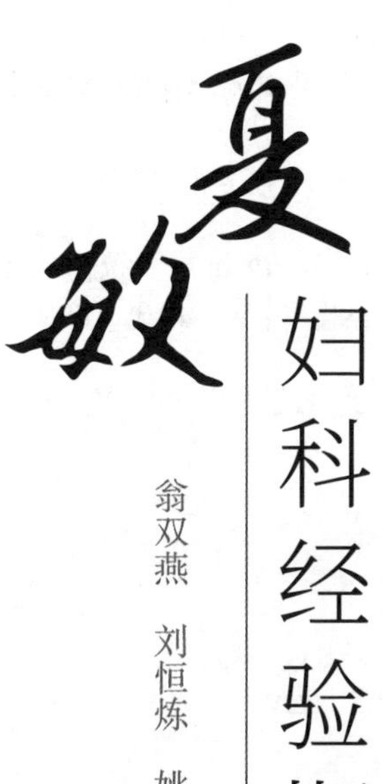

夏敏妇科经验撷英

翁双燕 刘恒炼 姚瑶 主编

重庆出版集团 重庆出版社

图书在版编目(CIP)数据

夏敏妇科经验撷英 / 翁双燕,刘恒炼,姚瑶主编. —重庆:重庆出版社,2024.3

ISBN 978-7-229-18520-6

Ⅰ.①夏… Ⅱ.①翁… ②刘… ③姚… Ⅲ.①中医妇科学—中医临床—经验—中国—现代 Ⅳ.①R271.1

中国国家版本馆CIP数据核字(2024)第064014号

夏敏妇科经验撷英
XIA MIN FUKE JINGYAN XIEYING
翁双燕 刘恒炼 姚瑶 主编

责任编辑:陈 冲
责任校对:何建云
装帧设计:程 颖

**重庆出版集团
重庆出版社 出版**

重庆市南岸区南滨路162号1幢 邮政编码:400061 http://www.cqph.com
重庆市国丰印务有限责任公司印刷
重庆出版集团图书发行有限公司发行
全国新华书店经销

开本:889mm×1194mm 1/32 印张:9.625 字数:280千
2024年3月第1版 2024年3月第1次印刷
ISBN 978-7-229-18520-6
定价:59.00元

如有印装质量问题,请向本集团图书发行有限公司调换:023-61520678

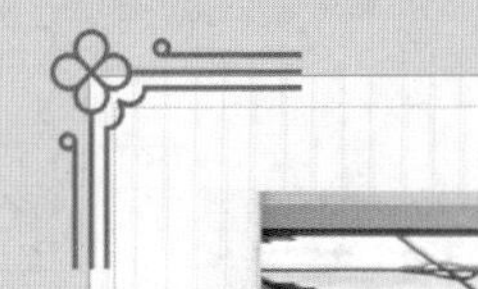

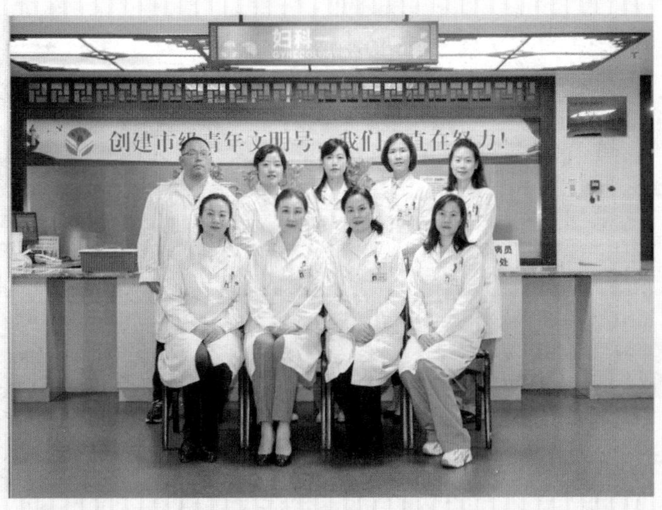

夏敏名中医工作室

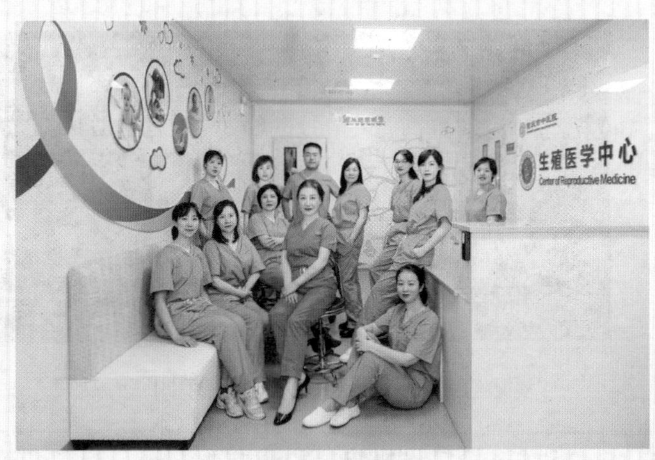

夏敏创立的重庆市中医院生殖医学中心

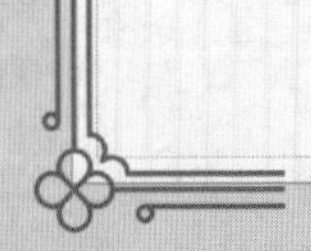
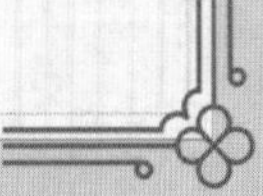

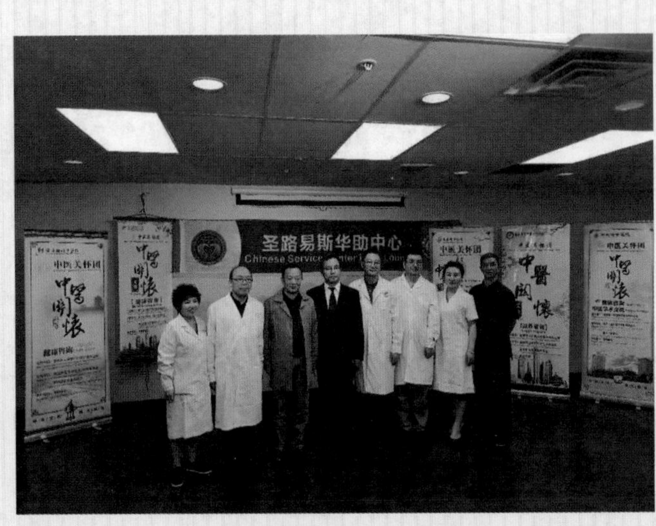

夏敏出国交流学习

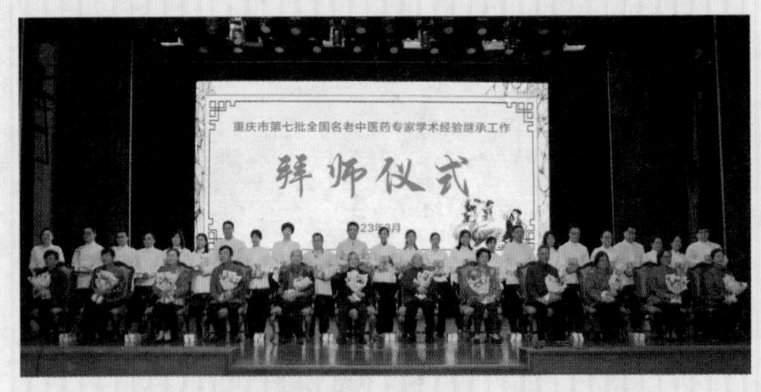

夏敏在重庆市第七批全国名老中医药专家
学术经验继承工作拜师仪式上

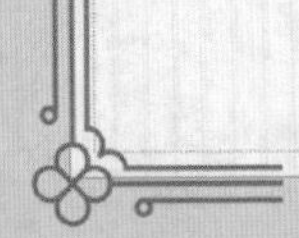
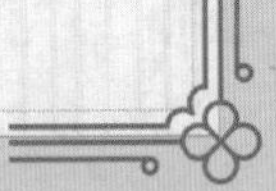

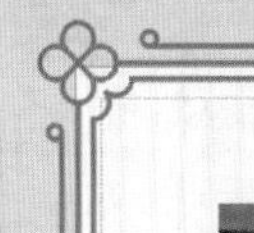

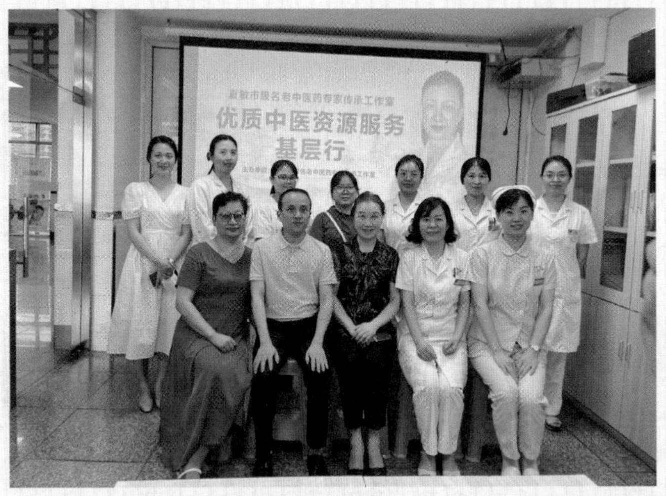

夏敏到基层义诊

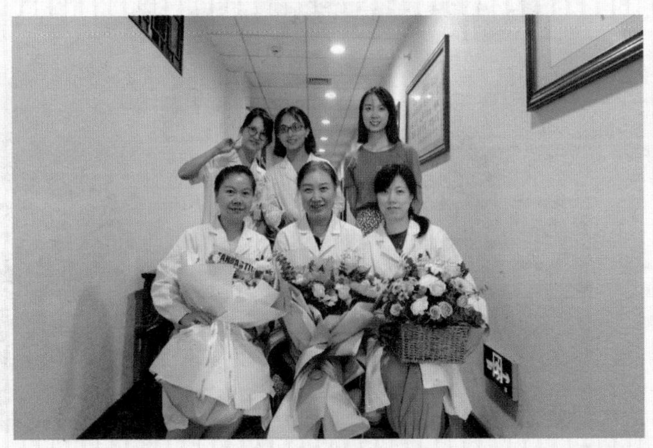

夏敏与研究生

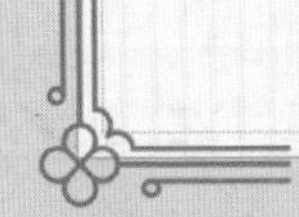

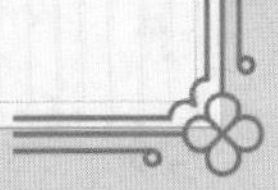

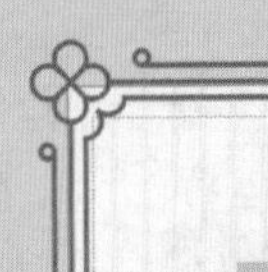

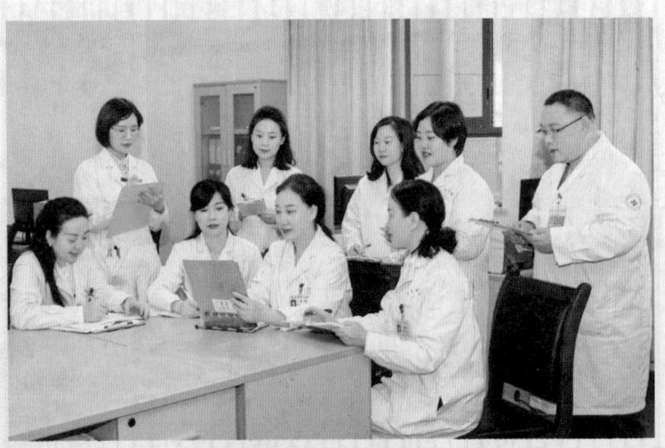

夏敏教学查房

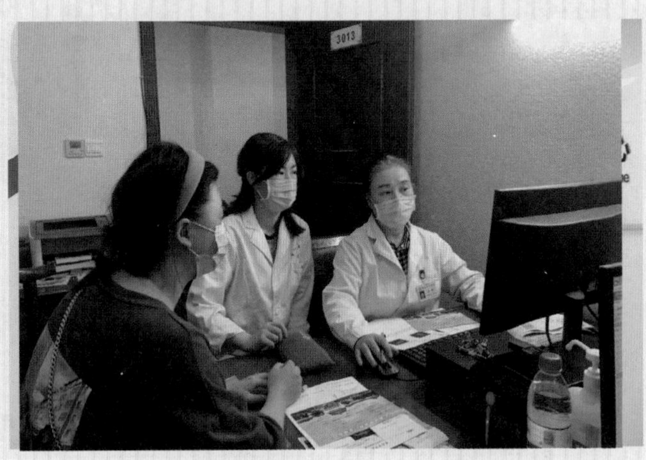

夏敏与师带徒学生

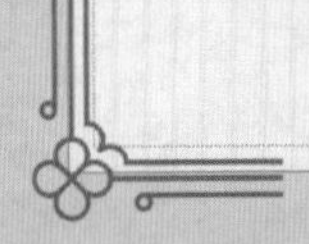

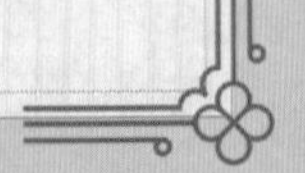

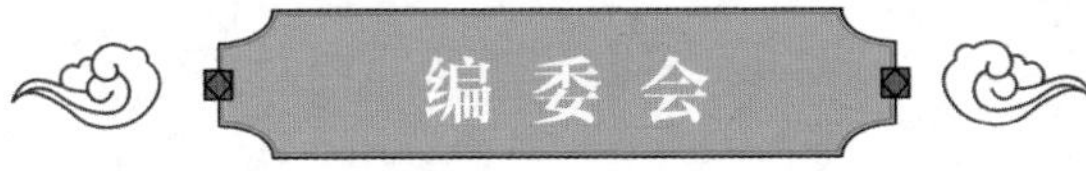

（按姓氏拼音排序）

夏敏简介

夏敏，女，汉族，1964年出生，1987年毕业于成都中医学院，主任中医师，硕士生导师；重庆市中医院妇科主任、学术带头人，成都中医药大学第四临床医学院妇科教研室主任；重庆市名中医，重庆市中医药高级人才，首批重庆市医学领军人才，第三批重庆市学术技术带头人，重庆市英才·创新领军人才；获“全国卫生计生系统先进工作者”“全国巾帼建功标兵”“全国三八红旗手”“重庆市道德模范敬业奉献模范”等荣誉称号。

夏敏从事中西医结合临床、科研、教学工作36年，长于中西医结合诊治妇科病，擅长不孕症、多囊卵巢综合征、盆腔炎、子宫内膜异位症、复发性流产等疑难疾病的诊治。

夏敏是国家中医药管理局重点专科学术技术带头人，带领重庆市中医院妇科创建了重庆市中医药重点学科、重庆市中医名科、生殖医学中心，牵头完成了国家中医药管理局项目“‘功血’中医临床指南”项目的修订工作；主持及参与四川省、重庆市科委，重庆市卫健委等的科研十余项，获四川省中医药科技进步三等奖1项、重庆市科技进步三等奖1项、重庆市卫健委科技成果奖多项，发表论文60余篇，主编及参与编撰专著5部。

夏敏任中华中医药学会妇科分会常务委员，世界中医药联合会妇科专业委员会常务理事、生殖医学专业委员会常务理事、优生优育专业委员会重庆中医负责人（常务理事），中国中西医结合学会生殖专业委员会常务委员，中国性学会中西医结合生殖医学分会副主任委员，中国民族医药学会妇科专业委员会常务理事，中国中医药信息研究会妇科分会常务理事，重庆中医药学会常务理事，重庆中医药学会妇科专业委员会主任委员，重庆市妇幼卫生学会中医妇幼专业委员会主任委员，重庆市中医药行业协会专家委员会委员、名中医分会副会长，重庆市医学会生殖医学专业委员会委员，《中国临床研究》《环球中医药》杂志编委。

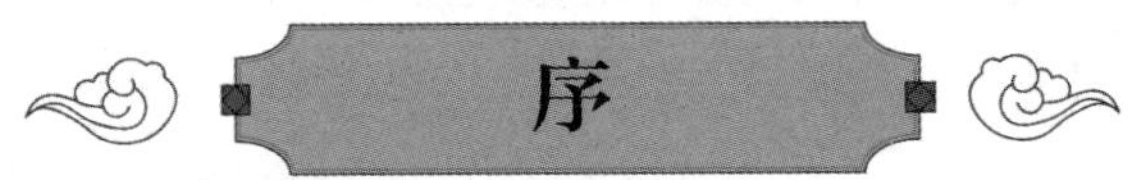

序

大多数人选择当医生，以所学医学理论和技术救死扶伤，这是一种职业生涯的选择。一少部分人投身医学领域，体验将自己的心血与智慧倾注于医学事业，这是一种高品质的生命体验。还有一部分人忠诚于医学的宗旨和信仰，借此以完善其心性与德行，这是一种有益的修行。此种与医学结缘的人生，该是有趣而充实的吧！

读《夏敏妇科经验撷英》，回顾我所知的夏敏教授从事医学事业的点滴实情，联系她在中医妇科学的理论与实践中的长期浸润，三十余年的职业生涯实在是她一次又一次不断精进的自我修炼。

夏敏教授初入职重庆市中医研究院时，正是妇科名家张进女士主持科室工作。张主任雷厉风行的办事风格和得心应手的临床技法为夏敏教授的职业选择奠定了广阔的基础。夏敏教授从此一往无前。一路走来，从主任中医师到重庆市名中医渐进至全国中医妇科名家之列，眼前的这本经验集正是她这一旅程的实录。

首先，它真实记录了夏敏教授的学术思想与临床技法。夏敏教授是六十年代生人，于八十年代入职，数十年来一直醉心于中医及中西医结合妇科临床。通过系统学习整理传统中医妇科的理法方药、追随并坚守本学科前辈的学术创新和研究方向、融合其自身的临床实践和研究成果，夏敏教授逐渐凝练成颇具个人特色的现代中医妇科学诊疗思想与方法，尤其是在妇女盆腔炎症的慢性化病机与治疗、女性不孕症传统治疗与辅助生殖技术的融合发展等方向上做出了突出贡献。夏敏教授带领下的重庆市中医院妇科团队也成为西南地区中医妇科学的学术重镇。

其次，它反映了夏敏教授的工作热情与对中医事业的忠诚。夏敏教授的职业生命正当承前启后的时代，一方面是自己的事业发展，另一方面是学科的学术传承与进步，同时还有繁重的诊疗任务和日常事务。乃至当前，她仍是每天十余小时、百余人次的应诊量。夏敏教授数十年致力于不孕症的研究，接引万余新生命光顾那些曾经被不孕症困扰的女性、夫妻、家庭。此种仁德确非语言可表。有时候真是很难分辨，是数十年不间断的努力锤炼了一个医者的热情与忠诚，抑或是这样的执着与纯粹成就了他们的事业和人生。

再者，它体现了夏敏教授的社会责任与担当。所谓医者仁心，见之于济世活人之术者众，践之于醒世度人之行者优。夏敏教授以仁者之心引领勇者之行，在学科工作之外还兼任许多社会职务，借助这些学术和社会任职，以振兴学术、推广技术、宣传医道、启迪民智、助力社团、服务大众。院外事功与院内职责相辅相成，她以其浑厚的内在张力，不断辐射到社会服务的新领域。

由此可见，以医为业者，终于救死扶伤，医者习以为常。然以医行道，始于正心诚意，方是医者使命。安静读取这本经验集，触目皆见书中所载的独特的中医妇科学诊疗经验，用心则可体会这些经验的背后是夏敏教授对生命的满腔赤诚，这种赤诚的源泉是前贤往圣们的仁德，依此仁德更可遥望人类心性的大美与至善。

杨国汉

前言

中医学有着悠久的历史，是中华民族的瑰宝，特别是中医妇科学，其为中华民族的繁衍昌盛、为广大妇女的生殖健康做出了巨大贡献。如今国家高度重视中医药发展，我们要在坚守中传承，在创新中发展，积极践行习近平总书记“传承精华，守正创新”的精神，代代相传，发扬光大。

“沉潜岐黄三十载，一片悬壶济世心。”从医36年余，夏敏教授扎根在中医临床、科研、教学工作一线，始终践行医者使命，始终坚守医者仁心，以精湛的医术和高尚的医德博得群众的信任和赞誉。夏敏教授在川渝地区中医妇科领域享有较高的知名度，尤其在治疗不孕症方面，她钻研岐黄之术，博采众长，融会贯通，在吸取前人经验的同时，又不墨守成规，辨证细腻准确，用药独到灵活，故屡起沉疴，声名远扬。正所谓“丹心铸就卢医术，妙手解忧送子人”，她用自己的行动鼓励着每一位患者，用仁爱之心抚平患者心灵的创伤，把人性的阳光重新照进她们灰暗的内心，用崇高的医德和精湛的技术，让许多患者重拾生活的希望，重新燃起生活的勇气，圆了无数患者的“妈妈梦”，把一个个生命带到了美丽的人间。经她精心治疗后成功怀孕的患者逾万人次，因此挽救了许多濒临破裂的家庭。她也被患者亲切地称呼为“送子观音”。

记得有这样一句话：“学伤寒应如虎嗅蔷薇，宏观处高屋建瓴，细微处明察秋毫”。在中医妇科领域，这种临证思维同样适用。患者的病症和诉求是医生治疗的主线，但在诊治过程中对于细枝末节的把控和处理往往更能体现医生的水平。本书从临床实践出发，系统整理和阐述了夏敏教授在妇科疑难杂症，如不孕症、多囊卵巢综合征、复发性流产、子宫内膜异位症、盆腔炎性疾病、宫腔粘连、卵巢功能早衰、异常子宫出血、围绝经期综合征、反复胚胎种植失败、产后病等诊治方面的临床经验和学术见解；广泛收集师门跟师心得体会等相关资料，归纳总结了夏敏教授的学术思想和临床经验，如基于“久病多瘀”理论，提出血瘀是盆腔炎性疾病后遗症的核心病机，主张行气活血、化瘀消癥、清热利湿治疗该病及其导致的不孕；主张“从脾论治、通补兼施”治疗多囊卵巢综合征，创立“毓麟通补方”治疗脾肾两虚型多囊卵巢综合征不孕；基于“预培其损”理论，提出辨证与辨病相结合，孕前调养与孕后安胎并重治疗复发性流产；基于“阴成形，阳化气”理论，提出中药分期疗法改善夫精人工授精患者妊娠结局的治法；并且将中医治未病的理念贯穿始终，强调了上述疾病的预防调护。

本书的编写得到了全国名中医杨国汉教授的大力支持，在此特别感谢杨教授在百忙之中为此书作序，为此书添彩。另外也要感谢夏敏名中医工作室的弟子、研究生以及同事们为此书的编写辛苦收集和整理资料。由于编者水平有限，书中难免存在疏漏和不妥之处，期望同道及读者给予指正。

编　者

2023年10月

目 录

第一章

学术思想精华

第一节　从脾论治、通补兼施治疗多囊卵巢综合征

多囊卵巢综合征（PCOS）是育龄期女性最常见的内分泌疾病，临床表现高度异质，是以生殖障碍、内分泌异常、代谢紊乱和精神问题为特征的一组临床综合征，已成为影响女性生育的一大因素。PCOS病因尚不明确，发病机制也不完全明了，诊断和治疗仍存在较多争议，治疗方法的选择也不尽相同。

多囊卵巢综合征属于中医学月经病、不孕等范畴，《内经》曰："女子七岁，肾气盛，齿更发长；二七而天癸至，任脉通，太冲脉盛，月事以时下，故有子……。"肾为先天之本，为天癸之源，主藏精、月经和生殖，先天肾气需后天脾气运化的精微物质不断充养，肾气盛衰与女性月经初潮及月经正常关系非常密切。脾为后天之本，气血生化之源，主运化、统血，月经正常无不赖脾所生之气血充养。肝藏血、主疏泄，调节血海的蓄溢有常。因此中医学认为月经病的发生往往与肝脾肾三脏功能最为密切，治疗常常采用补肾、健脾、疏肝的方法，都能收到明显的效果，是临床常用的调经大法。

流行病学资料显示，约50%的PCOS患者存在胰岛素抵抗，而胰岛素抵抗进一步增加了卵巢雄激素的产生，导致排卵障碍性不孕、肥胖、糖脂代谢紊乱等不良后果，以及增加妊娠期糖尿病、2型糖尿病的风险。

夏敏教授在临床诊疗过程中，受《傅青主女科》"肥胖不孕"篇启示，结合多年临床感悟，借古鉴今，认为"肥胖不孕"篇所

指与现代医学诊断的多囊卵巢综合征疾病相似。文中指出“妇人有身体肥胖，痰涎甚多，不能受孕者。人以为气虚之故，谁知是湿盛之故乎。”傅青主一针见血地指出肥胖是“湿盛”的缘故，“而肥胖之湿，实非外邪，乃脾土之内病也”，“不知湿盛者多肥胖，肥胖者多气虚，气虚者多痰湿，外似健壮而内实虚损也”。其病机是脾虚致水湿留滞，而非外湿困脾，肥胖多为内虚外实、本虚标实，不要一见到体质壮实之人就按实证治疗。文中又指出“治法必须以泄水化痰为主，然徒泄水化痰，而不急补脾肾之气，则阳气不旺，湿痰不去，人先病矣”。方用加味补中益气汤，重在健脾益气。以上论述给予我们认识多囊卵巢综合征以很好启发，同时也提供了治疗思路。临床上对于PCOS的治疗往往强调化痰，殊不知产生痰的根源在于脾，脾气强则痰自消，治疗重点应健脾益气，这为夏敏教授从“脾”论治PCOS学术思想的形成奠定了基础。

中医学认为脾主运化、升清和统摄血液，与足阳明胃经相互络属，机体的消化功能主要依赖于脾和胃。饮食入胃，经过胃和小肠的消化吸收，再通过脾的运化，饮食精微输布至全身，保证我们机体的生命活动，生命才得以维系。如果先天脾虚，或后天摄食不慎、饮食不节、肝郁气滞等，使脾的功能失调，脾阳虚弱，运化功能低下，精微物质郁积在经络腠理不能被人体利用而转变为痰浊，则可导致肥胖；痰浊阻滞冲任，则月经失调；脾气虚弱，气血生化不足，则冲任失养，血海不盈；最终导致月经后期、月经过少、闭经、胎萎不长、不孕等。

从以上论述可以看出，脾在PCOS的发病中起主导作用，夏敏教授认为脾与人体代谢功能有密切关系，脾主运化功能与人体糖脂代谢相吻合，因此代谢紊乱的产生与中医学的脾虚证密切相关，脾阳不足与胰岛素水平高低存在相关性，提出PCOS的治疗宜通补兼施，以健脾为主，在健脾补肾的基础上燥湿化痰、行气通经。夏敏教授基于该理论创制“毓麟通补方”并开展临床和实验研究，针药合用治疗PCOS，妊娠率33.3%。该方可降低PCOS患者BMI、腰围、臀围，改善胰岛素抵抗等，获国家、省部级科研项目基金资助5项，形成PCOS不孕诊疗方案，纳入国家卫生健康技术库进行推广。

第二节　“预培其损”理论在复发性流产治疗中的应用

复发性流产属于中医“滑胎”范畴，夏敏教授尤其重视“预培其损”理论在复发性流产临证中的应用。“预培其损”，即预防为主，防治结合，孕前调养，孕后安胎。其理论源于《素问·四气调神大论》：“圣人不治已病治未病，不治已乱治未乱”。明代著名医家张景岳在《景岳全书·妇人规》中指出“预培其损”对保胎的重要性，“故凡畏堕胎者，必当察此所伤之由，而切为戒慎。凡治堕胎者，必当察此养胎之源，而预培其损，保胎之法无出于此”。

一、孕前辨病与辨证相结合，知其损而培之

夏敏教授认为治疗滑胎，首先要诊察其病因，知“其损”而培之，预防为主，防治结合，孕前调养，孕后安胎。临证中要审证求因，首先辨清是母体因素还是胎儿因素所致，要知“其损”而培之，针对引起滑胎的病因病机治疗。

孕前重视辨病与辨证相结合，在应用中医诊疗技术进行辨证分析的同时，借助现代诊疗技术明确其病因。《易经》曰："天地氤氲，万物化醇，男女构精，万物化生。"《女科正宗·广嗣总论》曰："男精壮而女经调，有子之道也。"要孕育一个健康的胎儿，男女双方肾精必须充盛。中医学还认为："肾系胎，气载胎，血养胎"，任何原因导致母体肾虚、脾肾两虚、气血不足、血热、血瘀等，均会损伤冲任，影响脾肾系胎、载胎、养胎功能，导致胎元不固，发生流产，甚至反复流产。因此夏敏教授治疗复发性流产，非常重视母体先后天脾肾培补及调经治疗，同时也非常重视孕前男女双方的检查和治疗，基于"预培其损"原则，审证求因，防治结合，防重于治，在脾肾双补、调养气血的基础上，结合健脾补肾、疏肝、温阳、活血、清热等法，使肾气盛、气血足、冲任功能正常，为下一次正常妊娠奠定良好的基础。

（一）调月经，利种子

《女科正宗·广嗣总论》曰："男精壮而女经调，有子之道也。"《妇科要旨》曰："种子之法即在于调经中。"以上都说明孕前男性当先强精，女性当先调经，使肾精充盛，气血调和，男精壮、女经调则易受孕及胎安；反之则经不调，难种子，胎难安。因此夏敏教授重视孕前月经的调理，根据月经周期阴阳消长转化规律，应用周期序贯疗法，分四期（经期、经后期、经间期、经前期）调治。经期养血活血，因势利导；经后期滋补精血，充盛冲任；经间期少佐温阳药助转化；经后期温补脾肾，助着床。

（二）补脾肾，防流产

《景岳全书》曰："女人以血为主，血旺则经调而子嗣。"脾为后天之本，主运化，气血生化之源；肾为先天之本，藏生殖之精，主生殖。肾系胎，气载胎，血养胎，脏腑气血不足，胎难安，孕前调养是"预培其损"第一步。夏敏尤其重视孕前培补脾肾，调理冲任，使脾健肾充、精气血旺，为再次孕育奠定良好基础，防止流产的发生。

（三）除痼疾，利子嗣

《傅青主女科》云：“夫妇人受孕，本于肾气之旺也。”《格致余论·胎自堕论》云：“气血虚损，不足养荣，其胎自堕；或劳怒伤情，内火便动，亦能堕胎。推原其本，皆因于热。”《医林改错》云：“不知子宫内，先有瘀血占其地，胎至三月再长，其内无容身之地。”夏敏教授非常重视查找导致流产的原因，她认为痼疾不除，胎难安。孕前针对导致流产的基础疾病、病因病机对因治疗，常采取健脾补肾、疏肝、温阳、活血、清热等治法，使脏腑功能正常，肾气盛，气血足，冲任功能正常，孕后能发挥系胎、载胎、养胎作用，为下一次正常妊娠奠定良好的基础。

二、孕后培补脾肾，积极保胎

《素问·奇病论》云：“胞脉者，系于肾。”《女科要旨》云：“胎莲之系于脾，犹钟系于梁也。”孕后及早干预，固护胎元，是“预培其损”的第二步。因此对于孕后，夏敏教授强调继续补肾健脾安胎，以寿胎丸为基础方随证加减。尤其针对高龄复发性流产患者，夏敏教授认为，其发病机制为脾肾两虚，瘀血阻滞冲任，胚胎血供受阻。她创制“脾肾双补化瘀方”并应用于高龄先兆流产，该项目获批国家自然基金项目；该方被证实其作用机理为通过抑制衰老信号通路P53/P21，改善胎盘衰老，预防复发性流产。

夏敏教授在临证中，衷中参西，取长补短，他山之石，为我所用，重视孕前、孕后现代检查技术的应用，采用中西医结合的方法，从而提高临床疗效。“预培其损”理论与现代医学提出的“胎源性疾病”理念不谋而合，对于预防胎儿出生后疾病的发生、优生优育、提高人类的生命质量具有重要意义。

第三节 从瘀论治盆腔炎性疾病后遗症

盆腔炎性疾病是女性生殖系统最常见的疾病，是由女性上生殖道炎症引起的一组疾病，包括子宫内膜炎、输卵管炎、输卵管卵巢脓肿和盆腔腹膜炎。盆腔炎性疾病后遗症是盆腔炎性疾病的后遗病变，主要改变为盆腔组织破坏、广泛粘连、增生及瘢痕形成，引起慢性盆腔痛、不孕、异位妊娠以及盆腔炎反复发作的一系列临床表现的总称。盆腔炎性疾病是育龄期妇女的常见多发疾病，发病率高达10%~20%，严重影响女性身心健康。

20世纪80年代以来，重庆市中医院妇科在张进主任带领下，对盆腔炎性疾病后遗症进行了多年临床观察和大量文献研究，从理论和治法上对该病不断探索，提出盆腔炎性疾病后遗症的核心病机是"血瘀夹郁热"。由于经期、产后，机体正气和胞脉受损，外邪乘虚而入，胞脉气血受阻，外邪与气血相搏结，初期湿热邪盛，随着病情迁延，日久形成瘀血，胞脉气机阻滞和血液运行受阻，表现为气滞血瘀证，出现慢性下腹疼痛、腰骶部疼痛，以及痛经等痛症；由于再次感受外邪，或劳累、情志、饮食等因素，加重胞脉气血阻滞，导致慢性盆腔痛反复发作；瘀血郁久化热，患者常有低热症状；瘀血阻于胞脉、冲任，不能摄精成孕，导致不孕或异位妊娠发生。夏敏教授融汇中西医理论，融合中医四诊与现代检查，结合自己的临床实践，将中医宏观与现代检查微观相结合进行辨证，认为无论引起盆腔炎的病因为何，盆腔炎性疾病后遗症患者均有子宫体活动受限，附件增厚、索状感，韧带增粗、变硬，盆腔包块或输卵管积水等，系盆腔内组织充血、水肿、增生、粘连等所致，属于瘀血湿滞之证。在前辈的研究基础上，夏敏教授提出“盆腔炎性疾病的不同证型是疾病发展的不同阶段”。盆腔位于下焦，易受湿邪侵犯，盆腔炎急性发作期初期往往表现为湿热证，或热偏盛，或湿偏盛，正气与邪气势均力敌，正邪相争，血气相搏，表现为发热及腹痛、带下异常等实证。随着疾病的发展，中期正胜邪退，病情向愈；如正虚邪恋，病情缠绵，久病不愈，转为气滞血瘀证为主；如湿热之邪未净，表现为气滞血瘀兼湿热证。疾病迁延日久，后期愈伤人体正气，出现气虚、肾虚、阳虚等兼夹证。同时，夏敏教授根据中医“久病多瘀”理论，提出“血瘀”是盆腔炎性疾病后遗症的核心病机，盆腔炎性疾病后遗症无论哪一型均有“瘀”。

1992年，夏敏教授参与由张进主任主持的四川省卫生厅课题，对盆腔炎性疾病后遗症进行了临床及实验研究，对临床症状、体征、舌脉及盆腔血流图、甲皱微循环等变化方面进行了分析，均发现瘀血征象。同时以行气活血、清解郁热为法，创制“盆腔炎合剂”治疗盆腔炎性疾病后遗症，取得了治愈率36%、有效率100%的临床效果，获四川省中医药科技进步三等奖。

夏敏教授认为由于盆腔部位的特殊性，给临床治疗提供了较多的用药途径，增加了治疗手段，提高了临床疗效。临证中常联合中药经直肠给药、中药封包热敷、中药熏蒸等方法治疗盆腔炎性疾病后遗症，充分体现了中医整体观与定向治疗思路。在传承前辈学术思想的基础上，夏敏教授创制“通络助孕汤”，联合中医外治疗法，有效缓解患者慢性盆腔疼痛，不孕症妊娠率达59.1%，获重庆市科技进步三等奖。

第四节　基于“阳化气，阴成形”，创“促卵泡方”“促排卵方”“健黄体方”

夏敏教授认为《内经》提出的“阳化气，阴成形”理论蕴含深刻的生命观、恒动观、疾病观。“阳化气，阴成形”沟通传统中医与现代医学，是中西医两种理论的良好契合。基于“阳化气，阴成形”理论，根据月经周期中脏腑阴阳气血的生理变化规律，结合现代医学生殖理论，创“促卵泡方”“促排卵方”“健黄体方”，调经助孕，并将其应用到辅助生殖技术IUI领域，获得良好疗效。

夏敏教授认为先天生殖之精藏于肾，而卵泡乃肾中精气所化生，肾精滋长是卵子发育成熟的物质基础，卵子形成主要依赖于肾精、天癸、冲任、胞宫、胞脉的协同作用。经行之后阴血下泄，胞宫、胞脉相对空虚，赖先天肾精的供养、后天水谷精微的补充，使其逐渐充盈，此时是月经周期中的阴长期，在癸水、阴精、气血的不断滋养下，“有形之质”不断增加，卵泡液增多，卵泡腔充盈，卵泡发育趋于成熟，此为“阴成形”的具体表现。在排卵期氤氲之候，阴长至极之时重阴转阳，阴精充盛，阳气鼓动，蓄势待发，卵泡成熟，卵子排出，此为“阳化气”的具体表现。而卵泡排出障碍，或因阴精不足，卵泡生长受限，填充不足；或因卵泡发育为扁卵泡或萎缩；或因肾阳不足，无力鼓动卵子排出；或卵泡发育过大，形成囊肿；或卵泡黄素化。经后期为“阴长”关键时期，予“促卵泡方”滋补精血，填精养泡；经间期为“重阴转阳”之机，予“促排卵方”助阳化气，促卵子排出；经后期为“阳长阴消”之期，予“健黄体方”，通过提高黄体功能、改善子宫内膜容受性，有效提高妊娠率。

第二章

专病论治

第一节 月经病

一、月经先期

月经周期提前七天以上，或二十天左右一行，且连续两个及以上月经周期者，称“月经先期”，更有甚者十余日一行，又称“经水先期”“月经超前”“经早”等。

（一）历史源流

《金匮要略》中即有“带下经水不利，少腹满痛，经一月再见者，土瓜根散主之”的记载，开创了中医药治疗月经先期的先河。西医认为该病属排卵性月经失调范畴，常见于生育期女性，病因主要为下丘脑—垂体—卵巢轴功能失调，导致黄体功能不足；因黄体期孕激素分泌不足，或黄体提前衰退，导致子宫内膜分泌反应不良和黄体期缩短，因此月经提前而至。治疗上，西医一般采用促进卵泡发育、补充黄体酮以改善黄体功能等方法，但停药后易反复发作，远期疗效较差。中医治疗本病有一定优势。

“先期”之名，首见于宋代陈自明的《妇人大全良方》：“阳太过则先期而至”，陈自明认为月经先期为阳太过所致；元代朱丹溪也有“经水不及期而来者，血热也”的见论，并创立了本病“血热”的病因病机。《景岳全书》不仅明确划分“血热有火者”“微火阴虚而经早者”等血热虚实之异，同时提出了“矧亦有无火而先期者”“若脉证无火而经早不及期者，乃其心脾气虚，不能固摄而然”的气虚不摄病机，从而形成了月经先期“血热”“气虚”的主体病因病机学说。《傅青主女科》曰：“夫同是先期而来，何以分虚实之异？……先期者火气之冲，多寡者水气之验。故先期而来多者，火热而水有余也；先期而来少者，火热而水不足也。”其指出凡血热者以量之多少辨虚实的经验之论。

（二）病因病机

张景岳曰：“血动之……惟火惟气耳。”经血内动不及期而出，多由气虚和血热所致。

气虚多与体质素弱之先天，或饮食失节或劳倦或思虑过度以致脾虚气弱之后天有关；或为青年肾气未充，或绝经前肾气渐衰，或多产房劳损伤或大病久病穷而及肾，肾气不固之故。

血热亦有素体阳盛，或过食辛辣燥热之品，过服、误服辛热暖宫药物，外感热邪，抑郁恚怒木火妄动等归属阳盛血热及素体阴虚或失血伤阴，精血亏耗，终致阴虚内热之分。

此外，尚有经期产后，余血未尽，或为寒热所伤，或因气郁血滞，瘀血阻滞冲任，新血妄走而见经水先期而潮者。

月经提前，常伴经血量多，若任其继续发展，气随血耗、阴随血伤而生气虚、阴虚甚者气阴两虚诸候；经血失约也可呈现经水淋漓难尽，三者并见继而可发展为崩漏。

（三）辨证论治

本病辨证，首应重视经血的色、质。一般而言，先期量多，色淡红，质清稀者，属虚；色深红或紫红，质稠黏者，属热。在此基础上，又须详查其脉证，若伴神疲乏力、气短懒言、小腹空坠、舌质淡、苔薄白、脉细弱之候，辨为气虚失摄；兼见腰膝酸软、夜尿频多、舌淡、脉沉细者，归属肾虚不固；经血深红或紫红，质稠黏，心烦口渴，大便干结，小便黄热，舌质红，苔黄，脉数者，病因为阳盛血热，扰动血海，冲任失固所致。以此类推，逐层分析。同时，患者的病史、产史资料及素体状况，亦是辨证的重要依据之一，如对素性抑郁、忧虑者，当注意是否肝气郁滞或肝郁脾虚；孕产频多或房劳过度所伤者，多属肾虚，即其例也。

临床实践中，部分月经先期患者仅见月经周期提前，余无他证可供中医辨证，病史资料亦难以提供有价值的参考，素体状况未见异常。此时，就应注意把握本病主体病机的普遍性规律，辨病论治，遣方用药。

（四）夏敏教授对月经先期的治疗经验

1.夏敏教授对月经先期的认识

夏敏教授治疗月经病强调肝、脾、肾三脏调理。叶天士云："女子以肝为先"，调肝以养肝疏肝为主，常选用逍遥散加减；脾为后天之本，是气血生化之源，脾气益升应以健脾升阳为主；肾为先天之本，肾藏精，精可化血，肾主宰天癸，肾气盛才能任通冲盛。夏敏教授认为月经先期的发病机理主要为血热，热扰冲任血海不宁而致先期；火热更甚，迫血妄行，冲任不固则致月经过多；亦可因脾气虚不能统摄或肾虚闭藏失职而致先期量多。一般体质壮盛之青中年妇女起病之初多见血热；素体脾肾不足或病久不愈者多见气虚或虚实互见。临床所见热多虚少，无论气虚或血热均可夹瘀，瘀血阻滞，新血不能归经，导致经血妄行。月经先期可伴经量过多或过少，若合并经量过多或经期延长者当与崩漏鉴别。

月经先期辨证应以月经量、色、质为主，结合兼症、舌脉全面辨识，一般以先期伴量多，经色鲜红或紫红质稠，经血流出时有热感属实热；先期月经量不多或量少，色红质稠为虚热；先期月经量或多或少，质稠有块，排出不畅属肝郁血热；先期月经量或多或少，经色淡，质清稀属气虚。另外，注意兼症，无论血热或气虚均可兼见，肝郁和肾虚亦可并存，亦可兼见夹瘀夹湿，使证型更为复杂，故应细心观察，辨清主次，权衡轻重作出恰当处理。

月经先期的治疗重在调整周期，使之恢复常度，达到三旬一至，应时而下，宜以平时服药为主。按其证候属性，或清或补，虚而夹火者则所重在虚，当以养营安血为主，无论虚实皆不宜过用寒凉。对无火而先期者，根据病位或补中气，或补肾固冲或心脾同治，或脾肾双补，达到以平为期的目的。

2. 辨证论治

治疗月经先期，补虚、清热是其常法，而补虚又有健脾益气、补肾固冲之异；清热则首当“察其阴气之虚实”，或清热凉血或滋阴清热；少数因血瘀而致者，当活血化瘀。为调整月经周期使之复常，又须重视经间期调治。

（1）血分实热证

【证候特点】月经先期，量多，经色鲜红或深红，质稠，经血有热感或夹血块，可伴心烦，面红口干，尿黄，便结，舌红苔黄，脉数或弦滑。本证多见于体质壮盛之青中年妇女。

【治法】清热凉血止血。

【方药】清经散合二至丸加减。

【基本处方】生地 10 g，丹皮 10 g，黄柏 10 g，地骨皮 15 g，白芍 15 g，女贞子 15 g，墨旱莲 15 g，枸杞 15 g，茜草 12 g，乌贼骨 24 g，炒地榆 15 g。

水煎服，每两日 1 剂。月经先期者宜平时服药，连用两周，重在调整周期。

【方解】本方以傅青主“清经散”合《医方集解》“二至丸”及《内经》四乌贼骨一芦茹丸加减组方，方中黄柏既能清泻相火，又能退虚热；丹皮泻肝经伏火，清血分之实热，有凉血散瘀之功；地骨皮清肝肾虚热，凉血止血；生地为清热凉血、养阴生津要药；白芍养血敛阴，和营除热。加二至丸既滋补肝肾，又养血止血，茜草凉血活血止血，乌贼骨收敛止血，助肾之闭藏，两药一活一收，活中有止；枸杞滋肾养阴，炒地榆凉血止血。全方清热凉血，针对主要病机，滋肾养阴以调经治本，加用止血之品以治其标。清热兼养阴、止血不留瘀为本方特点，用于月经先期伴量多属血热证者较为合拍。

【临证加减】血热、经多有血块者去乌贼骨，加炒蒲黄10 g、炒槐花10 g，以凉血化瘀止血；失血日久出现肢软乏力等症者，可于方中加太子参30 g以益气摄血。

（2）血分虚热证

【证候特点】月经提前，经量偏少，经色红质稠；伴见潮热颧红或手足心热，咽干口燥或心烦失眠，舌质红少苔，脉细数。本证多见于素体阴虚之青春期或更年期妇女。

【治法】滋肾养阴，凉血活血调经。

【方药】两地汤加减。

【基本处方】生地10 g，地骨皮15 g，玄参15 g，麦冬15 g，白芍15 g，丹皮10 g，丹参15 g，赤芍15 g，枸杞10 g，茺蔚子15 g。

水煎服，每两日1剂，日服3次，宜平时服药。

【方解】同为先期，证有虚实。虚热者，火热而水不足，故虽见先期，但经量偏少，治宜滋肾养阴为主，佐以清热，同时加以凉血活血之品，使月经周期正常而经量增多。方用傅青主“两地汤”加减。方中生地、玄参、麦冬为增液汤，玄参养阴生津、润燥清热，麦冬滋阴润燥，生地养阴清热，三药均属质润之品，有滋阴润燥清热之效；白芍柔肝养阴，地骨皮清虚热，原方有阿胶虽滋阴养血但有止血作用，此处月经量少无须止血故弃之。加入凉血活血之丹参、丹皮、赤芍及活血调经、清肝明目之茺蔚子，意在调理周期的基础上使经量增多。全方滋阴为主，清热为辅，壮水以制火。加入凉血活血、养血之品，使阴足血畅，共奏滋阴清热、凉血活血调经之效。

【临证加减】 经量过少者可加养血活血之鸡血藤18 g；便结者可加桃仁10 g，既润肠又活血；阴虚阳亢，出现头晕耳鸣、潮热等症者，可于方中加刺蒺藜15 g、夏枯草15 g，以疏肝清热；阴虚内热，热迫血行致先期量多者，上方去丹参、赤芍、茺蔚子，加女贞子15 g、墨旱莲15 g、阿胶10 g，以滋阴止血。

（3）脾肾气虚证

【证候特点】 月经提前，经量或多或少，经色偏淡，质多清稀，可伴见纳少便溏，神疲乏力，或倦怠嗜卧，或腰背疼痛，腿软脚弱，舌质偏淡，苔白润，脉多沉弱。本证多见于青春期或更年期妇女或素体脾弱或流产手术后妇女。

【治法】 健脾益气，补肾固冲。

【方药】 举元煎合寿胎丸加减。

【基本处方】 党参30 g，黄芪18 g，白术10 g，炒升麻10 g，桑寄生15 g，菟丝子15 g，川断18 g，阿胶10 g，炒艾叶10 g，炙甘草6 g。

水煎服，每两日1剂。月经先期者宜平时服药。

【方解】 本方由《景岳全书》“举元煎”合《医学衷中参西录》之“寿胎丸”加炒艾叶组成。方中党参、白术、甘草健脾益气；黄芪、升麻益气升阳举陷；桑寄生、菟丝子、川断补肾气，固冲任；阿胶补肾养血止血，加炒艾叶温经止血。脾气健旺，肾气得固，周期经量可恢复正常。

【临证加减】 气虚夹瘀者，可加茜草12 g、益母草15 g，以化瘀止血；气虚日久，气损及阳，见经血淡黯清稀，伴见小腹冷，脉沉迟者，可加温经止血之炮姜炭10 g、补骨脂10 g。

（4）肝郁血热证

【证候特点】 经来先期，量或多或少，经色深红或紫红，质稠，经行不畅，或有块；或少腹胀痛，或胸闷胁胀，或乳房胀痛，或烦躁易怒，口苦咽干；舌红，苔薄黄，脉弦数。本证多见于体质壮盛之青中年妇女。

【治法】疏肝清热，凉血调经。

【方药】丹栀逍遥散加味。

【基本处方】牡丹皮15 g，炒栀子10 g，赤芍15 g，当归15 g，柴胡15 g，黄柏10 g，白术15 g，茯苓15 g，炙甘草6 g。

【方解】本方由《内科摘要》丹栀逍遥散加减组成，方中牡丹皮、炒栀子、柴胡疏肝解郁，清热凉血；佐以黄柏清虚分之热；当归、赤芍养血柔肝，辅以凉血；白术、茯苓、炙甘草健脾益气补中，防肝病乘脾；诸药合用，使肝气畅达，肝热得清，热清血宁，则经水如期。若肝火犯胃，口干舌燥者，加知母、生地黄以养阴生津；若胸胁、乳房胀痛严重者，加郁金、夏枯草、荔枝核以疏肝通络。

医案赏析

●病案一：田某某，29岁，2019年10月8日初诊。

【主诉】月经周期缩短5年余，未避孕1年未孕。

【现病史】患者2018年10月因胎儿畸形行引产术（双方染色体均正常），引产后未避孕1年未孕。现症：纳少，眠一般，引产后潮热、盗汗明显，口干，心烦，时寒时热，白发、脱发严重，伴腰膝酸软，白带正常，大便不成形，小便正常。

【个人史】初潮12岁，月经周期15～21天，经期7天，量少，较前减少1/2（服用优思明量稍多）；色暗红，血块（++），腹痛（−），乳胀（−），腰酸（++），腹泻（+）；LMP 2019年10月6日，PMP 2019年9月17日。

【既往史】甲亢病史（现服用药物控制，指标均正常）。

【家族史】姨婆患糖尿病。

【过敏史】无药物、食物过敏史。

【体格检查】舌淡暗红，舌尖红，苔白腻，脉滑数。

【辅助检查】

2019年6月5日妇科B超：左卵泡15 mm×10 mm，右卵泡17 mm×12 mm，左附件区囊性包块，内膜8 mm。2019年3月26日性激素六项：FSH 4.67 mIU/ml，LH 3.4 mIU/ml，PRL 20.54 ng/ml，E_2 69 pg/ml，P 0.28 ng/ml，T 0.3 ng/ml。

【西医诊断】1.月经调节；2.女性不孕症。

【中医诊断】1.月经先期；2.不孕症。

【中医辨证】肝肾不足，气阴两虚。

【治法】补益肝肾，益气养阴。

【方药】自拟方：

熟地黄15 g　生地黄15 g　生白术15 g　制何首乌15 g
山药15 g　茯苓15 g　党参20 g　酒女贞子15 g
制巴戟天10 g　山茱萸20 g　枸杞子15 g　黄芪30 g
益母草20 g

15剂，水煎服，取汁400 ml，1日1剂，分早中晚三次温服。

【医嘱】饮食作息规律，调畅情志，少食甜食、淀粉类食物。

二诊（2019年11月5日）：纳可，眠一般，潮热、盗汗明显减轻。患者诉畏寒明显，服药后经量较前增多，且痛经及血块较前减少，大便稍成形，小便正常，舌淡红，舌尖红，苔白腻，脉滑数。LMP 2019年10月30日，PMP 2019年10月6日。

【处方】

①中药汤剂：

熟地黄15 g　生地黄15 g　生白术15 g　制何首乌15 g

山药15 g　茯苓15 g　党参20 g　酒女贞子15 g

制巴戟天10 g　山茱萸20 g　枸杞子15 g　黄芪30 g

续断15 g　淫羊藿10 g　菟丝子15 g

15剂，水煎服，取汁400 ml，1日1剂，分早中晚三次温服。

②穴位埋线（气海、关元、次髎、子宫等；半月1次，避开月经期，3个月为一疗程）。

【医嘱】饮食作息规律，调畅情志，少食甜食、淀粉类食物。

三诊（2020年1月7日）：患者发现怀孕，停经37天，LMP 2019年11月30日。

按：患者引产术后伤其本元，肾虚血亏，结合产后多瘀的特点，根据患者舌质，确实有瘀血之邪滞于脉道，由此可见此患者是一个虚实夹杂的病证。在临床中纯实证与纯虚证也相对比较少，需要仔细甄别患者何种虚何种实，对症下药，方能药到病除。患者术后肝肾阴虚出现潮热、盗汗症状，治疗上予以熟地黄、山药、山茱萸，构成六味地黄丸中“三补”，补益肝肾之阴缓解潮热、盗汗症状，生地滋阴清热以生津于口；患者除潮热症状外，还感时寒时热，此为正气不足、卫气不固之证，予以党参、黄芪等益气固表之品固护卫气，再加以女贞子、巴戟天阴阳同治扶助正气以求阴阳平衡状态；何首乌、枸杞子补肾精可益精血，乌须发；患者大便不成形，结合舌苔，乃脾虚湿盛之征，方中白术、茯苓健脾祛湿；瘀血则由益母草活血化瘀而去。患者二诊症状较前明显缓解，但畏寒症状明显，予以续断、淫羊藿补肾壮阳，菟丝子补益肝肾种子安胎，且可补肾益脾止泻。穴位埋线（气海、关元、次髎、子宫等），气海、关元为任脉穴，是调理冲任之要穴，次髎是治疗月经病之经验要穴，子宫穴是子宫、输卵管和卵巢在体表的投影范围，刺激子宫穴是直接针对女性生殖器的调理手法，诸穴搭配，共奏调理月经之功效，加之辨证配穴，可达到治病求本之效果。

●病案二：俞某某，25岁，2019年6月30日初诊。

【主诉】月经周期提前4年。

【现病史】纳差，嗜睡，疲倦，白带量多，呈水状，拉丝白带量少，大、小便正常。

【个人史】初潮16岁，周期18~23天，经期4天，量少，色红，血块（+-），腹痛（-），乳胀（+），腰酸（-），腹泻（-），肛门坠胀（-）。LMP 2019年6月25日，PMP 2019年6月5日。

【体格检查】舌淡胖，齿痕，苔薄白，脉细沉。

【辅助检查】

2019年2月18日妇科B超：子宫大小正常，内膜3 mm，左附件31 mm×24 mm薄壁无回声，双侧卵巢见大于10个卵泡样回声，左侧最大8 mm×8 mm，右侧最大11 mm×10 mm。

【西医诊断】1.月经调节；2.备孕状态。

【中医诊断】月经先期。

【中医辨证】气血两虚。

【治法】健脾益气养血。

【方药】自拟方：

熟地黄20 g　当归15 g　生白术15 g　制何首乌10 g

枸杞子20 g　山药15 g　茯苓15 g　酒女贞子20 g

鸡血藤15 g　醋香附10 g　北柴胡15 g　党参20 g

黄芪20 g　酒萸肉20 g　麸炒苍术20 g

15剂，水煎服，取汁400 ml，1日1剂，分早中晚三次温服。

二诊（2019年7月29日）：LMP 2019年7月20日，PMP 2019年6月25日，PPMP 2019年6月5日。患者诉此次月经周期基本正常，但口干、口渴严重，白带量较前减少，精神及食欲较前好转，经血颜色呈深红色，量较前增多，经行乳胀好转，舌红，苔薄黄，脉弦数。

【处方】

①中药汤剂：

熟地黄20 g　制何首乌10 g　枸杞子20 g　山药15 g

酒女贞子20 g　醋香附10 g　北柴胡15 g　党参20 g

黄芪20 g　酒萸肉20 g　麸炒苍术20 g　益母草20 g

15剂，水煎服，取汁400 ml，1日1剂，分早中晚三次温服。

②仙旱合剂，20 ml，口服，每日3次。

三诊（2019年8月28日）：LMP 2019年8月23日。患者诉此次月经量色质正常，神情，精神可，现无明显口干、口渴，月经周期亦基本正常，无明显特殊不适，舌淡红，苔薄白，脉细弦。

【处方】

熟地黄20 g　制何首乌10 g　枸杞子20 g　山药15 g

酒女贞子20 g　醋香附10 g　北柴胡15 g　党参20 g

黄芪20 g　酒萸肉20 g　麸炒苍术20 g　益母草20 g

阿胶10 g（烊化）

15剂，水煎服，取汁400 ml，1日1剂，分早中晚三次温服。

按：患者初潮年龄较晚，B超显示内膜较薄，先天肾精亏虚，后天脾虚失养，化生不足致使气血两虚。脾虚清气不升则纳差、嗜睡、疲倦，脾气下陷则月经先期而至。方中熟地黄、当归、鸡血藤养血活血而不留瘀，党参、黄芪健脾益气而生血、气血双补，何首乌、枸杞子、女贞子、酒萸肉补肾填精益先天，白术、山药、茯苓、苍术健脾祛湿止带下，香附、北柴胡疏肝理气消乳胀。二诊患者精神较前好转，气血提升，且经血量增多，则去当归、鸡血藤；带下量减少，则去白术、茯苓；经血颜色偏深，则予以益母草活血化瘀，且可止血，不致经血流失过多；结合患者舌苔、脉象，中医认为患者血分有热，故给予仙旱合剂（方药组成为仙鹤草、墨旱莲、丹皮各12 g，侧柏叶、地黄各10 g，甘草9 g），仙鹤草、墨旱莲为君药，仙鹤草收敛止血，墨旱莲凉血止血、滋补肝肾；侧柏叶、地黄为臣药，侧柏叶味苦，性寒而有清凉收敛之功，丹皮为佐药，可清热凉血、活血化瘀、退虚热，使总方驱邪不伤正，止血不留瘀；甘草调和诸药；全方合用体现了滋阴凉血、收敛止血的治法，在急则治标的过程中注重治病求本。三诊患者基本情况可，症状缓解明显，无特殊不适，说明前方治疗有效，考虑患者先后天俱虚，以虚证为主，既往内膜较薄，现加入阿胶血肉有情之品滋补阴血，前方已运用健脾药物，故亦不会担忧阿胶之滋腻伤脾。中药处方犹如排兵布阵，临床中必须注意全面观，切不可单一而论，忽视整体思维，否则疗效减半。

（王彩霞）

二、月经后期

月经周期推后7天以上，连续两个周期以上者，甚至四五十天一行，称为“月经后期”。若偶尔一次周期推后不属本病范畴。初潮不久，月经周期尚未建立者，一年内亦不属本病。进入更年期的妇女月经延迟的，也不作月经后期诊断。本病又称“经水后期”“月经错后”“经迟”等。

（一）历史源流

有关月经周期延后的记载，最早见于汉代《金匮要略·妇人杂病脉证并治》。张仲景称本病为“至期不来”，采用温经汤治疗，开创后世用温经活血法治疗本病之先河。以后历代医家对月经后期都有论述，如唐代《备急千金要方》有月经“隔月不来”的描述。

宋代王子亨首先提出“阴不及则后期而至”的论点，为后世认识阴精亏虚、血虚不足导致月经后期奠定了理论基础。到了明代，医家在月经后期的认识和治疗实践方面都有了较大的发展，尤其阳虚阴寒的病机受到普遍重视，如《普济本事方·妇人诸疾》谓：“阴气乘阳则胞寒气冷，血不运行……故令作少而在月后”，指出了外寒伤阳，胞寒气冷，血不运行则可致月经后期。张景岳亦认同，“亦惟阳气不足，则寒从中生，而生化失期，是即所谓寒也”（《景岳全书·妇人规》），阐明了血寒既可由“阴寒由外而入”所致，亦可因“阳虚生内寒”。张景岳还认为血热不仅可以导致月经先期，亦可为月经后期的致病机理，谓：“其有阴火内灼，血本热而亦每过期者，此水亏血少燥涩而然。”《万病回春》则补充了“经水过期而来”的病机尚有“气郁血滞”。吴崑总结了这一时期对月经后期实证之因的认识，谓：“为寒、为郁、为气、为痰，为月经后期实证之因。”（《医方考》）在治疗方面，这一时期的治法方药也很丰富，如张景岳主张血少燥涩者治宜“清火滋阴”，无火之证治宜“温养血气”，寒则多滞者宜在温养血气方中“加姜、桂、吴茱萸、荜茇之类”。另外，薛己、万全等医家对月经后期尚有补脾养血、滋水涵木、开郁行气、导痰行气等治法。到了清代，如《医宗金鉴·妇科心法要诀》《女科辑要》《妇科玉尺》等著作，对月经后期的理论和辨证论治进行了整理，有的医家结合自己的经验还有所发挥，使月经后期在病因病机、辨证论治方面臻于完备。

综上所述，历代医家对本病的认识总以属虚和属实概之。属虚者中，阴精亏虚，血虚不足；阳虚生内寒，寒从中生；阴火内灼，水亏血少，燥涩而然。属实者中，可为阴寒由外而入，阴气乘阳，胞寒气冷，血不运行；或气滞痰阻而致血滞等。治法当根据虚实、寒热属性而分别予以温补、清补、行气导痰、活血行滞。

西医学认为月经后期的病理机制是机体内外任何因素影响了下丘脑—垂体—卵巢轴某一环节的调节功能，以致卵巢功能失调，性激素分泌功能紊乱，促卵泡成熟的激素相对不足，致使卵泡发育迟缓，卵泡期延长，从而影响子宫内膜的周期性变化而致月经延后。

（二）病因病机

根据妇女的生理病理特点以及月经形成的条件，本病为气、血、肾、肝、脾等功能失调，又导致冲任损伤而致。本病的病因不外虚实两端。虚者，或由于营血不足，血海不能按时由满而溢；或因肾虚，肾精不足，无精化血，血海不能按时满溢；或因肾气不足，血海不能按时施泄；或因肾阳不足，脏腑失于温煦，生化不及等，均可致月经后期而至。实者，可因寒凝气滞或痰湿阻滞，致气血运行不畅，冲任滞涩，经血不能按时而行，月经后期而至。

血虚者，可因体质素弱，营血不足，或久病失血，或产乳众多，耗伤阴血，或脾气虚弱，化源不足，均可致营血亏虚，冲任不盛，血海蓄溢时间延长，月经后期而至。《丹溪心法·妇人》云：“过期而来，乃是血虚”，即是就此而言。

肾虚者，或因先天肾气不足，冲任通而未充，从初潮起始即月经周期延后；或因多产房劳损伤肾精，无精化血，血海充盈时间延长，月经后期而至；或因肾气虚怯，日久及阳，脏腑失于阳气温煦，功能衰减，影响血的生化，冲任不足，血海充盈时间延长；或因肾精不足，日久及阴，阴虚火炽，灼伤精血，水亏血少，亦可致月经后期而至。

血寒者，可因经行调摄失宜，在经行之时冒雨涉水，感受寒邪；或过食生冷寒凉之品，血为寒凝，滞涩冲任，经血运行不畅，月经后期而至。若素体阳虚或久病伤阳，阳虚阴寒内盛，脏腑失于阳气温煦，影响气血的生化，冲任不足，血海充盈时间延长，月经后期而至，此属月经后期虚寒证，正如《妇科玉尺》所云：“经水后期而行者，血虚有寒也。”

气滞者，或素性抑郁，情志不畅，肝气郁结，疏泄失职，该泄不泄，月经后期而至；或气郁血滞，冲任滞涩，血运受阻，血海充盈时间延长，月经后期而至。

痰湿阻滞者，或素体脾虚，运化失常，聚湿生痰；或嗜食肥甘，酿生痰湿；或形体肥胖，痰湿内盛，痰湿壅滞冲任，盘踞血海，月经后期而至。

综上各病因，不外虚实两端，而虚与实又常互相兼夹，如阳虚易致寒凝，血虚易致气滞。其病机总由血少肾虚，精血不足，血海不能按时满溢；或血寒、气滞、痰阻，经血不能按时而行，月经后期而至。

本病若治不及时或失治，日久病深，可向闭经转化。

（三）诊治进展

本病治疗以调整周期为主。本着虚者补之、实者泄之、寒者温之的原则进行辨治。月经后期的治疗重点在于补充阴阳消长转化的物质基础，或补血、补肾，或理气行滞，燥湿化痰，通调气机，缩短阴长期，促进阴阳的按期转化，阴极转阳，届期排卵。经行之时，重点在于泻实，通因通用，以利实邪随经血而去，以助脏腑功能的恢复。

1.从肝诊治

妇人有余于气，不足于血，肝藏血，主疏泄，故“女子以肝为先天”。女子阴性凝结，易于怫郁，“妇人之病，多起于郁”，而诸郁不离乎肝。疏肝理气解郁为治疗常法，多选用逍遥散。胀甚者加青皮、橘叶、香附、枳壳、八月扎、佛手花、玫瑰花、月季花之类。盖花味芳香，芳香可以解郁，轻剂亦可取胜。另外，肝体阴用阳，在疏肝理气时，可加石斛、麦冬等一类药来清热滋阴柔肝体，使肝之阴阳得以平和。整体观念是中医临床的特点与指导思想，亦可体现于脏腑相关的病机分析与论治。

2.从脾胃诊治

月经的主要成分是血，由脾胃所化生。月经的正常与否，受脏腑、经络的影响。“二阳之病发于心脾，有不得隐曲，女子不月。”脾胃病中焦化源枯竭，脾不能转输水谷之精微于脏腑，不能上奉心肺而化为血，津血亏虚则女子不月也。在治疗上以调理脾胃，补益冲任而经自调。肝木脾土相互影响，虽以肝郁脾虚为多见，若因情志不遂，或饮食不节，疏泄不利，升降失调亦可形成肝脾气机郁滞而出现月经后期。

3.从肾论治

肾气盛衰是女子月经来潮的关键，也是月经后期
本。《内经·上古天真论》曰："二七而天癸至，任脉
盛，月事以时下"，肾气渐充，则月经正常来潮。若
肾精未充，天癸未至，或肾气重虚，冲任失调，
后期。

4.从冲任二脉诊

冲任是维持女性生理机能的重要本源，而冲任失调则是发生许多妇产科疾病的前因。因此，冲任学说在中医妇产科学中处于非常重要的地位。

（1）冲任学说的源流

《内经·上古天真论》曰："女子二七天癸至，任脉通，太冲脉盛，月事以时下，故有子……七七任脉虚，太冲脉衰少，天癸竭，地道不通，故形坏而无子也。"《灵枢·五音五味篇》曰："冲脉任脉皆起脉冲，为经络之海。"《灵枢·海论》曰："冲脉者，十二经之海。"《灵枢·逆顺肥瘦篇》曰："冲脉者，五脏六腑之海也。"《灵枢·动输篇》曰："冲脉者，十二经之海也。"《素问·痿论》曰："冲脉者，经脉之海也。"《素问·骨空论》曰："任脉为病男子内结七疝，女子带下聚……冲脉为病，逆气里急。"隋巢元方《诸病源候论》认为妇人月经、带下、妊娠、产褥、哺乳等生理活动，均归"冲任所统"。唐王太仆指出，"冲为血海，任主胞胎"。宋陈自明《妇人良方》曰："妇人病有三十六种，皆明有冲任劳损而致。"元滑伯仁指出："任之为音妊也，

行腹部中，为妇人生养之本也。”张介宾《景岳全书》曰：“脏腑之血，皆归冲脉，而冲为五脏六腑之血海，故《内经》言太冲脉盛，则月事以时下，可见冲脉为月经之本也。”清叶天士《临证指南医案》中论及冲任奇经的病案就有65例以上，并有：“冲脉者，月事之本也”的表述。徐灵胎在《医学源流论》中指出：“凡治妇人，必先明冲任之脉……此皆血之所以生，而胎之所由系，明于冲任之故，则本原调悉，而后所生之病，千条万绪，可以知其所从起。”以上这些论述，为冲任学说奠定了理论基础，后代医家继有发展。近代唐宗海、张寿甫、朱小南等，现代蒲辅周、任应秋、姜春华、刘奉五等对冲任学说的发展，亦作出了重要的贡献。

（2）冲任的病理与辨证

奇恒之府的胞宫与冲任等联结成一个独特的体系，妇女脏腑、经络、气血活动密切配合，维持了妇女的生理功能。如果妇女在经、带、产、乳诸方面发生了疾病，其病机都与冲任的损伤有密切关系。可见，妇科研究冲任的病理与辨证十分必要。“冲为血海”，“为经脉之海”，“五脏六腑之海”，说明冲脉为一身之阴，气血运行的要冲。任主一身之阴，为阴脉之海，全身精、血、津、液等阴液皆由任脉主司。如果冲任受损，妇女素体阳虚，且过食生冷，或冒雨涉水，风冷侵袭，邪客冲任，寒伤冲任，则为寒凝，气血受阻，而出现月经后期。冲任不足可出现三种情况：一是因大病、久病或数脱血，失血过多引起血虚，冲为血海，失血则血海空虚冲任不足；二是生化之源不足，中焦受气取汁造血的基础不足，冲任亦虚导致脾虚；三是久病伤阴或肝肾本脏受病。任脉主一身之阴，而肾阴虚又贯注冲任，五脏六腑之精皆下注于肾，精血相生，肝肾同源，肝肾实为冲任之本，肝肾阴虚则冲任失其濡养。冲任失调，气血不畅，则月经后期。

（四）夏敏教授对月经后期治疗经验

1.夏敏教授对月经后期的认识

月经周期推后为营血不足或气血运行迟滞所致，即有虚证和实证之分，故辨证要点首先是辨别虚实。其次，进一步辨别虚与实的内涵，如虚证是血虚还是肾虚，实证是气滞还是痰阻，寒证是实寒还是虚寒等。临床应根据月经的量、色、质及全身症状，结合舌脉进行辨证。辨证注重观察脏腑、气血的功能状态，突出冲任二脉的作用，以肝、脾、肾三脏立论。

如量少色淡质稀薄，伴见面色萎黄或苍白无华，头晕眼花，心悸少寐，唇舌淡，脉细弱等，多属血虚；量少色黯淡质薄，腰酸足弱，小便清长，夜尿频多，多属肾虚；月经量少，色黯有块，小腹冷痛，得热痛减，畏寒肢冷，舌质紫黯，苔白，脉沉紧或沉涩，多属实寒；若量少色淡质稀薄，无血块，小腹隐痛，喜温喜按，大便稀溏，小便清长，舌淡苔白，脉沉迟或细弱，多属虚寒；量少或多，血色正常，有块，行而不畅，或小腹胀痛，按之不减，抑郁不乐，胸胁乳房胀痛，舌质正常或红，苔薄白或微黄，脉弦或弦数，多属气滞；经血多或少，色淡，质黏夹涎，平素痰多或带多，或胸闷呕恶纳差，舌胖苔白腻，脉滑或沉弦，多属痰湿阻滞。

个别月经后期患者，无既往史，临床又无特殊症状，可以根据有关的辅助检查作为辨别卵泡发育迟缓所致月经后期的重要依据，结合西医卵泡发育迟缓的病理见解，应用中医关于阴长不及和阳不生阴不长以及寒凝气滞、痰湿阻滞而致阴精难复的基本病机规律，确定治疗本病的基本思路，辨病论治。

2.辨证论治

以月经错后、经期基本正常为诊断要点，辨明虚实。

（1）肾虚证

补肾益气，养血调经，方予大补元煎（人参、山药、熟地黄、杜仲、当归、山茱萸、枸杞子、炙甘草）。方中人参、山药、杜仲补肾气固命门；熟地黄滋阴补血；山茱萸、枸杞子补肾填精生血；当归养血益阴；甘草调和诸药。全方共奏补肾益气、养血调经之效果。

若月经量少者，酌加紫河车、肉苁蓉、丹参养精血以行经；若带下量多者，酌加鹿角霜、金樱子、芡实以固涩止带；若月经错后过久者，酌加肉桂、川牛膝以温经活血，引血下行。

（2）血虚证

补血养营，益气调经，方予人参养荣汤（人参、白术、茯苓、炙甘草、当归、白芍、熟地黄、肉桂、黄芪、五味子、陈皮、生姜、大枣）。若月经过少者，去五味子，酌加丹参、鸡血藤养血活血；若经行小腹隐隐作痛者，重用白芍药，加阿胶、香附养血理气止痛。

（3）血寒证

虚寒证：温经扶阳，养血调经。方予大营煎（当归、熟地黄、枸杞子、炙甘草、杜仲、牛膝、肉桂）。方中肉桂温经扶阳，通行血脉；熟地黄、当归、枸杞子、杜仲补肾填精养血；牛膝活血通经，引血下行。全方共奏温经扶阳、养血调经之效。

若经行小腹痛者，酌加巴戟天、小茴香、香附，温阳理气止痛；若虚甚者，加人参益气。

实寒证：温经散寒，活血调经。方予温经汤（人参、当归、川芎、白芍、肉桂、莪术、牡丹皮、甘草、牛膝）。方中肉桂温经散寒，通脉调经；当归、川芎养血活血调经；人参甘温补气，助肉桂通阳散寒；莪术、牡丹皮、牛膝活血祛瘀，助当归、川芎通行血滞；白芍、甘草缓急止痛。全方共奏温经散寒、活血调经之效。

若经行腹痛者，加小茴香、香附、延胡索以散寒行滞止痛；若月经过少者，酌加丹参、益母草、鸡血藤养血活血调经。

（4）气滞型

理气行滞，活血调经。方予乌药汤（乌药、香附、木香、当归、甘草）。方中乌药理气行滞，香附理气调经，木香行气止痛，当归活血行滞调经，甘草调和诸药。全方共奏行气活血调经之效。

若小腹胀痛甚者，酌加柴胡、枳壳、延胡索，以疏肝解郁、行气止痛；若乳房胀痛明显者，酌加橘核、川楝子、王不留行，以行气止痛；若月经过少者，酌加鸡血藤、川芎、桃仁、红花，以活血通经。

（5）痰湿型

燥湿化痰，活血调经。方予芎归二陈汤（陈皮、半夏、茯苓、甘草、生姜、川芎、当归）。方中半夏、陈皮、甘草燥湿化痰，理气和中；茯苓、生姜渗湿化痰；当归、川芎养血活血。全方使痰湿除，经脉无阻，其经自调。

若脾虚食少，神倦乏力者，酌加人参、白术，以益气健脾；若脘闷呕恶者，酌加砂仁、枳壳，以醒脾理气和胃；若白带量多者，酌加苍术、车前子，以除湿止带；肝郁脾湿者，加香附、苍术，以疏肝理气，燥湿健脾。

（五）结语

月经后期病机复杂，临证中多虚实夹杂，常责之于肝、脾、肾三脏及冲任二脉，归之于血虚、血寒。血虚则血海不充，经水亦随之延迟；血寒则气血阻滞，经水也随之落后。《素问·上古天真论》中关于月经的论述，说明经水本于肾，肾气盛，冲任流通，经水方能按时而来。肾气虚弱，癸水不足，冲任失养，便难于按期催动月汛。在治疗月经后期时，不论血虚或血寒，凡有肾亏情况者，补肾药在必用之列。脾胃为气血之源，荣溉脏腑。月经后期属于瘀者，临证间不多见，倘若一见经期延后，便用攻瘀药以催经，如用桃仁、红花、三棱、莪术等品，往往无效，反会引起胸闷纳呆、头眩不舒等反应。即使能催来1次，过后又复延期，反而对病者健康有碍。对于有瘀结确症者，并不常用活血祛瘀药，而以补肾气及健脾益血以充经水来源为主，有气滞者酌情加用行气药，有小腹虚寒者再加陈艾、肉桂温宫，奏效快速，而且效力巩固、无流弊。

医案赏析

●病案一：王某某，33岁，2021年6月22日初诊。

【主诉】月经后期3年，未避孕2年未孕。

【现病史】患者G3P0A3，末次人流为2015年。现症：纳可，精神差，神疲，腰酸严重，偶见头晕目眩，夜间潮热盗汗，带下偏黄，外阴瘙痒。

【个人史】月经周期28~37天，经期3~4天，量少，夹血块，微痛经，LMP 2021年6月12日。

【既往史】无特殊。

【家族史】无特殊。

【过敏史】无药物、食物过敏史。

【体格检查】舌淡暗红，伴齿痕，苔微黄腻，脉弦滑。

【辅助检查】

宫腔镜检查未见明显异常。甲功、血脂正常。AMH 0.74 ng/ml。性激素六项：FSH 11.5 mIU/ml，LH 4.21 mIU/ml，

E_2 73.18 pg/ml，PRL 3.15 ng/ml，T 0.34 ng/ml，P 0.28 ng/ml。

2021年1月27日OGTT+胰岛素释放试验：

	空腹	服糖后1 h	服糖后2 h	服糖后3 h
GLU(mmol/L)	5.31	7.04	7.22	5.79
INS(pmol/L)	48	316.6	452.1	280

【西医诊断】1.卵巢储备下降；2.不孕症；3.胰岛素抵抗。

【中医诊断】1.月经后期；2.不孕。

【中医辨证】肾虚血瘀，冲任失调。

【治法】补肾活血，调理冲任。

【方药】自拟补肾活血汤。

【处方】

①中药汤剂：

熟地黄30 g　当归15 g　麸炒苍术20 g　黄柏30 g

桑椹30 g　山药15 g　土茯苓20 g　墨旱莲30 g

酒女贞子30 g　鸡血藤30 g　丹参20 g　五味子10 g

泽兰30 g　薏苡仁30 g　干益母草30 g　山萸肉30 g

生蒲黄15 g

包煎，15剂，水煎服，一次用量100 ml，每日1剂，分早中晚三次温服。

②穴位埋线，取穴关元、中极、子宫。

③西药：二甲双胍，0.5 mg，qd，晚饭中服。

【医嘱】饮食作息规律，调畅情志，忌食辛辣食物。

二诊（2021年7月10日）：患者带下情况好转，轻微泄泻，月经血块减少，痛经症状好转。LMP 2021年7月9日，舌淡暗红，伴齿痕，苔白腻，脉弦滑。

【处方】方药改土茯苓为茯苓，去黄柏、生蒲黄，嘱经净后继续穴位埋线，并加以冲服紫河车。余治疗同前。

三诊（2021年8月2日）：未见明显经行腹痛，经量较前增多，腰膝微冷。

【处方】方药去益母草，加巴戟天10 g。余治疗同前。

四诊（2021年8月23日）：仍畏寒，近两日乳胀，气急易怒。

【处方】治疗同前，方药加淫羊藿15 g、郁金10 g。患者于2021年10月5日在家中测尿HCG阳性。

按：患者既往3次有创操作史，金创利器损伤本元，肾虚精亏，加之病程日久，肝郁气结，郁久化火，肝木不舒，逆犯脾土，脾虚生湿则带下。方中熟地黄、山药、山萸肉"三补"，肾肝脾同调，五味子补肾固涩，墨旱莲、女贞子"二至丸"补肾滋阴缓解潮热盗汗症状，桑葚益肾滋阴助孕，当归、鸡血藤养血活血，助熟地黄精血同调。患者痛经，且经血夹血块，以益母草、生蒲黄活血化瘀调经，丹参活血、安神除烦，苍术、薏苡仁健脾除湿。患者带下色黄，以黄柏、土茯苓去湿热。外治予以穴位埋线疏通经络、活血化瘀，改善卵巢周围血供，促进卵子的成熟及排出。患者轻微胰岛素抵抗，予以二甲双胍调节内分泌稳态。二诊患者带下色黄好转，经血块减少，遂去黄柏、生蒲黄，并将土茯苓改为茯苓健脾祛湿。患者经血仍有血块，但较前有所好转；患者3次人流史，现经量减少，虽宫腔镜未见异常，考虑内膜有所损伤，加入紫河车补血益精，修复内膜损伤。三、四诊根据患者症状的变化加减用药，1月后患者自然受孕。本病例中可看出中药注重肾肝脾三脏同治，患者症状及舌脉有血瘀之征象，故在活血化瘀药物中有所侧重，中医内外治法合用，同时结合西医药物治疗。

●病案二：王某，女，26岁，2019年1月20日初诊。

【主诉】月经稀发5个月，停经2个月。

【现病史】纳寐可，二便调，心情抑郁后出现月经周期推后，食后腹胀，自测HCG（-）。

【个人史】月经初潮14岁，既往月经较规律，周期26～30天。近5个月周期45～60天，经期4～7天净，量可色常，血块（-），痛经（-），腰酸（+）。LMP 2018年11月7日，量色同以往。

【既往史】慢性盆腔炎，多囊卵巢综合征。

【家族史】无特殊。

【过敏史】无药物、食物过敏史。

【体格检查】舌质淡红，边有齿痕，苔薄白，脉略弦。

【辅助检查】彩超示：子宫内膜厚1.2 cm，双侧卵巢内可见12个以上囊泡样回声。

【西医诊断】多囊卵巢综合征。

【中医诊断】月经后期。

【中医辨证】脾肾两虚，痰湿血瘀。

【治法】健脾补肾，化痰活血。

【方药】自拟补肾活血汤合二陈汤加减。

【处方】

①中药汤剂：

黄芪20 g　丹参10 g　川芎15 g　白术20 g

苍术15 g　炙甘草6 g　泽泻20 g　半夏15 g

香附15 g　菟丝子25 g　陈皮15 g　覆盆子15 g

泽兰10 g　鸡血藤25 g　茯苓20 g

15剂，水煎服，一次用量100 ml，每日1剂，分早中晚三次温服。

②西药：二甲双胍，0.5 mg，qd，晚饭中服。

【医嘱】饮食作息规律，调畅情志，忌食辛辣食物。

二诊（2019年2月22日）：月经已来潮，LMP 2019年2月3日，量中，色红，腰酸减轻，腹胀好转，纳寐可，二便调。舌质淡红，边有齿痕，苔薄白，脉略弦。

【处方】予上方减黄芪，加三棱10 g、莪术10 g、合欢15 g，共14剂。

三诊（2019年4月30日）：LMP 2019年4月18日，量色同前。腰略酸，经前乳胀。舌质稍暗，边有齿痕，苔薄白，脉细略弦。

按：方中重用鸡血藤苦而不燥，温而不烈，活血祛瘀，调经止痛，性质和缓，同时又兼补血作用，适用于血虚有瘀的月经病；菟丝子取其温补而不峻、温而不燥之性，平补肾阴肾阳；半夏善燥脾胃之湿，陈皮功善理气，二者相须为用，加强燥湿化痰之力，而且体现治痰先理气，气顺则痰消之意；苍术辛苦温燥，燥湿健脾，白术甘苦温，健脾益气，二药配伍，补散并用，健脾、燥湿作用增强，配以泽泻、泽兰，健脾燥湿中兼以利水渗湿；香附理气以化痰；茯苓利水渗湿；黄芪补脾肺之气，丹参、川芎活血化瘀，共同推动血行；覆盆子滋补肝肾。全方共奏健脾补肾、化痰活血之功。

（侯　聪）

三、月经先后无定期

月经周期时而提前时而延后7天以上，连续3个月经周期以上者，称为“月经先后无定期”。初潮一年内月经周期尚未建立者，或进入更年期的妇女，若月经发生上述改变，但无其他不适，均不作月经先后无定期诊断。本病又称“经行或前或后”“乱经”“月经愆期”等，为月经周期严重异常的疾病。月经先后无定期属西医学之功能失调性子宫出血范畴，可分为有排卵型和无排卵型两类，一般以无排卵型多见。

（一）历史渊源

本病作为“月经不调”来描述者首见于唐代《备急千金要方·月经不调》，书中记载：“妇人月经一月再来或隔月不来”。其后宋代《圣济总录·妇人血气门》则称之为“经水不定”。

直至明代万全《万氏女科》提出“经行或前或后”的病名，并提出“悉从虚治”的治法，主张用“加减八物汤主之”，并宜常服乌鸡丸。明代张景岳《景岳全书·妇人规经脉类》则将本病称为“经乱”，亦赞同万全对本病“悉从虚治”的观点，但进一步将虚明确分为血虚和肾虚，而有“血虚经乱”和“肾虚经乱”之说，认为“凡女人血虚者，或迟或早，经多不调”，“凡欲念不遂，沉思积郁，心脾气积，致伤冲任之源而肾气日消，轻则或早或迟，重则渐成枯闭”；并提出了相应的治法和方药，告诫后人对血虚之证不可妄行克削及寒凉等剂，以免再伤肾脾以伐生气，肾虚者宜兼治心脾，当慎于房事，不可纵欲，思郁不解致病者非得“情欲愿遂”多难取效。清代《医宗金鉴》称本病为“愆期”，认为提前为有热，延后属血滞，血滞之中又有气虚血少、涩滞不足和气实血多、瘀滞有余之别，进一步阐明本病并非“悉然属虚”，尚有属实者。清代《傅青主女科·调经》将本病称为“经水先后无定期”，认为“经来或前或后无定期”为肝气郁结，由肝及肾所致，认为“经水出诸肾，而肝为肾之子，肝郁则肾亦郁矣，肾郁而气必不宜，前后之或断或续，正肾气之或通或闭耳”，治法主张“疏肝之郁而开肾之郁”，方用“定经汤”。傅青主在景岳“心脾气积”“肾气不守”的基础上有了更进一步的发展，认为本病病在肝肾之郁，重在肝郁，由肝郁而致肾郁，强调肝气郁结为经水先后无定期的重要病理，为后世认识本病病机重在肝失疏泄、气血失调提供了理论依据，至今在临床上仍具有十分重要的指导意义。

综上各医家所论，对月经先后无定期的病因病机的认识，由“悉然属虚”到有虚有实，渐趋全面和完善，调肝、补肾、健脾的观点为后世医家所遵从，至今仍有极高的指导意义。

今人在前人理论和实践的基础上，结合现代医学研究，认识到月经先后无定期主要是下丘脑—垂体—卵巢轴功能紊乱，激素分泌或高或低，故致月经周期时前时后，先后无定，在中医学则为肾—天癸—冲任—胞宫生理轴功能紊乱，而其中与肝、肾、脾功能失调关系最为密切。月经周期异常的程度是病情轻重的具体表现。

（二）辨证论治

因本病的发生是由于肝、肾、脾三脏功能失常，气血失调，进而血海蓄泄失常而致，故辨证要点首当辨其病变在肝、在肾还是在脾，或肝肾同病、脾肾同病、肝肾脾同病。

根据月经量、色、质，结合兼证、舌脉进行辨证。一般说来，经量时多时少，色质正常，血出不畅有块，小腹胀痛连及胸胁，舌正脉弦者，多属肝郁；经量正常或稍少，经血色淡，质清稀，腰部酸痛，舌淡脉沉者，多属肾虚；经量或多或少，色淡质稀薄，伴见神疲气短，纳少便溏，舌淡苔薄白，脉缓弱者，多为脾虚。又肝、肾、脾三脏在发病过程中可互相传变或互相转化，出现肝肾、脾肾、肝脾或肝肾脾同病，如《傅青主女科》即有："肝为肾之子，肝郁则肾亦郁……子母关切，子病而母必有顾复之情……"之说。故在辨证之时，根据不同的主证和兼证、舌脉，辨其病变之脏腑。

对部分无特殊症状可辨的月经先后无定期患者，可根据月经周期时提前、时延后，而经期、经量基本正常的特点进行专方专药治疗。

（三）夏敏教授对月经先后无定期的诊治

1.夏敏教授对月经先后无定期的认识

月经先后无定期的主要病理机制是经血蓄泄失常，多因气血失调，与肝、肾、脾三脏功能失调密切相关。肝、肾、脾三脏皆关乎气血的运行、冲任的协调而影响经血的蓄泄，其功能紊乱则经血蓄泄失常而致月经周期先后无定。

肝为藏血之脏，通过主疏泄，由气机调节血量的出入用藏。肝气条达，肝之疏泄正常，月经按期而至。若郁怒伤肝，肝之疏泄太过，经血不当泄而泄，则月经先期而至；若情志不畅，肝气郁结，疏泄不及，经血当泄不泄则月经后期而潮；又肝之疏泄可直接影响气血的冲和条畅，疏泄失常可导致气血运行紊乱，气乱血乱而致"经乱"。正如《傅青主女科》云："妇人有经来断续，或前或后无定期，人以为气血之虚也，谁知是肝气之郁结乎!"即认为月经先后无定期的病因病机重在肝气之郁结。

青春期肾气未盛，更年期肾气日衰，或多产房劳伤肾，或久病及肾，肾精亏虚，无精化血，经血蓄期延长则经行后期；阴虚相火偏旺，迫血妄行，则经行先期。肾气不足，封藏启闭失职，冲任功能紊乱，经血蓄溢失常，该藏不藏则月经提前，藏而不泄则月经又见推后。可见肾气不足，或肾精亏虚，进而致肾的阴阳偏盛偏衰，均可致月经周期先后无定。如《傅青主女科》云：

“经水出诸肾”、“前后之或断或续，正肾气之或通或闭耳”。

脾主生化，主统摄气血，脾气健运则生化有常，统摄有节，月经按时而下。若劳倦思虑过度，或饮食失节，损伤脾气，脾虚生化受阻，血海不能按时满溢，则月经后期而至；脾气虚弱，统摄失职，冲任失调，则月经提前而潮。

三脏之间，常可两脏或三脏同病，如肝为肾之子，肝之疏泄功能失常，子病可以及母，而致肾之封藏失司；肝与脾又为相克关系，肝病可以克脾土，使脾生化气血、统血摄血功能失常；肝肾可以同病，肝脾可以同病，亦可肝、肾、脾同病。见之临床，妇女经、孕、产、乳屡伤于血，相对而言为血不足而气有余，气有余则气机易于郁滞；血不足则肝失血养而易失冲和条达之性，使肝易郁而气易结，气机易于逆乱，气乱则血亦乱。故月经先后无定期虽与肝、肾、脾功能失调，经血蓄溢失常密切相关，而其中尤以肝失疏泄、气血失调为本病病机的重点。

本病若治不及时或失治，若以后期为多见而又经量偏少者，可向闭经转化；若以先期为多见而又经量偏多者，可向崩漏转化。

2.辨证论治

治疗本病，当视其在肝、在肾、在脾的不同而分别施以疏肝理气、补肾固肾、健脾益气、调理冲任。傅青主认为肝气郁结是乱经的主要病因，疏肝理气，调畅情志，恢复肝之正常疏泄功能，月经自可如期而至。但妇女经、孕、产、乳屡伤精血，血虚不能养肝、柔肝，又可加重肝气之郁。且疏泄之品，其性常偏温而燥，过用则克伐精血，反过来可加重肝气之郁，故对此型患者，在运用疏肝理气药时，注意不要过用香燥，同时遵循肝肾同源、精血互生、益精以生血，养血以柔肝、标本兼治的治疗原则。

补肾调冲是治疗本病的关键。但运用此法时，注意不可过用补阴或补阳之品，以免波及肾之阴阳平衡，当遵循阳生阴长、阴阳互根的特点，使肾精充足，肾气健旺，阴阳平衡，冲任调畅，重建肾主藏精、主施泄的功能，月经自可如期而至。

在健脾方面，以提前为主者，当重在补脾益气，以增强摄纳功能；以延后为主者，当重在健脾养血，以增加月经的物质基础，促使月经按期而至。又脾虚可因于肝郁，亦可因失于肾阳的温煦，故对本型患者尤当处理好肝与脾及肾与脾的关系。

根据肝、肾、脾三脏密切相关且相互影响的特点，并根据兼证、舌脉，对所涉及的他脏进行相关的治疗。本病常虚实兼夹而以虚证多见，虚实兼夹时应扶正祛邪，但勿犯“虚虚实实”之戒。

（1）脾虚证

健脾益气，养血调经。补中益气汤加减（黄芪、党参、甘草、当归、陈皮、白术、柴胡、升麻、山茱萸、龙眼肉、山药、鸡血藤、熟地黄）。方中黄芪、党参、白术、陈皮健脾益气，脾气健运，则气血生化有源。当归、熟地黄、鸡血藤、山药、龙眼肉滋阴养血，升麻、柴胡升举阳气，柴胡也具有疏肝的作用，全方补气养血，充盛血海，调节冲任。

（2）肾虚证

益气补肾，调补冲任。方用六味地黄丸加减（山药、熟地黄、山茱萸、茯苓、陈皮、当归、川芎、女贞子、巴戟天、墨旱莲、鸡血藤）。方中山药、熟地黄、山茱萸、女贞子具有补肾阴的作用，巴戟天有补肾阳的作用，当归、川芎、鸡血藤具有活血、养血的作用，茯苓、陈皮健脾益气，全方阴中有阳，阳中有阴，阴阳双补，补而不滞。

（3）肝郁气滞证

疏肝理气，养血活血。方用柴胡疏肝散加减（柴胡、香附、枳壳、白芍、甘草、当归、川芎、熟地黄、鸡血藤、益母草、枸杞、女贞子）。方中柴胡、香附、枳壳具有疏肝理气的作用，白芍、甘草柔肝缓急，当归、川芎行气活血，熟地黄、鸡血藤、枸杞、女贞子滋阴养血，全方既可以疏发肝气，也能养阴柔肝，使月经的节律得以正常。

若月经量少者，酌加紫河车、肉苁蓉、阿胶、丹参养精血以行经；月经过多者可加丹皮、生地、贯众、马齿苋等清热凉血之药；阳虚血崩者可加入艾叶、蒲黄炭等温阳止血之药；带下量多者，酌加鹿角霜、金樱子、芡实以固涩止带；若月经错后过久者，酌方加肉桂、川牛膝以温经活血，引血下行。

医案赏析

●病案一：李某某，女，28岁，2020年3月15日初诊。

【主诉】月经先后不定期3年，未避孕3年未孕，痛经2年。

【现病史】患者未避孕3年未孕，G0P0，配偶检查正常。现症：纳可，眠差，白带正常，怕冷，小腹冷，偶尔心烦，腰痛，乳胀痛，大便干，小便频数，舌红，苔薄白，脉细。

【个人史】月经初潮13岁，周期15~25天，经期6~7天，量少，色红，血块（+），D1腹痛（++），乳胀（+），腰酸（+），腹泻（−），肛门坠胀（−）。LMP 2020年3月9日，痛经，PMP 2020年2月15日。

【既往史】2017年3月11日输卵管造影提示双侧输卵管轻度炎症，通而欠畅，盆腔局部炎性粘连可能。2018年7月15日行腹腔镜探查术，双侧输卵管通液术（通常+盆腔粘连松解术+肠粘连松解术+右侧输卵管系膜囊肿切除术）。

【西医诊断】1.女性不孕症；2.痛经；3.慢性盆腔炎。

【中医诊断】1.月经先后不定期；2.不孕症。

【中医辨证】肝郁气滞夹杂寒凝血瘀。

【治法】温经散寒，行气活血化瘀。

【方药】自拟方。

【处方】

①中药汤剂：

熟地黄 20 g　当归 15 g　三七 9 g（冲服）　醋香附 10 g

郁金 15 g　鸡血藤 30 g　续断 20 g　桂枝 15 g

北柴胡 15 g　乌药 15 g　醋延胡索 20 g　生艾叶 10 g

姜黄 15 g（冲服）　荔枝核 15 g

15 剂，水煎服，取汁 400 ml，1 日 1 剂，分早中晚三次温服。

②中药直肠保留灌肠：川楝子 15 g，醋艾叶 15 g，姜黄 15 g，三棱 15 g，醋延胡索 10 g，莪术 15 g。

二诊（2020 年 5 月 4 日）：LMP 2020 年 4 月 9 日，量中，色红，血块减少，痛经好转。患者诉直肠灌入后泄泻，大便不成形，乳胀较前好转，小便正常，舌红，苔薄白，脉细。

【处方】

①中药汤剂：

熟地黄 20 g　当归 15 g　三七 9 g（冲服）　醋香附 10 g

郁金 15 g　鸡血藤 30 g　续断 20 g　桂枝 15 g

北柴胡 15 g　乌药 15 g　醋延胡索 20 g　生艾叶 10 g

姜黄 15 g（冲服）　荔枝核 15 g　白术 15 g　麸炒苍术 20 g

薏苡仁20 g

15剂，水煎服，取汁400 ml，1日1剂，分早中晚三次温服。

②穴位埋线：天枢、子宫、足三里、三阴交等。

③中药直肠保留灌肠（同前方）。

患者1个月后发现怀孕。

按：患者因心情不遂后出现月经先后不定期，且长期情志抑郁，胸胁胀满疼痛，可见其月经周期改变主要与肝郁有关，予香附、郁金疏肝理气；患者畏寒严重，痛经热敷缓解明显，气滞中夹有寒邪，乌药、北柴胡、荔枝核理气的同时驱除寒邪，桂枝、艾叶温经散寒通络，续断补肾助阳辅助正气，延胡索、姜黄、三七活血行气止痛，熟地黄、当归、鸡血藤养血活血。患者输卵管造影提示盆腔炎症，且腹腔镜探查术后出现痛经，提示患者盆腔炎可能，予以中药直肠保留灌肠改善盆腔局部环境；根据患者症状，运用活血、温经药物进行局部治疗，改善盆腔局部供血，减轻炎症反应，同时改善输卵管通畅度。二诊患者痛经症状缓解，诉灌肠后泄泻，中药直肠灌入后大便易不成形，临床中应告知患者此乃治疗的正常现象，尽可能保证中药保留于直肠内20分钟，以达到治疗的效果。方药在前方中加入健脾祛湿之药以实大便，辅助灌肠疗效；同时予以穴位埋线调节卵巢功能以助正常排卵，加入调节脾胃相应穴位以实脾。

●病案二：李某，女，33岁，2019年5月14日初诊。

【主诉】月经先后不定期半年。

【现病史】口干、心烦、乏力，纳眠可，二便调，舌暗红，苔白略厚，脉细。

【个人史】月经14岁初潮，月经周期24～45天，经期4～5天，LMP 2019年4月10日，量少，3天干净，色暗红，夹有血块，经时伴有小腹胀痛、腰部酸痛，易发口腔溃疡及痤疮。

【西医诊断】月经不规则。

【中医诊断】月经先后不定期。

【中医辨证】肾虚血瘀，冲任失调。

【治法】补肾活血，调理冲任。

【方药】大补肾汤加减。

【处方】

熟地黄30 g 生地黄20 g 肉桂10 g 当归30 g
白芷10 g 黄芪20 g 川芎15 g 川牛膝10 g
炒白术15 g 炒白芍15 g 炒桃仁10 g 酒大黄3 g
木香20 g 五味子15 g 栀子20 g 黄柏10 g
泽泻10 g 炙甘草15 g

15剂，水煎服，取汁400 ml，1日1剂，分早中晚三次温服。

二诊（2019年5月29日）：患者诉服药后月经至，现药已服完，月经已净。此次月经量较前稍偏多，4日净，血色暗红，少血块，痛经及腰痛症状缓解，口腔溃疡愈，余正常。

【处方】

熟地黄30 g 生地黄20 g 肉桂10 g 当归30 g
黄芪30 g 川芎15 g 川牛膝10 g 党参20 g
炒白术15 g 炒白芍15 g 炒桃仁10 g 酒大黄3 g
木香20 g 五味子15 g 栀子20 g 泽泻10 g
炙甘草15 g

20剂，水煎服，取汁400 ml，1日1剂，分早中晚三次温服。

三诊（2019年7月30日）：患者诉末次月经6月24日，经量增多，经期4天，色暗红，少血块，小腹及腰部稍微疼痛，口腔溃疡未发，面部痤疮好转，余正常。

【处方】

熟地黄30 g　生地黄20 g　肉桂10 g　当归30 g

黄芪30 g　川芎15 g　川牛膝10 g　党参20 g

炒白术15 g　炒白芍15 g　酒大黄3 g　木香20 g

五味子15 g　栀子20 g　泽泻10 g　炙甘草15 g

20剂，水煎服，取汁400 ml，1日1剂，分早中晚三次温服。

按：肾藏精，经水出诸肾，肾又主施泄，肾气充盈，藏泄有度，冲任调达，血海蓄溢如常。然肾水不足，肾精亏虚，月经生化乏源，故见量少；肾阴不足，虚火上炎，故见口腔溃疡及面部痤疮等症，此时滋阴则火自灭。此患者肾水不足，虚火较盛，故用大补肾汤为基础。方中易桂枝为肉桂加强温肾纳火之功。再者，该患者瘀血较重，故合用敦煌医学下瘀血方：大黄、肉桂、桃仁，重在活血化瘀，为治标。同时配伍黄芪、党参、白术、防风、木香补气行气健脾，气血双调，使生化有源、固摄有依。二诊时患者经毕、痛减、火去，则加强补气之功。后期患者病情稳定，重在补肾水补气血，使经血有源，疏泄有常，建立正常月经周期，方能病不复发。

（刘恒炼）

【附】中药人工周期法

月经失调是常见的妇科病，它所涉及的病症范围颇广，病因亦较复杂，除炎症、肿瘤及内分泌失调等病变可以引起月经失调以外，各种体质因素、生活环境因素、精神状态以及其他的脏器影响（如气血虚弱、情志抑郁及肝肾两虚等原因）都可能导致月经失调症候。月经病的临床表现是多种多样的，常见的有月经不调、闭经、痛经、崩漏、经行吐衄、月经前后诸症、绝经前后诸症。月经病引起的月经失调直接影响妇女的身体健康，西药人工周期采用内分泌周期，治疗多用激素，使紊乱的月经得到纠正。但这种治疗属于替代疗法，一旦药物停用，不少患者再次出现月经失调。中药调经着重于治本，即调理气血、调治脾胃、调补肝肾，针对病因，使紊乱月经得到恢复。

1.祖国医学对月经的认识与月经产生机理

《素问·上古天真论》指出："女子七岁，肾气盛，齿更发长；二七天癸至，任脉通，太冲脉盛，月事以时下，故有子……七七任脉虚，太冲脉衰少，天癸竭，地道不通，故形坏而无子也。"又说："肾主水，受五脏六腑之精而藏之。"这说明肾气旺盛，天癸成熟是女子发育过程中的动力，而脏腑所藏之精血是产生月经的物质基础。中医又认为"冲为血海""任主胞胎"。血海指的是卵巢，胞胎指孕育胎儿的子宫。冲任二脉的通盛，是排出月经的主要条件，女子到了14岁左右，五脏皆盛，肾气充盛，天癸发育成熟，任脉气通，冲脉血盛，则月经按期来潮。如果肾气衰，则精神萎靡不振，精力衰退，自觉头晕、耳鸣，生长发育差，出现月经失调等。

月经周期的形成，是丘脑神经分泌的促性腺激素释放激素作用于垂体，使垂体前叶分泌促性腺激素，促卵泡成熟，促黄体生成素大量分泌。这时卵巢在雌激素与促黄体生成素的共同作用下，卵泡破裂，卵子排出，即排卵。排卵后，黄体形成，黄体分泌孕激素，作用于子宫内膜，形成分泌期。此后，孕激素达到一定浓度时，由雌激素对丘脑产生抑制作用，而促使性腺激素分泌减少，则雌激素、孕激素分泌减少，黄体逐渐萎缩，子宫内膜失去支持，萎缩、坏死、脱落、出血而形成月经。在上述丘脑—垂体—卵巢—子宫的环节中，任何环节出现病变，都可以发生月经失调。

中药人工月经周期的治疗是根据中医对月经产生机制的认识，即肾气、天癸、冲任的关系相对于垂体、卵巢、宫内膜的相互制约的关系，从生理和病理方面来认识妇女月经状况，运用中药作用，主要调整肾气、天癸、冲任的功能，使脑垂体分泌生殖腺激素，卵巢卵泡成熟并进行排卵，子宫内膜在卵巢激素作用下每月发生定期内膜脱落（月经来潮）。

2. 中医周期调经法的临床应用

近年来，我们在对妇科疾病月经后期的辨证论治中，结合现代医学理论，运用中医的周期调经法治疗，取得较好的疗效。现介绍如下：

（1）经后期予促卵泡汤补肾滋阴

月经周期第4～14天为经后期（增殖期）。此期随着卵泡的发育，雌激素分泌逐渐增加，子宫内膜在有关内分泌器官作用下完成增生修复，为排卵做准备。祖国医学认为，经血来潮后，阴精暗耗，血海空虚。此时为阴血的恢复和滋长期。在胞宫肾气的作用下，达到精血充盈，气血调和，为经间期的“的候”“真机”准备良好的物质基础。鉴于上述认识，自拟了促卵汤（熟地黄、当归、白芍、制何首乌、桑葚、山药、茯苓、黄精、女贞子、鸡血藤、丹参、五味子、石斛）以补肾摄精、填补真阴。肾阴精盈满，奇经得以洒利，从而促使子宫内膜正常修复和卵胞发育成熟，为经间期的排卵创造良好的物质条件。

诸药配伍具有补肾滋阴、养血摄精的作用，以利阴精恢复和滋长，促卵泡成熟。脾虚者加党参、黄芪；血虚者加阿胶、白芍；阴虚者加黄精、石斛；阳虚者加肉苁蓉、巴戟天；肝郁者加柴胡、香附；白带多者加芡实、牡蛎等。

（2）经间期予促排卵汤补肾通络

月经周期的第14天左右为经间期（排卵期）。随着卵泡发育成熟，雌激素分泌形成高峰，从而触发垂体分泌大量黄体生成素，引起成熟的卵泡破裂、排卵。祖国医学认为此期肾之阴精进一步发展充实，在肾阳作用下进行转化。因此，此时是阴阳交替、重阴转阳的“的候”阶段，患者由此可出现小腹隐痛，乳房微胀，白带明显增多，质稀透明，基础体温上升的排卵期症状。掌握好本期的变化和治疗时机，是中医调整人工周期的关键，所以本期调治重点是因势利导，在排卵前3天左右（月经周期的第11～14天）予促排卵汤（熟地黄、当归、白芍、制何首乌、桑葚、山药、茯苓、黄精、女贞子、鸡血藤、丹参、川芎、石斛、玫瑰花）补肾通络，促发排卵。

诸药配伍，共奏补肾通络之效，为促排卵做准备。痰湿者加苍术、半夏；阳虚者加肉桂、附子；黄带者加石见穿、黄柏；腹痛者加乌药、玄胡；输卵管阻塞、卵巢囊肿者加三棱、莪术；输卵管积水及附件炎者加蒲公英、车前草、鸡血藤。

（3）经前期予促黄体汤温阳补肾

排卵后至月经来潮前为经前期（分泌期）。此期是黄体成熟和退化阶段，在内分泌激素影响下，子宫内膜持续增厚，以适应受孕着床。祖国医学认为，此阶段阴充阳长，肾之阳气渐旺，胞宫温暖待孕。当经间期男女二精媾合成孕，则脏腑气血在肾阳作用下汇聚冲任，濡养胎元；反之，未孕，则脏腑气血下注血海，以图月经应时来潮。排卵以后，基础体温上升，呈双相者可认为是阳长的辨证依据。因此，此阶段的治疗原则为，务必恢复以阳为主的生理特点，从而达到调整月经周期的目的。自拟促黄体汤（熟地黄、当归、白芍、制何首乌、桑葚、巴戟天、茯苓、黄精、女贞子、鸡血藤、丹参、柴胡、桂枝、香附）补肾温阳，益气养血，以促使黄体成熟，为胎孕或下次经血来潮奠定丰富的物质基础。

诸药配伍，具有温阳补肾、益气养血之效，从而使黄体生成，胞宫温暖待孕。脾虚者加黄芪、太子参；血虚者加阿胶，倍用熟地黄；白带多者加芡实、牡蛎；经前乳房作胀或痛者加柴胡、青皮；腹痛者加玄胡、香附。

（4）月经期予调经汤活血通经

月经的来潮标志着新的月经周期的开始，此期由于体内性激素水平骤降，子宫内膜得不到性激素的支持，子宫内膜出血坏死脱落，形成月经。祖国医学认为，此期为阳气至重，重阳转阴阶段。由于体内阳气日盛，血海按期满盈，在肾阳作用下，下泄排出而使经血来潮，新的月经周期又周而复始。经血能否顺利排出，关键在“通”，旧血不去则新血不生，因此本期的治疗重点是通因通用，采用行气活血调经之品，冀其推动气血运行，胞宫排经得以通畅。

痛经者加延胡索、乌药；阳虚者加附子、干姜；气滞者加柴胡、倍用香附；血虚者倍加熟地黄、当归；气虚者加党参、黄芪；月经偏多者，则不宜用活血调经法，应辨证审因施治。

3. 中医周期调经法治疗体会

（1）肾藏精主生殖

《素问·上古天真论》云：“女子七岁，肾气盛，齿更发长；二七而天癸至，任脉通，太冲脉盛，月事以时下，故有子……七七任脉虚，太冲脉衰少，天癸竭，地道不通，故形坏而无子也。”因此祖国医学认为，肾气、天癸、冲任三者之间联系密切，相互影响，构成了妇女性周期的一个轴，这和现代医学中的丘脑下部垂体—卵巢构成女性性轴之说颇为相似。在肾气—天癸—冲任这条性轴中，肾气是核心。女性的生长发育、生殖和衰老都和这条性轴紧密相关。肾气盛，天癸至，冲盛任通则经行，阴阳和故有子。反之，肾气衰，天癸竭，冲少任虚，则经绝无子也。所以，中医周期调经法里，我们始终掌握补肾的原则。现代药理研究提示，补肾药有促性腺激素样的作用，能使丘脑下部及脑垂体兴奋，使之分泌性激素，促进卵巢功能，增进性机能，因而能调整月经周期，达到调经、孕育、安胎之目的。

（2）中医调整月经周期法是中西医结合治疗妇科疾患的新尝试

从临床实践来看，中医调整月经周期法有一定的规律性和灵活性。在辨证施治时，必须掌握阴阳互根原则。经后期虽是阴精恢复阶段，少量加入补肾助阳的仙灵脾、仙茅后，雌激素水平才见上升。经前期生理上是阳长阶段，但单纯用补肾阳之品，雌激素水平也不上升，而加入熟地黄、当归滋阴养血之品，方有上升之势。如张景岳所说：“善补阴者，必于阳中求阴，则阴得阳升而泉源不竭；善补阳者，必于阴中求阳，则阳得阴助而生化无穷。”此外，临诊中还需结合具体病情，适当配合其他法则灵活运用，审因治本，决不可拘泥一方一法。

（3）中医调整月经周期法应连续用药半年以上

即使自行来经，也需坚持用药调理，如过早停药，往往会再次出现月经失调。

（侯　聪）

第二节 多囊卵巢综合征

一、多囊卵巢综合征的中西医认识

多囊卵巢综合征（Polycystic Ovary Syndrome，PCOS）是一种生殖功能障碍与糖代谢异常并存的内分泌紊乱综合征，持续性无排卵、高雄激素和胰岛素抵抗（以下简称IR）是其重要特征。PCOS是育龄女性中最常见的内分泌紊乱性疾病，是月经失调、不孕不育等的直接原因之一，其发病原因至今尚不确定。在我国，育龄期妇女PCOS的发病率约为5%~10%，且患病率呈不断上升的趋势。2型糖尿病、子宫内膜癌、代谢综合征等PCOS远期并发症，严重威胁PCOS患者的生命健康，影响其生存质量。

由于该病临床表现多样化，根据其临床主要表现，将其归属于中医学“月经失调”“闭经”“不孕”等疾病范畴。中医学认为，月经产生是肾气充盛，天癸至的结果，早在《黄帝内经》中就建立了这一理论学说，并且在两千多年来的临床实践中也不断得到临床和实验验证。现代中医学认为月经产生的始动机制是“肾气”，以肾—天癸—冲任—胞宫为轴心，肾气充盛是月经产生最根本的原动力，而肝、脾、心在月经产生的环节上协同产生作用，在月经初潮时为之生化精血，在月经初潮以后对月经期量的调节起关键作用，或影响气血的生化运行，或影响血海的蓄溢，或造成冲任的亏滞、损伤、不固而影响月经。月经一旦来潮，就会按照它自身的周期变化周而复始地运转（阴阳消长转化），也就是说只要肾气充盛（排除生殖器官发育畸形者），月经就会按时按期来潮，肾气是月经正常来潮的先决条件。但月经来潮后正常与否除了与肾气的充盛有密切关系外，还与脾的统摄、肝的疏泄有着密切关系。因此月经失调的发生与肾、肝、脾三脏功能失调密切相关。PCOS归属于“月经病”和“不孕症”范畴，它的发生机制仍然是肾—天癸—冲任—胞宫生殖轴功能失调，肾、肝、脾功能失常，气血的生化运行失调，血海的蓄溢失常，致冲任的亏滞、损伤和不固，而发生月经失调和不孕。

尤邵玲认为PCOS的根本病因病机是本虚标实，肾虚为本，气血痰湿凝滞为标；张晓甦认为本病以肾虚为本，痰湿瘀阻为标；褚玉霞提出PCOS的病机是脾肾阳虚，导致气滞湿阻，痰瘀互结；徐莲薇等提出肾虚血瘀是PCOS排卵障碍的核心病机；谈勇认为PCOS以肾虚为本，痰瘀交阻，心肝火旺为标；黎小斌等提出PCOS为虚实夹杂之证，肾虚为本，痰阻、血瘀为标；王必勤等认为本病病机关键是肾虚为本、痰湿为标，治疗应补肾化痰，化痰又当分温化痰湿和健脾化痰两种，可有效发挥调经、降雄、降脂等功效。由此可见，尽管现代中医学家对PCOS病因病机的认识不一，众说纷纭，但大部分学者均从肾、肝、脾、痰湿、血瘀方面认识和研究PCOS。对PCOS的病因病机综合分析的结果提示，本病为本虚标实之证，以肾虚为本，痰湿血瘀为标，与肾、肝、脾三脏功能失调密切相关。

近年来，PCOS发病率逐年升高，据文献报道，我国生育妇女中PCOS的发病率高达6%~8%，由此导致的不孕症发病率占20%~30%，而且有发生糖尿病、高血压、心血管疾病、子宫内膜癌等远期并发症的风险。目前的研究一致认为IR可能是PCOS发病的重要病理机制，通过改善IR可以治疗PCOS。中医“痰瘀胞宫”理论与IR密切相关。更有学者提出“冲任阻滞”学说。中医药治疗本病多采用补肾化痰法、补肾化瘀法治疗，疗效肯定，已在临床广泛应用。大量研究表明中医药可以改善卵巢结构、促排卵、调节内分泌，达到治疗本病的目的。

肖承悰教授以补肾活血、健脾化痰为治则，运用中药治疗肾虚痰瘀型PCOS患者，可有效改善症状，降低症状评分，改善性激素水平及卵巢形态，总有效率为94.21%，妊娠率为48.15%。侯丽辉教授采用补肾化痰活血方治疗PCOS，不仅能降低PCOS患者的血清总睾酮（testosterone，T）水平，改善IR，促进月经周期的恢复，还可提高妊娠率；Lu等研究发现，补肾化痰活血的中药可降低高胰岛素血症组PCOS患者的体重指数（body mass index，BMI）、腰臀比（waist-hip ratio，WHR）、黑棘皮评分，改善IR及脂代谢异常。孙月萍对30例通过补肾祛瘀法治疗PCOS的患者进行疗效观察，发现该法可降低T水平，恢复卵巢排卵功能，改善卵巢形态等；有学者通过针刺联合穴位埋线疗法治疗PCOS，发现该联合疗法在改善PCOS患者的内分泌代谢紊乱方面效果与达英-35相似，但其在改善PCOS患者生活质量的部分维度上优于达英-35，这可能与针刺通过影响β-内啡肽的分泌进而影响下丘脑GnRH的分泌和释放有关，从而改善卵巢局部微环境，调节交感神经活性，从而实现调整PCOS患者的生殖内分泌功能，达到治疗的目的。张世科等通过研究发现耳针疗法配合电刺激治疗PCOS，可通过调节迷走神经起到改善内分泌；陈姣洁等运用穴位贴敷联合中药治疗肾虚痰湿型PCOS有效率为90.0%。董筱静等运用拔罐配合中药治疗痰湿型PCOS，有效改善患者月经周期紊乱、体重指数、腰臀比、AMH以及排卵情况。中医外治疗法在治疗PCOS上有独特疗效。

二、夏敏教授对多囊卵巢综合征的认识

夏敏教授参与的课题“不同中医证型多囊卵巢综合征患者糖耐量及胰岛素释放试验的研究”发现PCOS以肾阳虚证、脾阳虚证较常见，PCOS患者代谢异常的主要特征为胰岛素抵抗、糖耐

量异常。夏敏教授通过多年的临床经验得出，PCOS的主要病机是脾肾虚为本、痰湿为标。中医学认为“脾”的主要功能是主运化、升清和统摄血液，与足阳明胃经相互络属，同属于消化系统的主要脏腑，机体的消化功能主要依赖于脾和胃的生理功能。如果脾的功能失调，脾阳虚弱，运化功能低下，精微物质郁积在经络腠理不能被人体利用而转变为痰浊，阻于腠理，人体就会出现肥胖，阻于冲任经络，冲任不通，则月经不能正常来潮；脾气虚弱，气血生化不足而血少，冲任失养，血海不盈，则出现月经后期、过少、闭经、胎萎不长、不孕，因此本病常常虚实夹杂。肾为先天之本，主月经和生殖，脾为后天之本，先天的肾气要靠后天脾气运化的精微物质不断充养，其主月经和生殖的功能才能正常。肝主疏泄，它的疏泄功能与月经周期及其量密切相关，因此也参与了维持月经正常的过程。肝气失于疏泄，气机郁滞化火，肝旺克脾，最终影响脾的运化功能，影响月经正常来潮。女子以肝为先天，血常不足、气常有余，容易出现肝气郁滞；气为血之帅，血为气之母，气行则血行，气滞则血瘀，肝气郁滞导致血瘀，痰湿与瘀血互结，闭阻胞宫，加重冲任失调。从以上论述可以看出，不管是肾气不足，还是肝疏泄失常，最终均会影响脾的运化，因此脾在PCOS的发病中起主导作用。

基于以上论述，夏敏教授提出脾肾两虚是PCOS发生的关键病机，而运化功能失调导致痰湿阻滞冲任胞宫而发为本病。此外，夏敏教授认为，PCOS患者卵巢缺乏优势卵泡，是由于脾肾两虚，阴血不能按期充盈，因而卵泡发育迟滞；阳气虚推动乏力导致卵泡难以突破卵巢而闭锁。因此卵子的正常排出又有赖于阳气的鼓动以使冲任气血调畅。

众所周知，现代人压力日益增大，来自学习、就业、升职和社会各方面的压力，导致情志过极或抑郁，进而导致神经内分泌失调，下丘脑、垂体分泌促性腺激素释放激素、促性腺激素释放的节律、水平失调，影响月经的正常来潮。而中医认为肝的疏泄功能失调，影响脾的健运，抑制肾主生殖的功能，冲任功能失调，导致月经失调，肾精不充，痰湿瘀血闭阻胞宫，两精不能相搏，故不能摄精成孕。甚至胞宫失于荣养、痰湿瘀血内阻，胎萎不长，故出现胚胎停育、流产等现象。

三、夏敏教授治疗多囊卵巢综合征的思路

（一）分年龄阶段论治，补肾、健脾、疏肝各有侧重

青春期补肾为主、健脾为辅。基于现代中医学对月经的认识，肾气是月经产生的原动力，而肝、脾、心等在月经产生的环节上只是间接因素。因此青春期PCOS患者往往肾气未充，血海不能按时满溢，故经血不能按时来潮，治疗上常以五子衍宗丸合养精种玉汤为基础方加减，常用熟地黄、女贞子、枸杞子、桑葚、紫河车、山茱萸、当归、五味子、菟丝子、覆盆子、黄精、巴戟天、淫羊藿、鹿角霜等补肾填精、温补肾阳的药物为主，辅以茯苓、白术、陈皮、党参、山药等健脾益气药物，酌情使用苍术、薏苡仁、泽泻等健脾燥湿利湿之品，使肾气得以充盛，脾气得以健运，血海充盛，经血才能按时来潮。

育龄期以补肾为基础，或以健脾为主，或以疏肝为主。育龄期女性肾气已充盛，脾失健运、肝气郁滞较为多见。现代医学认为PCOS是一种生殖功能障碍与糖代谢异常并存的内分泌紊乱综合征，与我们的生活方式密切相关，多吃、少动、熬夜带来的是营养过剩，胰岛负担增加，导致糖代谢、脂代谢等紊乱，因此发生胰岛素抵抗、糖耐量异常、糖尿病、高血脂血症等疾病。临床中发现通过改变生活方式，PCOS可以得到改善，很明显PCOS的发生与饮食不节有关。这与中医学认识一致，长期的饮食不节，损伤脾胃，脾的运化功能失常，冲任功能失调，从而导致月经失

调。超负荷工作、学习中的心理压力、人际关系压力、精神紧张、抑郁与焦虑、环境空气噪声污染、被动吸烟、生活饮食习惯改变、生物时间改变等，使妇女长期处于身心应激的状态，长期的身体、心理刺激使得大脑单胺类神经递质、神经肽、β-内啡肽等神经递质的分泌紊乱，同时激活下丘脑—垂体—肾上腺轴和交感肾上腺系统，分泌过多的促肾上腺素皮质激素释放素、糖皮质激素以及儿茶酚胺，抑制下丘脑—垂体—性腺轴机能，导致精神—神经—内分泌紊乱。女子以肝为先天，肝的疏泄功能失调可导致脾的健运失常，同时肝疏泄的功能下降，出现月经不能按期而来，亦不能摄精受孕。因此，育龄期女性根据其表现不同，用药各有侧重，但以补肾为基础。即在常规使用补肾方养精种玉汤的基础上，脾虚为主者合用《傅青主女科》加味补中益气汤，方中人参、黄芪、白术、甘草补中健脾，陈皮燥湿利滞，当归养血活血，升麻、柴胡提举下陷之阳气，另酌加茯苓、半夏燥湿利水，以去痰涎之壅滞，共奏补脾利湿之功。“此方之妙，妙在提脾气而升于上，作云作雨，则水湿反利于下行。助胃气而消于下，为津为液，则痰涎转易于上化”。方中又以茯苓、白术、山茱萸、山药、党参、黄芪、薏苡仁等药健脾，以香附、白芍、郁金等药疏肝解郁。以肝郁为主者，在补肾健脾的基础上，根据有无肝郁化火合用逍遥丸或丹栀逍遥丸治疗。

（二）辨病与辨证结合，分型论治

PCOS是一种生殖功能障碍与糖代谢异常并存的内分泌紊乱综合征，持续性无排卵、高雄激素和IR是其重要特征。据文献报道，70%的PCOS患者合并有糖耐量异常、高胰岛素血症，西医以短效避孕药和二甲双胍为主要治疗方法。目前研究认为，IR是PCOS发病的中心环节以及病理基础。肥胖患者中PCOS的发生率更高。IR会加重高雄激素血症、卵巢排卵障碍和不孕症等。因此治疗PCOS时对于IR的治疗显得至关重要。双胍类药物能增加胰岛素敏感性，是PCOS合并IR患者最常用的药物，也有益于改善生育力，临床应用最多的为二甲双胍。刘艺等研究发现，二甲双胍联合自拟健脾补肾汤可降低血清LH、T、TC、TG、HOMA-IR。一项系统评价研究发现，促性腺激素联合二甲双胍治疗组的妊娠率、临床妊娠率均显著高于单用促性腺激素组。有研究报道，二甲双胍联合克罗米芬治疗PCOS不孕妇女，可显著改善血清中LH、PRL、T、E_2、FIN、FPG及HOMA-IR水平，提高排卵率、妊娠率。我们对于IR型PCOS，以二甲双胍为基础治疗，结合中医辨证施治，病证结合，分型论治。

夏敏教授根据自己多年的临床观察和实践，认为脾虚是IR型PCOS发病的主要病机，约占门诊就诊患者的60%以上，包括脾虚痰湿证、脾肾两虚证、肝郁脾虚证。其次为肾虚证，包括脾肾两虚、肝郁肾虚；肝郁证，包括肝郁脾虚证、肝郁血瘀证、肝郁肾虚证。主要兼证有血瘀证、血热证、湿热证。夏敏教授结合多年经验，认为脾肾两虚是PCOS的主要病因，因此拟定经验方毓麟通补汤，药物组成：党参45 g，生黄芪30 g，白术30 g，升麻10 g，陈皮10 g，茯苓15 g，半夏10 g，苍术30 g，鸡血藤30 g，制香附10 g，菟丝子20 g，巴戟天15 g。该方有通补之意，燥湿、疏泄有通的作用，意在燥湿化痰、调畅气机；补是指健脾、补肾的作用。

（三）分有无生育要求，针对性论治

对于有生育要求的患者，以恢复月经周期和排卵为治疗目标，夏敏教授在药物治疗基础上，多途径治疗PCOS，常配合耳穴压豆、穴位埋线、针刺、拔罐等协同治疗，通过经络沟通、调节脏腑功能，起到增效的作用。研究表明针刺通过影响β-内啡肽的分泌进而影响下丘脑GnRH的分泌和释放，从而改善卵巢局部

微环境，调节交感神经活性，从而实现调整PCOS患者的生殖内分泌功能，达到纠正代谢、促使卵泡发育成熟的目的。配合拔罐治疗痰湿型PCOS可有效改善患者月经周期紊乱、体重指数、腰臀比、AMH以及排卵情况。针对顽固性不排卵的患者，常联合使用达英-35、优思明调节激素水平，待激素水平恢复正常即给予氯米芬、来曲唑、HMG、HCG等药物促排卵治疗，指导怀孕。

对于青春期或暂无生育要求的患者，以调整月经周期、维持月经的规律性、缓解高雄状态、减轻体重和胰岛素抵抗为治疗目标，主要以中药调理周期治疗为主，配合针刺、拔罐或穴位埋线治疗，通过调节迷走神经、内分泌系统和神经内分泌系统而达到治疗PCOS的作用。

医案赏析

●病案一：胡某，女，24岁，2017年6月30日初诊。

【主诉】月经稀发7年余，未避孕2年未孕。

【现病史】2015年结婚至今未避孕未孕。平素感脘腹满闷，口淡微腻，晨起自觉喉间有痰，易疲倦。

【个人史】月经初潮14岁，月经周期45天～3个月，经期6～7天，量中，色正常，无血块，无痛经。LMP 2017年4月底（具体不详）。

【既往史】PCOS病史5年。

【家族史】无特殊。

【过敏史】无药物、食物过敏史。

【体格检查】形体肥胖，身高160 cm，体重75 kg，黑棘皮症，多毛，痤疮。舌质淡胖，苔白腻，脉滑。

【辅助检查】暂缺。

【西医诊断】多囊卵巢综合征。

【中医诊断】月经后期。

【中医辨证】脾肾两虚夹湿证。

【治法】补肾健脾，除湿化痰。

【方药】毓麟通补汤加减。

【处方】中药汤剂：

苍术20 g　胆南星15 g　党参30 g　法半夏10 g

香附15 g　白术20 g　黄芪30 g　丹参20 g

白芥子10 g　当归15 g　川芎10 g　菟丝子20 g

巴戟天15 g　泽兰15 g　陈皮10 g　鸡血藤30 g

7剂，水煎服，取汁400 ml，1日1剂，分早中晚三次温服。

【医嘱】饮食、作息规律，调畅情志，忌食海鲜、萝卜及辛辣食物。控制饮食，运动减重。

二诊（2017年7月21日）：服上方7剂，腹满、疲倦较前缓解，舌质淡胖，苔白，脉沉。

【处方】

苍术20 g　胆南星15 g　党参30 g　法半夏10 g

香附15 g　白术20 g　黄芪30 g　丹参20 g

鸡血藤30 g　当归15 g　川芎10 g　菟丝子20 g

巴戟天15 g　泽兰15 g　陈皮10 g　茯苓15 g

薏苡仁20 g

7剂，水煎服，取汁400 ml，1日1剂，分早中晚三次温服。

【医嘱】饮食、作息规律，调畅情志，忌食海鲜、萝卜及辛辣食物。控制饮食，运动减重。

三诊（2017年7月29日）：服上方7剂，7月24日月经来潮，经期5日，经量偏少，舌质淡，舌尖红，苔白，脉沉。

【处方】

黄芩10 g　胆南星15 g　党参30 g　法半夏10 g

香附15 g　白术20 g　黄芪30 g　丹参20 g

鸡血藤30 g　当归15 g　川芎10 g　菟丝子20 g

巴戟天15 g　泽兰15 g　陈皮10 g　茯苓15 g

薏苡仁20 g

7剂，水煎服，取汁400 ml，1日1剂，分早中晚三次温服。

【医嘱】饮食、作息规律，调畅情志，忌食海鲜、萝卜及辛辣食物。控制饮食，运动减重。

服上方7剂，上述症状好转，随访半年，诉月经30～35日一行，量色质均正常。

按：PCOS是一种常见的妇科内分泌疾病，以稀发或不排卵、高雄激素血症为特征，临床以肥胖、多毛等为主要表现。中医学无多囊卵巢综合征这一病名，但根据其临床表现当属中医学"月经后期""月经过少""闭经""不孕"等范畴。脾肾两虚及痰湿壅阻是其常见临床证型。夏敏教授认为其病机以脾肾虚为本，痰湿阻滞冲任胞宫为标。诚如《丹溪心法》中云："若是肥盛妇人……经水不调，不能成孕，以躯脂满溢，湿痰闭塞子宫故也。"痰湿阻于冲任，占据血海，经血不能满溢，故月经数月不行；痰湿内盛，故形体肥胖；在治疗的过程中以补肾健脾、豁痰除湿为主要治法，运用补肾健脾、化痰活血药物以化湿通经。痰湿除则冲任通盛，血海无阻，月经自通。冲任痰湿除，气血充盈，血海盈溢有时，经血则按时而下。

毓麟通补汤是夏敏教授治疗脾肾两虚型PCOS不孕患者的验方。全方由党参、生黄芪、白术、升麻、陈皮、茯苓、法半夏、苍术、鸡血藤、制香附、菟丝子、巴戟天共12味药物组成。方中党参、生黄芪补中健脾，酌加茯苓、白术健脾利水，陈皮、法半夏、苍术燥湿化痰，共奏补脾利湿之功；巴戟天温补肾阳，鼓动气血运行；菟丝子补肾固精，阴阳同补；鸡血藤补血活血调经；香附行气活血调经；升麻升举阳气，达到温化水湿之功。诸药合用，补肾健脾，化痰活血通经。临床应用多年，常获捷效。

●病案二：周某，女，33岁，2018年3月19日初诊。

【主诉】月经稀少4年余。

【现病史】4年余前人流术后出现月经延后，于外院多次就诊，均诊断为PCOS，间断口服黄体酮胶囊或地屈孕酮（具体不详）。平素喜好甜食及油炸食品。

【个人史】既往月经规律，4年余前出现月经延后，35～50天一行，经期3～4天，量少，夹血块，痛经，可忍受，经前乳房胀痛。LMP 2018年3月10日。

【既往史】PCOS病史4年余。人流1次。

【家族史】无特殊。

【过敏史】无药物、食物过敏史。

【体格检查】舌淡胖，边有齿痕，苔白腻，脉沉滑。

【辅助检查】暂缺。

【西医诊断】多囊卵巢综合征。

【中医诊断】1.月经后期；2.月经过少。

【中医辨证】脾肾两虚兼痰湿阻滞证。

【治法】温肾健脾，除湿化痰。

【方药】毓麟通补汤加减。

【处方】

①中药汤剂：

苍术20 g　升麻10 g　党参30 g　法半夏15 g

香附15 g　白术20 g　黄芪30 g　茯苓15 g

当归15 g　川芎10 g　菟丝子20 g　鸡血藤30 g

巴戟天15 g　陈皮15 g　丹参20 g　山楂20 g

10剂，水煎服，取汁400 ml，1日1剂，分早中晚三次温服。

②穴位埋线治疗：子宫、脾俞、肾俞、三阴交、丰隆、上脘、中脘、关元、气海、阴交。

【医嘱】饮食、作息规律，调畅情志，忌食海鲜、萝卜及辛辣食物。

二诊（2018年4月30日）：上方案治疗10天，诉体重减轻1.5kg，舌淡胖，苔白，脉沉。

【处方】

苍术20 g　升麻10 g　党参30 g　法半夏15 g

香附15 g　白术20 g　黄芪30 g　茯苓15 g

当归15 g　川芎10 g　菟丝子20 g　鸡血藤30 g

巴戟天15 g　陈皮15 g　荷叶15 g　胆南星10 g

10剂，水煎服，取汁400 ml，1日1剂，分早中晚三次温服。

【医嘱】饮食、作息规律，调畅情志，忌食海鲜、萝卜及辛辣食物。

三诊（2018年5月10日）：上方案治疗10天，5月6日月经来潮，经量中，色正常，无痛经。舌质淡红，苔白，脉弦滑。

【处方】

苍术20 g　益母草30 g　党参30 g　法半夏15 g
香附15 g　白术20 g　黄芪30 g　茯苓15 g
当归15 g　川芎10 g　菟丝子20 g　鸡血藤30 g
巴戟天15 g　陈皮15 g　荷叶15 g　胆南星10 g

10剂，水煎服，取汁400 ml，1日1剂，分早中晚三次温服。

【医嘱】饮食、作息规律，调畅情志，忌食海鲜、萝卜及辛辣食物。

患者坚持上方案治疗2个月经周期后，月经周期恢复至30～35天，经期5～7天，量中，色红。2018年8月自测尿HCG（+），妇科彩超提示宫内妊娠。现已生育一健康男孩。

按：穴位埋线是针灸疗法的延伸与发展，近些年，穴位埋线治疗PCOS的作用越来越受到国内外学者的重视。它不仅具有刺激相应穴位经络的作用，还能产生缓慢而持久的机械性刺激、生物性刺激，从而改善局部微循环，使经络疏通、气血调和，从而达到治疗疾病的目的。上脘、中脘位于胃脘部，配足三里可共同调理脾胃气机，脾胃为气血化生之源，月经以血为本，气血充盛是月经正常的前提和基础。阴交隶属任脉，是任脉、冲脉和足少阴肾经之交会，肾藏精主生殖，任主胞胎，冲为十二经脉之海，先天之精及胞胎皆需十二经气血充养，埋线刺激可使肾气盛，冲任调。气海、关元位于丹田之中，丹田为女子胞宫所在，是肾元阴元阳闭藏之处。刺激该穴位可大补元气、补血填精。子宫穴具有调经助孕的作用，是治疗妇科疾病常用的穴位。丰隆为祛痰的要穴，配脾俞可健脾除湿，祛痰理气。肾俞乃肾之背俞穴，具有补肾填精的作用。三阴交为肝经、脾经、肾经的交会穴，刺激该穴可补三经气血。以上诸穴合用，可共同达到补肾健脾、除湿化痰的作用。中药毓麟通补汤与穴位埋线合用，可显著提高治疗效果，夏敏教授临床每每用之，必有受益。

（乔世聪　刘恒炼）

第三节 复发性流产

目前，国际上不同国家和地区关于复发性流产（Recurrent Spontaneous Abortion，RSA）的定义不同。差异主要表现在自然流产的次数、孕周、是否连续发生流产、生化妊娠是否属于流产等方面。2011年英国皇家妇产科协会（RCOG）定义RSA为与同一配偶连续发生3次或3次以上，妊娠24周前的胎儿丢失，包括生化妊娠，并强调了流产的连续性；2012年美国生殖医学学会（ASRM）定义RSA为2次及2次以上的临床妊娠丢失，明确排除生化妊娠，未强调流产的连续性及流产的孕周；2017年欧洲人类生殖与胚胎学学会（ESHRE）指南中RSA的定义是连续发生2次及以上妊娠24周前的胎儿丢失，强调了流产的连续性。鉴于我国的国情和临床实践，2020年中国专家形成共识，建议将连续发生2次及2次以上，在妊娠28周之前的胎儿丢失定义为RSA，包括连续发生的生化妊娠，强调流产的连续性和重视流产的再发风险。

RSA的风险随着流产次数的增加和年龄的增长而上升。研究表明，有3次以上连续自然流产史的患者再次妊娠后胚胎丢失率可高达40%。

一、中西医发病机制

（一）西医发病机制

1.解剖因素

子宫解剖结构异常是RSA的原因之一，约占RSA患者的10%～50%，主要包括纵隔子宫、双角子宫、单角子宫和双子宫。纵隔子宫者最常见，RSA早期流产率可高达73%。获得性子宫解剖结构异常包括宫腔粘连、子宫肌瘤、子宫内膜息肉、子宫腺肌病、宫颈机能不全（Cervical Incompetence，CIC）等。疑似宫腔和/或腹腔结构异常时可行宫腹腔镜联合检查进一步明确诊断，慎重选择手术。

2.染色体因素

（1）夫妇染色体异常

研究发现，3%～8%的RSA夫妇中至少有一方存在染色体异常，其中92.9%为结构异常，包括相互易位，嵌合体，环状染色体，染色体插入、倒位、缺失以及复杂重复等，其中以平衡易位（24.7%）和罗氏易位（17.6%）最为常见。少部分为数目异常，常见的染色体数目异常有特纳综合征（Turner syndrome，45，XO）、克氏综合征（Klinefelter syndrome，47，XXY）、超雌综合征（triple X syndrome，47，XXX）、超雄综合征（double Y syn - drome，47，XYY）。

（2）胚胎染色体异常

胚胎染色体异常是造成自然流产的常见原因，流产发生得越早，胚胎染色体异常的发生率越高。早期流产的胚胎染色体异常以非整倍体为主，其中16-三体（12%～19%）、X单体（6%～10%）、22-三体（4%～10%）最常见。在停止发育的胚胎中染色体核型异常发生率约为50%，其中约86%为数目异常，6%为结构畸变，其他可能为嵌合体、葡萄胎等情况。研究表明，胚胎染色体异常与母体年龄增加有关，年龄＞35岁的妇女胚胎染色体异常检出率高达78%。2020年中国专家共识建议推荐对RSA夫妇进行外周血及其流产物染色体核型分析。

3.免疫因素

（1）自身免疫因素

常见的与RSA等不良妊娠有关的自身免疫性疾病主要包括抗

磷脂综合征（antiphospholipid syndrome，APS）、系统性红斑狼疮（systemic lupus erythema tosus，SLE）、未分化结缔组织病（un-differentiated connective tissue disease，UCTD）、干燥综合征（Sjogren's syndrome，SS）、类风湿关节炎（rheumatoid arthritis，RA）和系统性硬化症（systemic sclerosis，SSc）等。

（2）同种免疫因素

有许多证据表明不明原因RSA（unexplained RSA，URSA）的发病与母胎免疫耐受失衡有关，因此URSA也可以称为同种免疫型RSA。研究发现，母胎免疫耐受失衡机制主要表现为母胎界面自然杀伤细胞（NK）、T细胞、巨噬细胞、骨髓源性抑制性细胞（MDSCs）等免疫活性细胞以及蜕膜基质细胞（DSCs）和滋养细胞等数量、功能以及它们之间的交互对话机制异常，但其确切发病机制尚不完全清楚。

4.易栓症（血栓前状态）

易栓症（即血栓前状态，pre thrombotic state，PTS）根据发病原因分为遗传性和获得性两种。遗传性PTS包括抗凝蛋白（蛋白C、蛋白S、抗AT）缺陷症、凝血因子Ⅴ Leiden突变、遗传性高同型半胱氨酸血症（Hhcy）、凝血酶原基因突变等。获得性PTS主要包括APS、获得性Hhcy以及各种易于导致血栓形成的结缔组织病，如SLE，病程较长且病情控制不良的高血压、糖尿病、慢性肾病，长期卧床、激素替代等。PTS在妊娠期可导致患者子宫螺旋动脉或绒毛血管微血栓形成，甚至形成多发性胎盘梗死灶，导致子宫—胎盘循环血液灌注不良，增加RSA和胎死宫内的危险。推荐对RSA患者进行PTS筛查；常用指标包括凝血酶时间（TT）、活化部分凝血活酶时间（APTT）、凝血酶原时间（PT）、纤维蛋白原、D-二聚体、血小板聚集率、血清hcy、aPLs等。

5.内分泌因素

与RSA有关的内分泌异常主要包括多囊卵巢综合征(PCOS)、黄体功能不全、高泌乳素血症（HPRL)、甲状腺功能异常、糖代谢异常等。建议对RSA患者常规进行生殖激素检测［包括月经周期第2、3天的卵泡刺激素（FSH)、LH、雌二醇（E_2)、孕酮（P)、睾酮（T)、PRL和黄体高峰期的P水平］、甲状腺功能［包括三碘甲腺原氨酸（T_3)、甲状腺素（T_4)、游离三碘甲状腺原氨酸（FT_3)、游离甲状腺素（FT_4)、促甲状腺激素（TSH)、TGAb、TPOAb］以及空腹血糖筛查，必要时进行葡萄糖耐量试验(OGTT）和胰岛素释放试验。

6.感染因素

关于RSA病因中感染因素筛查的价值目前争议较多，研究认为早孕期细菌性阴道病与中孕期流产及早产相关，早孕期RSA与细菌性阴道病的相关性证据不足。虽有研究表明，慢性子宫内膜炎与子宫内膜容受性受损、浆细胞基质浸润、种植相关基因表达改变有关，可导致不孕、反复种植失败，增加RSA发生率(10%～27%)，但尚缺乏足够的证据。

7.男性因素

关于男性因素与RSA的关系尚不明确。目前针对男性异常因素治疗措施的疗效尚不明确。建议对RSA患者配偶纠正不良生活方式，不推荐对其配偶采取抗氧化等治疗措施。

8.其他因素

不良生活习惯和恶劣环境暴露均会增加流产率，多数RSA患者均存在一定程度的心理障碍。建议RSA患者纠正不良生活习惯、改变不良生活和工作环境；对有心理障碍的患者给予心理疏导，必要时给予药物治疗。

（二）中医发病机制

1.中医对复发性流产的认识

对复发性流产，中医古籍里有“滑胎”“数堕胎”“屡孕屡堕”等病名，其定义为堕胎、小产连续发生三次或三次以上。

滑胎的有关记载最早见于东晋至隋代期间的医学典籍《产经》，此书将滑胎称为“数落胎”。被收录于日本的古老医著《医心方·卷第二十二》里的《产经》云：“治数落胎方：作大麦豉羹食之，即安胎。又方：取母衣带三寸烧末，酒服即安。”隋代医家巢元方首次提出滑胎的病因病机，《诸病源候论·卷四十一》谓“故得有胎……若血气虚损者，子脏为风冷所伤，不能养胎，所以数堕胎”，同时也提出了滑胎的另一个病因：“妊娠而恒腰痛者，喜堕胎也。直至清代，叶天士在《叶氏女科证治·安胎》里第一次将屡孕屡堕命名为“滑胎”，其曰：“妊娠……有屡孕屡堕者，由于气血不足，名曰滑胎。”从此滑胎才作为一种独立的疾病名称，且与最初的滑胎有了本质上的不同，可见滑胎病名渊源于清代。

2.中医病因病机

中医古籍对滑胎病因病机的认识主要从母体和胎元两方面来论述。母体方面有先天和后天因素。如先天禀赋不足或气血虚弱，又后天房劳多产，或七情失宜，跌扑损伤，均可耗损肾精，损伤气血，致冲任不固或冲任损伤，最终导致胎元不固，胎失所养而成堕胎小产。若胎元不固，胎气不坚，则胎易陨堕。或因屡孕屡堕，流产吸宫重伤肾气，损伤冲任，以致瘀血滞留胞宫，新血不得入胞宫以养胎而致堕胎。

（1）肾虚

古代医家认为肾虚是滑胎的主要因素。《难经》早就提出肾的功能，男子以藏精，女子以系胞。中医认为肾为先天之本，肾主藏精，为元气之根本。《素问·上古天真论》主要说到肾者主水，受五脏六腑之精而藏之，肾不但能藏先天之精，也藏后天之精，精能生血，血也能化精，精血互相资生，为生殖孕育之源。故肾主生殖，女子肾以系胞，胎元有赖于肾气的维系，所谓“胞脉者，系于肾”。傅青主在《傅青主女科·妊娠》中说：“夫胎之成，成于肾脏之精。”冲任之本在肾，冲为血海，任主胞胎，而冲、任、督三脉都起于胞中，所谓“女子肾脏系于胎，是母之真气，子所系也”。故肾能系胎，固摄胎元，是维系妊娠的所在，只有肾精充实，孕胎才能正常发育。若先天肾气不足，或早婚多产，损伤肾气，伤及冲任，肾虚封藏失司，冲任不固，则胎元不固，胎失所系而滑胎。

（2）气血虚弱

气血虚弱是历代医家所认同的引起滑胎的另一个重要病因。中医认为妇女以血为本为用，血是月经的物质基础，脏腑是气血生化之源，血为气之母，气为血之帅，气行则血行，气血相互资生，相互依存。正如巢元方所述说的滑胎与气血虚弱，胎失所养有关，张景岳也明确提出胎孕不固，皆由气血不足，气虚统摄无权，血虚濡养不周，胎失所养而致殒堕。清代医家吴谦不仅认识到母体方面的因素，并指出有胎元方面的因素，他认为胎元的成长有赖于母体气血的充足，如气血不足则冲任虚损，而胎元不固。可见吴氏从气血冲任虚损，胎元不固解释滑胎的病因病机。中医认为任主胞胎，精血津液都为任脉所司，任为妇女任养之本；而冲为血海，只有冲任脉资通，孕育才能正常。清代医家张锡纯在《医学衷中参西录·论治妇人流产》中也认识到滑胎与母体和胎元两方面的关系。其认为流产是妇人常见病，保胎用药，除了母体方面，更应当注重于胎元，若胎元善于吸取母体之气而能自养，则无流产之忧。这说明气血虚弱导致冲任虚损，胎失所养，胎元不固是滑胎的病因病机。

（3）脾虚

清代医家陈修园提出若脾气虚弱，失其统摄之力，则胎元不固引起滑胎。中医认为脾主中气，有统血摄血之功能。陈氏指出胎系于脾，就如钟系于梁，若中气虚弱，统摄无权，导致冲任失固则可出现胎漏堕胎。所谓"若栋柱不固，栋梁必挠"，指出脾胃在保胎过程中的重要作用。傅青主在《傅青主女科·妊娠》中亦提出妊娠少腹作痛，出现胎动不安殒堕之状，一般人只以为带脉无力，而不知道是脾肾亏虚所致。此充分指出脾肾亏虚是导致本病的病因。亦如《校注妇人良方》曰："妇人以胃气状实，冲任荣和，则胎得所。"《医宗金鉴·妇科心法要诀》也说冲任二经虚损，则胎不成实。

（4）血瘀

《灵枢·邪气脏腑病形》早记载有"有所堕坠，恶血留内"。《说文解字》曰："瘀，积血也。"血瘀是血气不和之一，瘀血包括离经之血和阻滞于血脉和脏腑之血。《三国志·华佗传》曰："血脉流通，病不得生。"血与脉相互依存，密不可分，脉道以通为贵，脉道通则血气乃行，一旦脉道不通，则血行受阻成瘀，瘀阻胞脉、冲任，以致经脉不通，壅聚成症。正如《素问·调经论》所说：血气不和，百病乃变化而生。明代《普济方卷三百四十·妊娠诸疾门》有瘀血而致滑胎之说，其描述妇人年岁已高，服补暖之药，会使胞宫胞脉反为药所燥搏，使新血不长，旧血不下，迟晚则必堕。书中充分指出高龄孕妇误服温补之剂导致血热成瘀，血脉凝滞，旧血不下，新血不能濡养而致堕胎。清代王清任在《医林改错》首次提出滑胎从瘀血论治。其认为胞宫有先瘀血阻滞，胎儿再长便无容身之地，故血从旁流下而见胞漏，血不能入胞养胎，胎失濡养，故小产。他明确提出瘀血阻滞胞宫，新血不能归经滋养胎儿，导致胎失所养而滑胎小产。

（5）血热

元代朱震亨认为滑胎的病因是气血虚损，肝郁化火，血热妄行，耗精伤阴，阴血不足。他在《格致余论·胎自堕论》中提出除了气血虚损不足养荣而致胎堕，更提出劳怒伤情，肝火炽盛，损伤血络，也能堕胎。其在《女科经纬·卷三》说："胎漏多因于血热，然亦有气虚血少者。"他认为热邪易伤阴津，耗损阴血，导致阴血偏虚而致胎漏。明代医家张景岳也认同上述观点，认为凡胎热者，血易动，血动则胎不安，堕于内热而虚者，提出虚热亦可导致滑胎。

（6）房劳过度、饮食、跌扑损伤

滑胎的产生除了上述的因素，还与后天因素有关。孕妇妊娠后起居不慎，多次堕胎，情志抑郁，或因孕后房劳过度，饮食所伤，跌扑损伤等皆可导致气脉亏损，胎失所养而殒堕。正如《景岳全书·妇人规》所载，"凡妊娠之数见堕胎者……有忧怒劳苦而困其精力者，有色欲不慎而盗其生气者，此外如跌扑、饮食之类皆能伤其气脉也"。

综合上述古籍，中医学认为滑胎的病因包括肾虚、脾虚、血瘀、肝郁、血热及跌扑损伤等，而最主要的病因为肾虚。

二、夏敏教授对复发性流产的认识及治疗

（一）孕前预培其损，促摄精成孕

《灵枢》有言："两神相搏，合而成型……是谓精"；《素问》有道："肾者主蛰，封藏之本，精之处也"；夏敏教授常言：肾主生殖，主藏精，主蛰守，强调肾在维持正常生殖功能中的重要作用。肾为先天之本、元气之根，肾气充则精足，《傅青主女科》有论"夫胎之成，成于肾脏之精"，所谓"母之精气，子所系也"，若先天肾气不足，抑或早婚多产损伤肾气，使肾封藏失司，

则胎失所系，胎难得固，终致滑胎。《医学衷中参西录》亦示："肾旺自能荫胎也。"故夏敏教授认为滑胎者，首当固本补肾，预培其损，促摄精成孕。

（二）孕后固护胎元，衷中参西防流保胎

妇女处于"血不足，气有余"的状态，妇人怀娠，更是需气载胎，需血养胎。《女科证治》道："妇人有孕，全赖血以养之，气以护之"。《诸病源候论》曰："气血不足，故不能养胎，所以致胎数堕"；《叶天士女科全集》云："有屡孕屡堕者，由于气血不足"……可见气血不足是导致滑胎的重要原因之一。肾主先天，脾主后天，胎元种植需依赖肾精充足，胎元发育需依赖气血津液的濡养。脾肾不足，则气血生化乏源，气虚则难以固摄胎元，血虚则胎失涵养。夏敏教授认为滑胎者，当调补脾肾，气血双补，使得胎气安固。同时夏敏教授体恤RSA患者求子心切，一旦发现怀孕都予积极保胎，借助现代医学的检验手段，定期复查血HCG、孕酮、雌二醇了解孕期胎元及母体情况，必要时加用雌孕激素保胎。

医案赏析

●病案一：张某，女，27岁，2021年5月30日初诊。

【主诉】连续自然流产2次。

【现病史】患者结婚3年，连续自然流产2次。2019年6月妊娠6周自然流产，2020年9月妊娠11周稽留流产。曾于多家医院就诊，夫妻双方染色体检查正常，男方精液检查，女方性激素六项、生殖抗体、B超均未提示异常。现症：月经周期第11天，纳食可，眠可，夜尿频多，气短懒言，腰膝酸软，大小便正常，面色萎黄，眼周暗黑。

【个人史】月经初潮14岁，月经周期35～40天，经期7天，量中，色暗红，血块（+），腹痛（+），以隐痛为主，乳胀（+），腰酸（+），腹泻（+），肛门坠胀（−）。LMP 2021年5月13日，量色如常，轻度痛经，得温得按痛减。

【既往史】甲状腺功能亢进病史，服药中，甲状腺功能正常。

【家族史】母亲患有糖尿病。

【过敏史】无药物、食物过敏史。

【体格检查】舌淡胖，齿痕，苔薄白，脉沉细。

【辅助检查】

性激素六项（2021年3月14日，月经周期第2天）：FSH 5.62 mIU/ml，LH 3.52mIU/ml，PRL 24.17 ng/ml，E_2 28 pg/ml，P 0.19 ng/ml、T 0.27 ng/ml。

2021年5月24日OGTT+胰岛素释放试验：

	空腹	服糖后1 h	服糖后2 h	服糖后3 h
GLU(mmol/L)	4.34	8.96	5.21	4.98
INS(pmol/L)	81.1	1913.6	463.3	368.7

2021年5月24日TSH：1.11 mmol/L。

【西医诊断】1.复发性流产；2.胰岛素抵抗。

【中医诊断】滑胎。

【中医辨证】脾肾两虚，冲任不固。

【治法】补肾健脾，调理冲任。

【方药】养精种玉汤加减。

【处方】

①中药汤剂：

党参30 g　炒白术30 g　茯苓15 g　山药15 g

菟丝子 30 g　熟地黄 20 g　续断 15 g　当归 15 g

白芍 10 g　山茱萸 30 g　杜仲 15 g　巴戟天 15 g

女贞子 15 g

20 剂，水煎服，取汁 400 ml，1 日 1 剂，分早中晚三次温服。

②二甲双胍片（格华止），0.85 g，1 次/日，餐中服。

【医嘱】饮食作息规律，调畅情志，忌食海鲜、萝卜及辛辣食物。

二诊（2021 年 6 月 24 日）：服药后，LMP：2021 年 6 月 16 日，5 天净，量中，色红，血块（+），腹痛、腰酸好转，纳眠可，二便调，舌淡胖，齿痕，苔薄白，脉沉细。

【处方】

①中药汤剂：

党参 30 g　炒白术 30 g　茯苓 15 g　山药 15 g

菟丝子 30 g　熟地黄 20 g　续断 15 g　当归 15 g

白芍 10 g　山茱萸 30 g　杜仲 15 g　巴戟天 15 g

女贞子 15 g　香附 10 g

20 剂，水煎服，取汁 400 ml，1 日 1 剂，分早中晚三次温服。

②二甲双胍片（格华止），0.85 g，1 次/日，餐中服。

【医嘱】饮食作息规律，调畅情志，忌食海鲜、萝卜及辛辣食物。

三诊（2021 年 7 月 29 日）：停经 44 天，自测尿 HCG 阳性。孕三项：P 24.9 ng/ml，E_2 299 pg/ml，HCG 15979.5 mIU/ml。

保胎治疗：地屈孕酮 20 mg，2 次/日，口服；滋肾育胎丸 5 g，3 次/日，口服；二甲双胍片 0.5 g，2 次/日。1 周后复查。

四诊（2021年8月5日）：停经50天。孕三项：P 18.7 ng/ml，E_2 464 pg/ml，HCG 68210.5 mIU/ml。治疗：地屈孕酮20 mg，2次/日，口服；滋肾育胎丸5 g，3次/日，口服；二甲双胍片0.5 g，2次/日。

五诊（2021年8月12日）：停经57天。孕三项：P 20.5 ng/ml，E_2 >1000 pg/ml，HCG 140841.1 mIU/ml。B超示：胚芽1.0 cm。治疗：地屈孕酮20 mg，2次/日，口服。

六诊（2021年8月19日）：停经64天。孕三项：P 22.6 ng/ml，E_2 >1000 pg/ml，HCG 2102117.3 mIU/ml。治疗：地屈孕酮20 mg，2次/日，口服。

七诊（2021年8月26日）：停经71天。孕三项：P 26.2 ng/ml，E_2 >1000 pg/ml，HCG >225000 mIU/ml。

八诊（2021年9月4日）：停经80天。孕三项：P 33.4 ng/ml，E_2 >1000 pg/ml，HCG 191915.3 mIU/ml。B超：胎儿头臀长3.7 cm，NT 0.13。

按：阳施阴化，则有胎也。胎元系于脾肾，脾肾功能正常，胎元得固，胎自不堕；若脾肾亏虚，胎失所固，多致堕胎。本案患者连续两次自然流产，诊断为复发性流产（RSA），属中医“滑胎”范畴，孕前中医辨证属脾肾两虚、冲任不固，予养精种玉汤加减。方中党参、炒白术、山药、茯苓健脾益气以资生之源，当归养血调经，菟丝子、杜仲、续断补肾益精，固摄冲任，肾旺自能荫胎；熟地黄、山茱萸、白芍滋肾养肝；全方补肾健脾，调理冲任。

完善检查，提示患者合并胰岛素抵抗（IR）的情况。IR合并RSA病因复杂，病理生理改变涉及生殖、代谢甚至慢性炎症等多个环节。多种因素共同作用，互为因果，可能会加重IR患者的内分泌及代谢异常，从而导致流产的不良妊娠结局。IR引起孕早期流产的机制可能有以下原因：Jakubowicz等发现高胰岛素血症使孕早期免疫抑制性糖蛋白（Glycode-lin）和胰岛素样生长因子结合蛋白1（IGFBP-1）的浓度降低，从而增加孕早期流产的概率，Glycodelin可以抑制子宫内膜对胚胎的免疫反应而有利于受精卵植入，IGFBP-1有利于围植入期胚胎和母体的粘着，胰岛素可以负性调节其浓度，致使流产风险增加。高胰岛素血症还可上调血浆纤溶酶原激活物抑制剂（PAI-1）的水平，诱发绒毛血栓形成，影响胎盘血供，使滋养层发育不良，导致流产。故夏敏教授加用胰岛素增敏剂二甲双胍改善患者糖代谢异常。

孕前预培其损，以健脾补肾法为主，调理冲任，为再次妊娠奠定良好基础，孕后采取中西医方法积极保胎治疗。除药物治疗外，指导孕妇保持心情愉快，消除忧虑心理，避免跌扑损伤，注意饮食营养，也会使疗效增强，防止妊娠丢失。

●病案二：汪某，女，32岁，2021年1月15日初诊。

【主诉】连续稽留流产2次，月经后期伴经量减少半年。

【现病史】患者于2019年10月和2020年6月均妊娠40余天发生稽留流产，并行药物流产及清宫术。第二次稽留流产清宫术后出现月经周期2个月一行，经期5~6天，经量较前明显减少1/2。现症：停经45天，自测尿HCG阴性，纳食可，眠可，口干，喜热饮，畏寒，四肢冷，情绪抑郁，腰酸，夜尿，入睡困难，大便秘，舌紫暗，苔薄白，脉细涩。

【个人史】月经初潮13岁，月经周期60天，经期5~6天，量少，色暗，血块（+），腹痛（+），以胀痛为主，腰酸（+），腹泻（-），肛门坠胀（-）。LMP 2020年12月12日（黄体酮撤血），量少，色暗，血块（+），轻度痛经，喜暖。

【既往史】2020年9月宫腔镜检查提示子宫内粘连（2-2-1），内膜薄。

【家族史】无特殊。

【过敏史】无药物、食物过敏史。

【体格检查】舌紫暗，苔薄白，脉细涩。

【辅助检查】

性激素六项（2020年6月28日，经期第三天：FSH 8.7 mIU/ml，LH 7.8 mIU/ml，PRL 22.6 ng/ml，E_2 336 pg/ml，P 2.8 ng/ml，T 1.6 ng/ml。

甲功：TSH 4.43 mmol/L。

B超：子宫附件未见明显异常，内膜5 mm，右卵泡16 mm × 14 mm。

2021年1月27日OGTT+胰岛素释放试验：

	空腹	服糖后1 h	服糖后2 h	服糖后3 h
GLU(mmol/L)	5.32	6.8	5.6	3.69
INS(pmol/L)	73.1	988.9	264.13	54.9

2021年1月27日同型半胱氨酸：8.9 μmol/L。

【西医诊断】1.复发性流产；2.宫腔粘连；3.胰岛素抵抗。

【中医诊断】1.滑胎；2.月经过少。

【中医辨证】肾虚血瘀，冲任失调。

【治法】补肾活血，调理冲任。

【方药】自拟补肾活血汤。

【处方】

①中药汤剂

菟丝子30 g　熟地黄20 g　续断15 g　黄精15 g

山茱萸30 g　桑葚15 g　山药15 g　制何首乌15 g

当归15 g　丹参20 g　三七9 g（冲服）　红花10 g

白芍10 g　牛膝15 g　桂枝10 g　葛根15 g

15剂，水煎服，取汁400 ml，1日1剂，分早中晚三次温服。

②二甲双胍片（格华止），0.85 g，1次/日，餐中服。

③于经净后3～7天宫腔灌注丹参注射液20 ml，用药期间嘱患者不同房，连续三个月经周期。

【医嘱】饮食作息规律，调畅情志，忌食海鲜、萝卜及辛辣食物。

二诊（2021年2月13日）：服药后，稍腹泻，一天3次，质稀。LMP 2021年2月8日，量较前稍增多，色红，血块（+），腹痛（+-），腰酸（+），乳胀（-），纳食可，眠一般，二便调，舌紫暗，苔薄白，脉细涩。

【处方】

菟丝子30 g　熟地黄20 g　续断15 g　黄精15 g

山茱萸30 g　桑葚15 g　山药15 g　炒白术15 g

当归15 g　丹参20 g　三七9 g（冲服）　红花10 g

白芍10 g　党参30 g　桂枝10 g　葛根15 g

15剂，水冲服，取汁400 ml，1日1剂，分早中晚三次温服。

余治疗同前。

【医嘱】饮食作息规律，调畅情志，忌食海鲜、萝卜及辛辣

食物。

三诊（2021 年 2 月 28 日）：服药后，LMP 2021 年 2 月 8 日，经量中，色红，血块（–），腹痛（–），偶感腰酸，乳胀（–），纳食可，眠一般，二便调，舌暗淡，苔薄白，脉沉细。

【处方】

菟丝子 30 g　熟地黄 20 g　续断 15 g　黄精 15 g

山茱萸 30 g　女贞子 20 g　炒白术 15 g　当归 15 g

丹参 20 g　黄芪 15 g　红花 10 g　白芍 10 g

党参 30 g　桂枝 10 g　葛根 15 g

15 剂，水冲服，取汁 400 ml，1 日 1 剂，分早中晚三次温服。

余治疗同前。

【医嘱】饮食作息规律，调畅情志，忌食海鲜、萝卜及辛辣食物。

四诊（2021 年 3 月 20 日）：服药后，LMP 2021 年 3 月 12 日，经量中，色红，血块（–），腹痛（–），偶感腰酸，乳胀（–），纳食可，眠一般，二便调，舌暗红，苔薄白，脉沉细。

【处方】

菟丝子 30 g　熟地黄 20 g　续断 15 g　黄精 15 g

山茱萸 30 g　女贞子 20 g　山药 15 g　炒白术 15 g

当归 15 g　丹参 20 g　黄芪 15 g　红花 10 g

白芍 10 g　党参 30 g　桂枝 10 g　葛根 15 g

15 剂，水冲服，取汁 400 ml，1 日 1 剂，分早中晚三次温服。

余治疗同前。

【医嘱】饮食作息规律，调畅情志，忌食海鲜、萝卜及辛辣

食物。

五诊（2021年4月16日）：服药后，LMP 2021年4月13日，经量中，色红，血块（–），腹痛（–），偶感腰酸，乳胀（–），纳食可，眠一般，二便调，舌暗红，苔白微腻，脉沉细。

【处方】

菟丝子30 g　熟地黄20 g　续断15 g　黄精15 g

山茱萸30 g　女贞子20 g　山药15 g　炒白术15 g

当归15 g　丹参20 g　黄芪15 g　红花10 g

白芍10 g　党参30 g　陈皮10 g　茯苓15 g

15剂，水冲服，取汁400 ml，1日1剂，分早中晚三次温服。

余治疗同前。

【医嘱】饮食作息规律，调畅情志，忌食海鲜、萝卜及辛辣食物。

六诊（2021年5月21日）：停经39天，自测尿HCG阳性。孕三项：P 18.7 ng/ml，E_2 464 pg/ml，HCG 18210.5 mIU/ml。

【处方】

①中药汤剂：

菟丝子30 g　续断15 g　山茱萸30 g　女贞子20 g

山药15 g　炒白术15 g　杜仲15 g　黄芪15 g

党参30 g　陈皮10 g　阿胶3 g（烊化）

②地屈孕酮，20 mg，2次/日，口服。

③滋肾育胎丸，5 g，3次/日，口服。

④二甲双胍片，0.5 g，2次/日，口服。

七诊（2021年5月28日）：停经46天，患者孕吐严重，暂停中药。孕三项：P 20.5 ng/ml，E_2 623 pg/ml，HCG

40841.1 mIU/ml。

【处方】

①地屈孕酮，20 mg，2次/日，口服。

②滋肾育胎丸，5 g，3次/日，口服。

③二甲双胍片，0.5 g，2次/日，口服。

八诊（2021年6月20日）：停经69天。孕三项：P 33.4 ng/ml，E_2 >1000 pg/ml，HCG 191915.3 mIU/ml。B超：胎儿头臀长3.7cm，NT 0.13。后续产科建档案，定期产检。

按：中医认为肾藏精、主司生殖，为先天之本，元气之根，能固摄胎元，主导肾—天癸—冲任—胞宫生殖轴的生理功能。本案患者以肾虚为主要病因，先后经历两次稽留流产清宫手术，宫腔镜提示宫腔粘连。中医认为金刃损伤，瘀血阻滞胞宫，故治疗以未病先防、预培其损为重要治则。夏敏教授依据多年临床实践经验，孕前补肾活血疗法预培其损，孕后中西医结合保胎治疗，取得了满意的临床疗效。

肾精、肾气是妇女妊娠生理之根本，肾精不足、肾气亏虚，则胎元失养，气虚不摄，以致堕胎、滑胎的发生。《难经》提到：肾为右者谓之命门，固摄胞胎，贮藏精气。女子肾精、肾气充足是胎儿正常发育、妊娠成功的根本物质基础。《诸病源候论》中认为腰为肾之府，腰痛则是堕胎、小产之征兆。《傅青主女科》中提到肾水充足是成功妊娠的前提和保障。女子肾精、肾气充盛，则冲任固摄，肾旺自能荫胎，胚胎得以正常生长发育。患者先天肾精、肾气缺乏，或后天脾肾亏虚，房劳、多产、高龄等因素的影响，加之屡孕屡堕损伤肾气，固摄无力，胎失所养，发为滑胎。《金匮要略·妇人妊娠病脉证治》中认为妇人妊娠胎动不安、漏下不止，是瘀血阻于胞宫所致，据此创制桂枝茯苓丸，运用活血化瘀中药法治疗瘀血所致的胎漏、胎动不安。夏敏教授在补肾活血、调理冲任的中医汤剂基础之上，配合丹参注射液宫腔灌注，以改善宫腔瘀血状态，故患者月经量得以改善。研究证实丹参注射液宫腔灌注有提高子宫内膜容受性的作用，最终患者成功妊娠。

（姚　瑶）

第四节　子宫内膜异位症

子宫内膜异位症（Endometriosis，EMT）指具有活性的子宫内膜组织（腺体和间质）出现在子宫体以外的部位，简称内异症。该病属于育龄期女性常见的妇科良性疾病之一，但有侵袭、转移、浸润等恶性生长的特点。

一、西医对EMT的认识

从该疾病的诱发原因来看，临床上对EMT的发生原因和影响因素认知尚不完全明确，且相关的发病机制说法较为复杂，而经血逆流种植是当前临床上最为流行的一种说法，同时，免疫因素也是当前临床上关注度较高的一种发病机制。该疾病患者腹腔液内免疫细胞、细胞因子的研究结果表明，EMT的发生会直接受到机体免疫机制功能障碍等因素的影响。NK细胞、巨噬细胞、T

淋巴细胞、B淋巴细胞、子宫内膜细胞和内皮细胞等相关细胞与其所产生的细胞因子之间互相影响和作用，是诱发内膜组织异常侵袭、生长和黏附等病理性改变的最关键性影响因素，因而临床上也通常将此作为疾病发生的最主要原因。

低创伤性的腹腔镜手术已成为目前临床EMT的首选治疗手段，在腹腔镜手术维持现存卵巢功能运转的基础上联合促性腺激素释放激素激动剂（Gonadotropin-releasing hormone ago nists，GnRH-a）对促性腺激素释放激素（Gonadotropin-releasing hormone，GnRH）分泌过程加以调控，合理调节雌二醇（Estradiol，E_2）等激素分泌，实现长期抑制子宫内膜异位组织生长的效果，避免术后因激素失调出现病症复发的情况。

临床已明确部分药物能够在维持糖皮质激素、雌激素正常代谢的基础上选择性下调孕激素受体表达，以地诺孕素（Dienogest，DNG）为代表，该药物能够在结合孕激素受体的同时避免产生雄激素效应，维持机体脏腑功能正常运转。孕三烯酮、地屈孕酮同样被认为是直接调控卵巢雌激素分泌的有效药物，孕三烯酮可诱导异位内膜细胞凋亡，而地屈孕酮对卵巢甾体激素、GnRH未完全抑制且能够阻断雌激素诱导子宫内膜增生的过程，促使异位子宫内膜萎缩变性。

二、中医对EMT的认识

中医古籍中并无本病的记载，可将其归属于“癥瘕”“经行腹痛”“不孕症”“月经不调”等疾病范畴。中医药治疗内异症，在缓解疾病疼痛、减缓疾病进展及术后预防疾病复发等方面，均起到有效的临床治疗作用，并具有临床优势。

张仲景在《金匮要略》篇提到“带下，经水不利，少腹满痛……”，巢元方在《诸病源候论》中指出“子门瘕，月水不时，乍来乍不来，此病令人无子”，张景岳在《景岳全书》中提到

“瘀血留滞作癥，惟妇人有之……，则留滞日积而渐成癥矣”等等，“痛经”“月经过多”“癥瘕”等从症状特点上与当今的EMT极为相似，表明古代中医先贤对于EMT已经具备了一定认识。

对于内异症的中医病因病机认识，“瘀血阻滞胞宫冲任”是公认的基本病机特点，又被称为“离经之血”。然究其病因病机，各医家均认可在瘀血的病机基础上，还兼夹虚、寒、痰、湿、热、毒等不同的病因因素。

“瘀血”是内异症发病的主要特点，罗元恺认为导致“瘀血”的原因多源于气滞、气虚、寒凝、邪热等因素，而致冲任不固、气血不和，血液离经、瘀血留聚而成癥瘕。瘀血阻滞引发络脉不通、胞脉不畅而导致痛经和不孕。朱南孙认为内异症的发病病机立足于“血瘀论”，并认为“瘀热”是内异症复发的病理基础，且多存在正气虚、阴血耗损的邪恋正虚特点。何嘉琳也认为瘀血是内异症的根本病机，此外还强调了“虚”，因此内异症总的病机特点为正虚血瘀，而其本虚为脾肾不足。

许多医家强调“寒”是内异症的发病因素，如夏桂成提出了“阳虚瘀结”是导致内异症临床表现的根本原因，肾阳虚为基本病机，阳虚还兼夹气滞、气虚，瘀浊胶结则为标。郭子光强调应重视“湿”，认为湿瘀互结为内异症的病因病机，湿瘀内阻气机血脉，病位在肝、脾。尤昭玲提出了“毒”，认为内异症的病机特点重在瘀毒互结。连方对内异症病因病机的认识也提出存在“毒”，发病的基本病机为“血瘀蕴毒”伤络，瘀、毒两者又相互影响，使得病情胶着难愈。

辨证论治是中医认识疾病和治疗疾病的基本原则，各医家根据患者的不同辨证分型，治疗方药也不同。国医大师郭子光将子宫内膜异位症分为六型治疗，以桂枝茯苓丸加水蛭为主方，下焦湿热型合四妙散，水湿蕴遏型合当归芍药散，肾阴虚型合六味地黄丸，阴虚夹痰型配伍鳖甲、牡蛎、浙贝母、玄参、生地等，肝郁化热型合丹栀四逆散，肾精不足型合鹿茸、紫河车等血肉有情之品温补肾阳。赵瑞华教授将本病分为气郁、血郁、痰郁、火郁、湿郁、食郁六证进行论治。刘洁云等以琥珀散加减为基础方治疗该病，气滞血瘀者加川芎、香附、柴胡；寒凝血瘀者加小茴香、干姜；气虚血瘀者加人参、黄芪、白术；肾虚血瘀者加山茱萸、菟丝子、杜仲；痰瘀互结者加法半夏、陈皮、茯苓。牛建昭教授将青春期子宫内膜异位症分为肾虚型、脾虚型、肝郁型、痰湿型，分别治以桃红四物汤合二仙汤、滋血汤加减、六味地黄汤合柴胡疏肝散、理中汤合苍附导痰汤。

三、夏敏教授对子宫内膜异位症的认识和治疗

夏敏教授认为，痛在经前及经期之初、中多属实；痛在月经将净或经后多属虚。疼痛剧烈、拒按、掣痛、绞痛、灼痛、刺痛多属实；隐隐作痛、坠痛、喜揉喜按多属虚。痛在两侧多属于肝，痛在腰际多属于肾。夏敏教授认为在重庆地区，空气湿度较大，加之饮食习惯偏于辛辣，性格火暴，故人群湿热体质偏多，所以她认为该病的主要病机是在“瘀血”的基础之上，兼夹痰、湿、热等病理因素。

该病多由于外感六淫邪气、情志内伤、肝气郁结、素体肾阳不足，或房劳多产、饮食不节或手术损伤等导致冲任受损、机体脏腑功能失调、气血失和，使部分经血不能循其常道而导致经血离经逆行，以致“离经”之血瘀积于体内他处，常留结于患者下腹，阻滞冲任、胞宫、胞脉发病。“离经”之瘀血作为病理产物，壅阻胞宫，气血凝滞运行不畅，不通则痛，则发为痛经；湿邪侵犯胞宫，湿瘀互结，胞脉受阻，日久化热，湿热瘀结，病情迁延难以治愈；瘀阻胞络，冲任瘀阻，经行失常，两精不能相合，不能摄精遂成不孕；瘀血日久停聚下焦冲任，积聚于腹中，不能消

退，逐渐在体内固定成型，则为癥瘕。夏敏教授认为，如大自然中水结于冰，必然是寒凝所致，所以血脉凝滞，也归责于寒邪袭络，血瘀气滞。治疗上以化瘀消癥除湿为法，强调温阳化气，燥湿散结消癥。

医案赏析

●病案一：刘某，女，27岁，2021年7月19日初诊。

【主诉】经行腹痛9年，加重1年。

【现病史】患者9年前开始出现经行腹痛，近1年加重，以坠胀疼痛为主，畏寒，喜暖，喜按，经量中，经色暗红，血块多，经前乳胀明显。月经第一天疼痛较重，冷汗出，伴恶心腹泻，经期唇周痤疮，口腔溃疡，需口服布洛芬胶囊止痛，且目前服西药止痛效果欠佳。现症：月经周期第14天，纳食可，眠可，口干口臭，白带量多色黄，大便黏滞，小便偏黄。

【个人史】月经初潮12岁，月经周期26～28天，经期5～7天，量中，色暗红，血块（+），腹痛（++），以坠胀为主，乳胀（+），腹泻（+），肛门坠胀（+）。末次月经2021年7月8日，经期7天，量色如常，夹血块。

【既往史】无特殊。

【家族史】无特殊。

【过敏史】无药物、食物过敏史。

【体格检查】舌暗红，苔黄腻，脉细弦。

【辅助检查】

2020年9月14日外院B超：子宫后位，正常大小，子宫后壁2.2 cm×2.2 cm、左侧底部1.5 cm×1.3 cm低回声结节；

左卵巢 1.1 cm × 0.9 cm 无回声，右卵巢 3.9 cm × 2.7 cm 类圆形无回声；提示：子宫肌层回声异常，符合肌瘤改变。右侧附件囊肿占位，考虑巧克力囊肿。

2021 年 4 月 12 日 B 超：子宫回声不均（多发性浆膜下子宫肌瘤可能）；右侧卵巢密集点状弱回声区（右卵巢巧克力囊肿?）。

2021 年 4 月 13 日：CA125 28.9 U/ml，CA199 14.66 U/ml。

【西医诊断】1. 卵巢巧克力样囊肿；2. 多发性子宫肌瘤。

【中医诊断】癥瘕。

【中医辨证】上热下寒，下焦湿阻。

【治法】健脾除湿，温经止痛。

【方药】自拟方。

【处方】

桂枝 15 g　艾叶 10 g　炮姜 10 g　茯苓 20 g

川芎 10 g　白芷 30 g　莪术 20 g　延胡索 30 g

乌药 15 g　川楝子 10 g　荔枝核 15 g　生蒲黄 15 g（包煎）

五灵脂 15 g　三七粉 9 g（冲服）　没药 10 g　姜黄 20 g

益母草 30 g　木香 10 g

15 剂，水煎服，取汁 400 ml，1 日 1 剂，分早中晚三次温服。

【医嘱】饮食作息规律，调畅情志，忌食海鲜、萝卜及辛辣食物。

二诊（2021 年 8 月 10 日）：服药后，LMP 2021 年 8 月 4 日，5 天净，经期第一天腹痛明显缓解，量中，色红，血块较前减少，纳眠可，二便调，舌暗红，苔薄黄，脉细滑。

【处方】

桂枝15 g　艾叶10 g　炮姜10 g　茯苓20 g

川芎10 g　白芷30 g　莪术20 g　延胡索30 g

乌药15 g　川楝子10 g　荔枝核15 g　生蒲黄15 g（包煎）

五灵脂15 g　三七粉9 g（冲服）　没药10 g　姜黄20 g

益母草30 g　木香10 g

15剂，水煎服，取汁400 ml，1日1剂，分早中晚三次温服。

【医嘱】饮食作息规律，调畅情志，忌食海鲜、萝卜及辛辣食物。

如此治疗三个月经周期，患者诉痛经缓解。

按：该患者有子宫肌瘤及卵巢巧克力囊肿病史，综合症、舌、脉分析，畏寒，喜暖，经血夹块为寒凝胞宫之征；脾虚运化失职，故经期恶心腹泻；湿性驱下，故疼痛以坠胀为主；湿热蕴结肠道、膀胱致腹泻、小便黄；脾其华在唇，开窍于口，湿热阻滞中焦，熏蒸肌肤，故见唇周痤疮、口腔溃疡、口干口臭。辨证为上热下寒，湿瘀互结。

湿为阴邪，损伤阳气，方中桂枝、艾叶、炮姜温化湿邪，茯苓、木香护脾胃，延胡索、川芎、川楝子、荔枝核、乌药、白芷行气止痛，莪术、失笑散（五灵脂、蒲黄）、没药、三七粉化瘀消癥。夏敏教授认为姜黄一药既能入血分又能入气分，外散风寒湿邪，内行气血，通经止痛，故为治疗痛经良药。

●病案二：龚雪，女，26岁，2021年7月20日初诊。

【主诉】经行腹痛呈进行性加重10年余，未避孕未孕3年余。

【现病史】患者10年余前开始出现经行腹痛，并呈进行性加重，疼痛以坠胀为主，偶伴绞痛，热敷稍缓解，需服止痛药。3年余前婚后未避孕至今未孕。2年前行腹腔镜下双侧巧克力囊肿剥除术，术后予GnRH-a及短效避孕药治疗半年，5个月前B超提示左侧巧克力囊肿复发合并子宫腺肌症可能。现症：月经周期第10天，纳可，嗜睡，疲倦，下肢水肿，面色暗沉，带下量多，小便正常，大便稀溏。

【个人史】月经初潮13岁，月经周期25～27天，经期5～6天，量中，色暗红，血块（+），腹痛（++），以坠胀为主，乳胀（+），腹泻（+），肛门坠胀（+）。LMP 2021年7月6日，经期6天，量色如常，夹血块，服用布洛芬+延胡止痛滴丸止痛。

【既往史】2019年行腹腔镜下双侧卵巢巧克力囊肿剥除术。

【家族史】无特殊。

【过敏史】无药物、食物过敏史。

【体格检查】舌暗胖，边齿印，舌尖瘀斑，苔白腻，脉细滑。

【辅助检查】

2021年2月13日外院B超：子宫后位，肌层回声增粗、不均，考虑腺肌症？左侧卵巢密集点状弱回声，大小2.5 cm×1.8 cm，左侧卵巢旁包裹性积液。

2021年4月10日CA125：39.6 U/ml。

2021年4月10日AMH：1.93 ng/ml。

【西医诊断】1.卵巢巧克力样囊肿；2.原发不孕；3.子宫腺肌症。

【中医诊断】1.癥瘕；2.不孕症。

【中医辨证】脾虚痰湿兼血瘀。

【治法】健脾化痰，活血消癥，调冲助孕。

【方药】内异助孕方。

【处方】

桂枝10 g　苍术20 g　姜黄20 g　川芎10 g

莪术20 g　三七粉9 g（冲服）　延胡索30 g　乌药15 g

当归15 g　黄芪30 g　生蒲黄15 g（包煎）　五灵脂15 g

炒白术30 g　香附10 g　炮姜10 g　茯苓20 g

15剂，水煎服，取汁400 ml，1日1剂，分早中晚三次温服。

【医嘱】饮食作息规律，调畅情志，忌食海鲜、萝卜及辛辣食物。

二诊（2021年8月4日）：服药后，LMP 2021年8月3日，6天净，经期腹痛明显缓解，量中，色红，血块较前减少，腹泻明显，纳眠可，二便调，舌暗胖，舌尖瘀斑，苔薄白，脉细滑。

【处方】

桂枝10 g　苍术20 g　姜黄20 g　丹参20 g

莪术20 g　三七粉9 g（冲服）　延胡索30 g　乌药15g

当归15 g　黄芪30 g　生蒲黄15 g（包煎）　五灵脂15 g

炒白术30 g　炮姜10 g　茯苓20 g　鸡内金30 g

15剂，水煎服，取汁400 ml，1日1剂，分早中晚三次温服。

【医嘱】饮食作息规律，调畅情志，忌食海鲜、萝卜及辛辣食物。

如此治疗三个月经周期，患者诉痛经缓解。嘱患者来院监测排卵，继续调养，指导同房，患者半年后成功妊娠。

按：该案患者素体脾虚，脾主运化，运化失职，水湿停聚，久则炼津成痰，痰湿蒙蔽清窍，故嗜睡、困倦；水湿停于下肢，加之脾阳不振，水液蒸腾不利，故下肢水肿；脾为后天之本，水谷精微化生之源，脾虚则精气匮乏，面色暗沉；湿邪下注，带下量多；湿邪停聚肠道，大便稀溏。

方中桂枝、炮姜温阳化气，茯苓、白术、苍术健脾化痰，莪术、三七、延胡索、乌药合失笑散活血行气，化瘀止痛；全方旨在健脾化痰，活血消癥，调冲助孕。二诊时患者腹泻明显，去香附、川芎，加鸡内金、丹参，健脾除湿，化痰消癥，养血调冲。鸡内金入药始载于《神农本草经》，经中称“鸡肶胵里黄皮”，列为上品，鸡内金“甘平，性涩，入脾、胃、小肠、膀胱经”。夏敏教授认为鸡内金一药用在此处除了能健脾胃、化痰湿，另外有化癥瘕的作用。

（姚　瑶）

第五节　盆腔炎

一、盆腔炎概述

盆腔炎性疾病（Pelvic Inflammatory Disease，PID）是指女性上生殖道的一组感染性疾病，是女性内生殖器官（子宫、输卵管和卵巢）及其周围结缔组织、盆腔腹膜炎症的总称。PID主要包括子宫内膜炎、输卵管炎、输卵管卵巢脓肿、盆腔结缔组织炎及盆腔腹膜炎等，炎症可局限于一个或几个部位，或波及整个盆腔脏器，最常见的是输卵管炎。PID通常由沙眼衣原体、淋病奈瑟菌或其他性传播疾病感染引起，多发生在性活跃的生育期妇女，是妇女的常见病、多发病，多发生在育龄期，初潮前、绝经后或未婚者很少发病。急性者发病急，病情重，甚者可引起弥漫性腹膜炎、败血症、感染性休克而危及生命。若急性盆腔炎未得到及时有效的治疗，则可能会发生盆腔炎性疾病后遗症（Sequelae of Pelvic Inflammatory Disease，SPID），其主要病理改变为组织破坏、广泛粘连、增生及瘢痕形成，临床常见下腹部疼痛，痛连腰骶，可伴有低热起伏，易疲劳，劳则复发，带下增多，月经不调，甚至不孕等症状，严重影响妇女的生活质量。

中医学中并无“盆腔炎”“盆腔炎性疾病后遗症”等病名，更未见与“盆腔炎反复发作”完全对应的病证名，临床常按“带下病”“妇人腹痛”“腰痛”等辨证论治。“盆腔炎”之病名，由1983年顾学箕教授主编的《中国医学百科全书中医妇科学》首次提出；2008年张玉珍教授主编的《中医妇科学》（新世纪规划教材）在“盆腔炎”一节中分列“急性盆腔炎”“慢性盆腔炎”病名，以此作为中西医通用病名；2012年罗颂平、谈勇教授主编的《中医妇科学》（卫生部“十二五”规划教材）在“盆腔炎性疾病”一节中分列“急性盆腔炎”“盆腔炎性疾病后遗症”，由此中西医通用病名一致。

二、盆腔炎的西医研究进展及中医认识

（一）西医研究进展

1.流行病学

PID主要在年轻的性成熟女性中流行，最常见的发病年龄为20～35岁，发病率受性传播疾病（sexually transmitted disease，STD）的影响较大。PID相关高危因素与性文化和行为、避孕措

施、保健措施以及其他个人行为相关。患有各种阴道和宫颈疾病的患者会有更高的PID发生率，大约90%的PID是下生殖道的致病微生物上行所致。医源性妇科手术操作亦有可能将下生殖道的感染带至上生殖道从而导致PID。在美国，约6.1%的衣原体感染性PID女性在治疗后6个月内发生衣原体持续性/复发性感染；国内文献报道，有PID病史者，若处于同样致病高危因素，再次感染导致的PID复发率约25%；在年轻患者中发病率是其他年龄段的2倍，有急性PID病史的女性发生RPID的风险是无明确PID病史者的20倍。Trent等研究数据显示SPID患者不孕的发病风险约为正常育龄期女性的2倍，而慢性盆腔疼痛的发病风险则为正常育龄期女性的4倍以上。

2.西医病因病理研究

（1）急性盆腔炎病因

PID多由于流产或产后、宫腔或盆腔手术操作后感染，或经期卫生不良、经期性交，或不洁性交、多个性伴侣等原因，病原体从外因、阴道、宫颈、宫体等创伤处侵入感染所致。引起PID的病原体有两个来源：①内源性病原体，来自原寄居于阴道内的菌群，包括需氧菌及厌氧菌；②外源性病原体，主要为性传播疾病的病原体，如淋病奈瑟菌、沙眼衣原体、支原体等。

（2）盆腔炎性疾病后遗症

①病因：常为急性盆腔炎未能彻底治疗，或患者体质较差，病情迁延所致；也有无急性炎症的过程而直接发展成慢性者。

②病理：主要改变为组织破坏、广泛粘连、增生及瘢痕形成，组织中常常找不到病原体。输卵管炎及输卵管卵巢炎的遗留改变可造成输卵管阻塞、输卵管增粗；输卵管卵巢粘连可形成输卵管卵巢肿块；输卵管伞端闭锁、浆液性渗出物积聚形成输卵管积水；输卵管积脓或输卵管卵巢脓肿的脓液吸收，被浆液性渗出

物代替，形成输卵管积水或输卵管卵巢囊肿。盆腔结缔组织炎的遗留改变为主韧带及骶韧带增生、变厚，若病变广泛，可使子宫固定不活动，或活动受限，子宫常偏向患侧的盆腔结缔组织。

3.临床诊断

（1）盆腔炎急性期

常见症状为下腹痛、发热、阴道分泌物增多。腹痛为持续性，活动或性交后加重。若病情严重，可有寒战、高热、头痛、食欲不振。月经期发病可出现经量增多，经期延长。

（2）盆腔炎性疾病后遗症

临床常见下腹疼痛或坠胀，腰骶酸痛，劳累、性交后及月经期前后加重，带下增多，月经不调，不孕或异位妊娠等，可伴有低热起伏、疲乏无力等。

4.妇科检查

阴道可见脓性臭味分泌物；宫颈充血、水肿；宫颈举痛；宫体稍大，有压痛，活动受限；子宫两侧压痛明显。若为单纯输卵管炎，可触及增粗的输卵管，压痛明显；若为输卵管积脓或输卵管卵巢脓肿，可触及包块，压痛明显，不活动；宫旁结缔组织炎时，可触及宫旁一侧或两侧片状增厚，或两侧宫骶韧带高度水肿、增粗，压痛明显。

5.鉴别诊断

急性盆腔炎应与急性阑尾炎、输卵管妊娠流产或破裂、卵巢囊肿蒂扭转或破裂等急症相鉴别。

盆腔炎性疾病后遗症应与子宫内膜异位症、盆腔瘀血综合征相鉴别。

（二）中医认识

中医妇科古籍中虽未见本病名记载，但其作为中医妇科临床常见症状广泛散见于历代文献，以“带下病”“妇人腹痛”“不孕”“少腹痛”“腰痛”“月经不调”“月经过多”等篇中多见。如《黄帝内经·素问》曾在《玉机真脏论》《骨空论》两篇中初次论述了“带下”“少腹痛”的病因及病位，指出：“任脉为病，……女子带下瘕聚”。自《黄帝内经》以降，《伤寒杂病论》中有云：“妇人之病，因虚积冷结气，……或绕脐腹痛，状如寒疝，或痛在关元，……此皆带下。”张仲景的论述进一步归纳阐释了妇科痛证的部分病因病机及治法。《金匮要略·妇人杂病脉证并治》中记载有“妇人中风，发作有时”之表现，并指出此证“为热入血室”，形容其为“其血必结，……发作有时”。在书中载有“妇人腹中诸疾痛”，以“当归芍药散”及“小建中汤主之”的治法。《济阴纲目》中有云：“经事不来而腹亦痛者”，皆是因“血之不调故”。《丹溪心法附余·妇人门》中阐述了妇人腹痛之分类，如“有时常作痛者”，有“经前经后常作痛者”，并指出“常时与经前作痛为血积”的病因。《傅青主女科》：“妇人有带下而色黄者，……其气腥秽，所谓黄带是也。……带下而色黑者，……其症必腹中疼痛。”以上论述均与SPID导致白带异常、反复下腹疼痛症状相似。古籍中对“妇人腹痛”缠绵难愈的特性也有阐述，如《竹馨山人医案》中有记载：女子腹痛乃“奇经之病”，“带下腰痛，临经腹痛”者，“不易愈也”。由此可见，尽管中医文献中对疾病症状描述不尽相同，但历代医家已从不同角度对盆腔炎性疾病后遗症的发病、临床特点及治疗进行了探讨。

SPID是妇科常见病、多发病，作为中医妇科的优势病种之一，临床对其确有良效。RPID作为盆腔炎性疾病严重的后遗症之一，其病机虚实夹杂，严重影响育龄期女性生殖健康，是亟待解决的临床疑难问题。

PID的常见病因为湿热瘀结、气滞血瘀、寒湿凝滞、气虚血瘀和肾虚血瘀。

1.湿热瘀结

湿热之邪内侵，余邪未尽，正气未复，气血受阻，湿热瘀血内结，滞于胞宫、胞脉，不通则痛，从而引发本病。

2.气滞血瘀

湿热余毒未清，留滞于胞宫、胞脉，碍其气机，血行不畅；或素多抑郁，肝气郁结，气滞则血瘀，停于冲任、胞宫，脉络不通，不通则痛，从而引发本病。

3.寒湿凝滞

素体阳虚，下焦失于温煦，水湿不化；或宿有湿邪，湿从寒化，则寒湿内结，阻滞气血，寒凝瘀滞胞宫、胞脉，不通则痛，从而引发本病。

4.气虚血瘀

素体气虚，或久病不愈，正气受损，余邪滞留，或外邪乘虚侵入，与血相搏，滞于冲任、胞宫，不通则痛，从而引发本病。

5.肾虚血瘀

先天肾气不足或后天房劳多产伤肾，肾虚冲任失调，气血失和，血液瘀滞而为肾虚血瘀；或瘀血日久，化精乏源，亦可成肾虚血瘀，瘀血阻滞冲任、胞宫，不通则痛，从而引发本病。

现代中医学对本病的病因病机有了深入研究，诸多名家对本病多有著述，均认为妇女在经行产后，胞门未闭，风寒湿热之邪或虫毒乘虚入侵，与冲任气血搏结，蕴结于胞宫，反复进退，耗伤气血，虚实错杂，缠绵难愈，是盆腔炎性疾病的主要病机，且在疾病发展的不同时期，本病可表现出以本虚为主或标实为主、虚实互见的临床证候特征。

三、夏敏教授对盆腔炎的中医认识、学术思想

夏敏教授认为SPID缠绵难愈，病情表现反复进退。其病因病机多虚实错杂：实者多责之于湿、瘀、寒、热；虚者则多责之于

肾虚、气虚。夏敏教授认为PID的病机核心为“瘀热”，“气滞血瘀，郁结化热”是SPID的主要病机。

（一）冲任、胞宫、胞脉受损，正气未复是致病内因

多种因素所致的冲任、胞宫、胞脉受损与PID密切关联。《诸病源候论》亦曰：“阴阳过度，则伤胞络，……损冲任之经，……致令胞络之间，秽液与血相兼连带下。”患者经行产后，胞门未闭，多产房劳，起居无节，冲任、胞宫、胞脉受损，抑或大病久病，机体正气未复。《素问·评热病论》指出：“邪之所凑，其气必虚”。女子冲任、胞宫、胞脉受损之时，遇外邪来犯，或余邪复燃，邪热余毒与冲任气血相搏，正气无力抗邪，余邪蕴结于胞宫、胞脉，凝聚不去，耗伤气血，致瘀血阻滞，气机不畅，则病情复发加重，缠绵日久而难愈。

（二）气滞血瘀，郁结化热是致病关键

SPID的外因多为摄生不慎或不洁，致湿、热、寒之邪入侵，余邪不去，留于下焦，与瘀血内结而发。明·薛已在《校注妇人良方》中论述“妇人淋漓腹痛”，其病因“或因劳损气血而伤冲任”，或“因经行而和阴阳”，从而导致“外邪客于胞内，滞于血海”而发病。湿邪致病者如《女科切要·血崩·白带》中曰：“妇人带下一证……皆湿热结于脉”，并进一步阐释其因“五经脉虚结热，屈滞于带”，从而导致妇人“脐下痛，阴中绵绵而下”。《医学入门》曰：“间有痛者，湿热拂郁”，载有“甚则肚腹引痛”的表现，并详述其病因在于“妇人服食燥热，性行乖戾”，从而导致“肝旺脾亏而生湿热，热则流通”。以上论述均指明本病病因可责之于湿热为患，病机在于湿热内蕴。而湿性黏腻，郁而化热，最易阻滞气机，导致病程缠绵；寒邪致病者如《素问·举痛论》中有云：“厥气客于阴股，寒气上及少腹，血泣在下相引”，由是“故腹痛引阴股”。再如《景岳全书·妇人规》一书将妇人

“瘀血留滞作癥”的成因描述为三类：其一为“气逆而血留”，女子产后或经期如“凡内伤生冷，或外受风寒”均可能发病；其二为“忧思伤脾，气虚而血滞”；其三为“积劳积弱，气弱而不行”。《诸病源候论》中也有云：“小腹痛者，此由胞脉之间，宿有风冷，搏于血气，停结小腹，因风虚发动，与血相击故痛。”以上论述均讨论了瘀滞致腹痛的病理机转。

夏敏教授自20世纪80年代开展SPID临床研究以来，总结出“气滞血瘀，郁结化热”是SPID的主要病机，其发病特点总与“湿”“瘀”密切相关。本病发病多因外受湿热或寒湿之邪，内蕴胞脉，阻滞气血运行，久者积而成瘀，复加正气本虚，“正虚邪恋”，邪气留着日久，正气来复时则病情稍安，正气虚弱时则余邪复燃，正邪相搏而致疾病进退反复。

四、夏敏教授治疗盆腔炎的临床经验

（一）对西医治疗原则的认识

夏敏教授认为，急性盆腔炎仍需以抗生素抗感染治疗为主，必要时行手术治疗：①抗感染治疗原则为经验性、广谱、及时、足量及个体化；②选择治疗方案应综合考虑有效性、费用、患者依从性和药物敏感性等因素。

（二）中医治疗经验

1.急性盆腔炎以清热解毒利湿、凉血化瘀止痛为主，遵循“急则治标、缓则治本”原则

发病初期，症状较轻，或疾病后期，余邪未尽，辨证以湿热蕴结证、瘀热内结证为主，可单用中医药治疗。病情急重、症状体征典型，辨证以热毒炽盛证、湿毒壅盛证为主，中医药与抗生素联合使用。若邪实正衰，正不胜邪，出现阳衰阴竭之证，则以急救为主。

2.临证以经验方为基础，随证加减用药

夏敏教授创立“通络法”：以丝瓜络、路路通为基础药对，气滞腹痛明显者，配伍姜黄、香附、佛手以行气通络；夹湿明显者，配伍干姜、黄连、薏苡仁、茯苓以清热除湿通络；合并盆腔包块者，配伍消癥散结之药以散结通络；合并输卵管积液、子宫肌瘤、子宫腺肌病、子宫内膜异位症时，根据情况选用三棱、莪术破血消癥；合并子宫内膜息肉时，常加用败酱草、连翘、威灵仙清热消痈、软坚散结。

3.以中医辨证论治配合外治法综合治疗

夏敏教授擅长内服中药联合多种中医外治法治疗盆腔炎以及输卵管性不孕，以达到内外合治、整体调理的目的，尤其以中药保留灌肠法使用最多。

SPID缠绵难愈，病情表现反复进退，经上千年临床实践验证以及大量现代中医临床RCT有效性研究证据支撑，中医药疗法在防治SPID（如慢性盆腔疼痛、不孕症、盆腔炎性疾病反复发作）等方面具有独特优势。单一治疗手段常难获良效；夏敏教授在“整体观”理论思想指导下进行辨证论治，配合中医特色外治法，包括直肠导入、中医特色治疗，可明显改善临床症状和体征，减少输卵管炎性不孕和异位妊娠的发生，对导致输卵管阻塞引起不孕的患者，可借助体外受精胚胎移植以辅助生育，从而实现对盆腔炎的多途径综合干预，以直接或间接地发挥对冲任、胞宫、胞脉患处的治疗作用，并可系统调理脏腑、振奋阳气、调畅气机，根据全身与局部症状，并结合体质情况和舌脉进行辨证。治法以活血化瘀为主，依其病因与证候，或清热利湿，或散寒除湿，或行气化瘀，或补气化瘀，或温肾化瘀；注重内外合治，顾及正气，心身调和，避免复感外邪；从而达到扶正祛邪、调理气血、缓解疼痛、控制复发、改善生育力等目的，取得了确切的临床疗效。

五、夏敏教授辨治盆腔炎和盆腔炎性疾病后遗症常用方剂

（一）急性盆腔炎

1.热毒炽盛证

主要证候：下腹疼痛拒按，高热寒战，带下量多，色黄或赤白如脓血，质黏稠，臭秽，月经量多或淋漓不净，便秘尿赤，舌红，苔黄厚，脉滑数。

证候分析：热毒内侵，与冲任、胞宫气血相搏结，下焦气机不畅，气血受阻，故下腹疼痛剧烈，拒按，甚则全腹剧痛；热毒与气血相搏，邪正交争，营卫不和，故恶寒发热；湿热之毒蕴结下焦，故带下量多，色黄如脓样，臭秽；舌脉均为热毒炽盛之象。

治法：清热解毒，利湿排脓止痛。

处方：五味消毒饮合大黄牡丹皮汤。

加减：腹痛甚者，夏敏教授擅用延胡索、川楝子行气止痛；带下臭秽者加椿根皮、茵陈清热利湿止带；盆腔积液积脓者加红藤、皂角刺、白芷清热解毒、消痈排脓。

2.湿热瘀结证

主要证候：热势起伏，寒热往来，下腹疼痛拒按，或胀满不适，带下量多、色黄、质稠、臭秽；口干不欲饮，大便溏或燥结，小便短赤；舌红有瘀点，苔黄厚，脉弦滑。

证候分析：湿热侵袭下焦，留驻冲任、胞宫，与气血相搏，邪正交争，互有进退，则热势起伏，寒热往来；湿热气血互结，不通则痛，故下腹痛胀满；湿热下注伤及任带则带下量多，色黄、质稠、臭秽，大便溏；热扰冲任，血海不宁，则经量多、淋漓不止；热灼津液成瘀则口干不欲饮；热伤津液则大便燥结，小

便短赤；舌脉为湿热瘀结之征象。

治法：清热化瘀，利湿止痛。

处方：盆腔炎方［银蒲四逆散（《伤寒论》）合四妙散（《成方便读》）、失笑散（《素问病机气宜保命集》）加减］。

方药：忍冬藤、蒲公英、北柴胡、赤芍、炒苍术、黄柏、薏苡仁、川牛膝、延胡索、川楝子。

该方为夏敏教授经验方，由银蒲四逆散化裁而来，功擅清热利湿、行气化瘀止痛。口苦口臭，便干尿赤，舌苔黄腻者，加黄连、黄芩、黄柏清三焦邪热；带下量多，色黄臭秽者加炒黄柏、茵陈、椿根皮清热除湿止带；经量增多，淋漓不止者加炒地榆、仙鹤草清热凉血止血；下腹胀甚者，加枳实、厚朴行气导滞除胀。

（二）盆腔炎性疾病后遗症

1.湿热瘀结证

主要证候：下腹胀痛或刺痛，痛处固定；腰骶胀痛；带下量多，色黄质稠或气臭。经期腹痛加重；或伴经期延长或月经量多；口腻或纳呆；小便黄；大便溏而不爽或大便干结。舌质红或暗红，或见边尖瘀点或瘀斑，苔黄腻，脉弦滑或弦数。

证候分析：湿热与气血搏结于冲任、胞宫，则少腹疼痛固定，刺痛；瘀滞胞脉，胞脉系于肾，故痛连腰骶；经行、劳累耗伤气血，正气虚衰，正不胜邪，则疼痛加重；邪正交争，病势进退，则低热起伏；湿热下注，伤及任带，则带下量多，色黄质黏稠；湿热瘀结内伤，则胸闷纳呆，口干，便溏或秘结，小便黄赤；舌红，苔黄腻，脉弦数或滑数亦为湿热瘀结之征。

治法：清热除湿，化瘀止痛。

处方：盆腔炎方（见急性盆腔炎）。

加减：带下量多，色黄臭秽者加炒黄柏、白芷、茵陈、椿根皮清热除湿止带；下腹胀痛甚者加延胡索、枳壳行气导滞除胀；低热起伏者，加败酱草、黄柏、土茯苓以清热祛湿。

2.气滞血瘀证

主要证候：下腹胀痛或刺痛，情志抑郁或烦躁；带下量多，色黄或白质稠；伴有月经先后不定，量多或少；经色紫暗有块或排出不畅；经前乳房胀痛；或久不受孕；情志不畅则腹痛加重；脘腹胀满。舌质暗红，或有瘀斑、瘀点，苔白或黄，脉弦。

证候分析：肝失条达，气行不畅，气滞血瘀，冲任、胞脉阻滞，不通则痛，故少腹部胀痛或刺痛；经行气血变化急骤，瘀滞更甚，故经行疼痛加重；瘀血阻滞，血不循经，故经来量多夹血块；任带失约则带下量多；气血失调，冲任不能相资，故久不受孕；肝脉不舒，气机不利，则情志抑郁，乳房胀痛；舌脉为气滞血瘀之象。

治法：疏肝理气，化瘀止痛。

处方：膈下逐瘀汤（《医林改错》）。

方药：五灵脂、当归、川芎、桃仁、红花、枳壳、乌药、延胡索、甘草、香附、丹皮、赤芍。

经期不停药。

加减：胸胁乳房胀痛者加郁金、佛手、川楝子以疏肝行气止痛；合并盆腔包块者加皂角刺、三棱、莪术以活血化瘀，软坚散结。

3.寒湿瘀滞证

主要证候：下腹冷痛或刺痛，腰骶冷痛；带下量多，色白质稀；形寒肢冷；经期腹痛加重，得温则减；月经量少或月经错后；婚久不孕；经色紫暗或夹血块；大便溏泄。舌质黯或有瘀点，苔白腻，脉沉迟或沉涩。

证候分析：寒湿之邪侵袭，留滞冲任、胞宫，凝涩血脉，血行不畅，则小腹冷痛，经行气血凝滞更甚，故经行腹痛加重；寒凝得热暂通，故得热痛缓；寒凝血滞，故经行延后，量少色黯；湿邪下注伤及任带，则带下淋漓；寒伤阳气，阳气不振，则神疲乏力，腰骶冷痛，宫寒不孕，小便频数；舌脉为寒湿凝滞之象。

治法：祛寒除湿，化瘀止痛。

处方：少腹逐瘀汤（《医林改错》）合桂枝茯苓丸（《金匮要略》）。

方药：小茴香、干姜、延胡索、当归、川芎、肉桂、赤芍、生蒲黄、五灵脂、制没药、茯苓、丹皮、桃仁、甘草。

加减：腰骶痛甚者加桑寄生、续断、牛膝以补肾壮腰止痛。

4.肾虚血瘀证

主要证候：下腹绵绵作痛或刺痛；腰骶酸痛；带下量多，色白质清稀。遇劳累下腹或腰骶酸痛加重；头晕耳鸣；经量多或少；经血色暗夹块；夜尿频多。舌质暗淡或有瘀点、瘀斑，苔白或腻，脉沉涩。

证候分析：先天肾气不足或房劳多产伤肾，肾虚血瘀，阻滞胞宫、胞脉，不通则痛，故下腹疼痛，胞中结块；经期瘀滞更甚，故疼痛加重；瘀血阻滞，血不循经，故月经量多，或瘀血阻滞，血行不畅，故月经量少，色紫黯有块亦为瘀血之征象；肾虚任带失约，带下量多质稀；肾主骨生髓，脑为髓海，腰为肾之外府，肾虚故腰酸膝软，头晕耳鸣；瘀血阻滞，津液不得上承，故口干不欲饮；舌脉均为肾虚血瘀之象。

治法：温肾助阳，活血止痛。

处方：失笑散合温胞饮（《傅青主女科》）。

方药：巴戟天、补骨脂、菟丝子、肉桂、杜仲、白术、山药、芡实、人参。

5. 气虚血瘀证

主要证候：下腹疼痛或结块，痛连腰骶，经行加重，经行量多，色黯有块，带下量多；神疲乏力，食少纳呆；舌黯，或有瘀点、瘀斑，苔白，脉弦细无力。

证候分析：气虚运血无力，瘀血滞于冲任、胞宫，则下腹部疼痛结块，痛连腰骶；气虚摄血无力，故经行量多，色黯有块；气虚津液不化，水湿下注，则带下量多；中气不足则神疲乏力，食少纳呆；舌脉为气虚血瘀之象。

治法：益气健脾，化瘀止痛。

处方：

①理冲汤（《医学衷中参西录》）。

方药：生黄芪、党参、白术、山药、天花粉、知母、三棱、莪术、生鸡内金。

②举元煎（《景岳全书》）合失笑散（《素问病机气宜保命集》）加减。

方药：党参、黄芪、升麻、炙甘草、生蒲黄、五灵脂、川芎、当归、丹参、莪术、香附。

加减：腹痛不减者加白芍、延胡索、蜈蚣以活血止痛；腹泻者去知母，重用白术健脾除湿；无结块者去三棱、莪术。

（三）盆腔炎性疾病后遗症的治疗疗程

夏敏教授认为，本病本虚标实，缠绵难愈，病情表现反复进退。临证当缓缓图之，故一般治疗1～3个疗程，月经干净后开始治疗，到下一次月经来潮为一个疗程。痊愈病例疗程结束后随访1个月。

六、外治法举隅

（一）中药保留灌肠

推荐方药：大血藤、败酱草、丹参、蒲公英、赤芍、延胡索、三棱、莪术。水煎浓缩100 ml，温度39～41 ℃。灌肠前嘱患者排空大便，取左侧卧位，用小枕抬高臀部10 cm；肛管（为了减少患者的不适感，可使用一次性尿管）插入深度为15～20 cm，保留2个小时以上，从经净后开始用药，每日1次。

注意事项：①灌肠后患者若觉下腹部胀痛、肠鸣、腹泻，或保留时间短者，可适当调整灌注药物的速度和温度；②插入肛管时手法应轻柔，以免擦伤直肠黏膜；③如患者患有严重痔疮，保留灌肠应慎用；④经期停用。

（二）直流电药物离子透入

推荐：活血化瘀药片放置于归来、八髎等穴位，通过智能通络仪导入，每日1次，每次30分钟。

（三）艾灸治疗

选穴关元、气海、中极、三阴交、足三里等，艾灸治疗机治疗，经期停用。

（四）药物浸浴

淫羊藿10 g、巴戟天10 g、续断10 g、独活10 g、补骨脂10 g、骨碎补10 g、狗脊10 g、鸡血藤10 g，打粉浴足，每次30分钟。

（五）中药贴敷疗法

选取连翘、蒲公英、土茯苓、大血藤、黄芩、黄柏、生大黄、赤芍、姜黄、延胡索、白芷、香附等药，研磨成末状调敷下腹部，或制成软膏调敷下腹部。

（六）热熨疗法

吴茱萸、粗盐混合装于布袋中，热敷下腹部。

（七）物理治疗

根据病情和证型，选择应用HYJ炎症治疗仪、中频脉冲治疗仪、微波治疗仪、激光治疗仪等。

医案赏析

●病案：文某，女，32岁，2022年1月28日初诊。

【主诉】反复下腹疼痛1年余，未避孕未怀孕1年。

【现病史】患者1年余前行人流术后反复左下腹隐痛，白带量多，曾被诊断为盆腔炎，在当地医院输液治疗，月经前后、劳累、同房后腹痛反复发作。夫妻正常同居，未避孕未怀孕1年。现症：纳可，便干，口干，入睡困难。

【个人史】月经初潮13岁，月经周期60天，经期5～6天，量少，色暗，血块（+），腹痛（+），以胀痛为主，腰酸（+），腹泻（–），肛门坠胀（–）。G1P0，LMP 2022年1月17日，量少，色暗，血块（+），轻度痛经，喜暖。

【既往史】无特殊。

【家族史】无特殊。

【过敏史】无药物、食物过敏史。

【辅助检查】既往查夫妇双方染色体、性激素、甲功、不孕不育抗体全套阴性，近期丈夫精液均无异常。子宫附件彩超提示未见异常。盆腔子宫输卵管HSG：双侧输卵管通而欠畅，盆腔粘连可能。宫颈支原体衣原体、细菌性阴道病均阴性。2022年1月31日 AMH：5.41 ng/ml。

【体格检查】舌黯，苔黄稍腻，脉细弦。

【妇科检查】子宫前位，活动度欠佳，左附件区扪及增粗，压痛（+）。

【西医诊断】1. 不孕症；2. 盆腔炎性疾病后遗症。

【中医诊断】1. 不孕症；2. 妇人腹痛。

【中医辨证】湿热瘀结，冲任失调。

【治法】清热利湿，化瘀通络。

【方药】自拟盆腔炎方。

【处方】

①中药汤剂：

忍冬藤30 g 蒲公英20 g 北柴胡10 g 赤芍30 g

炒苍术30 g 黄柏15 g 薏苡仁30 g 川牛膝15 g

延胡索30 g 川楝子10 g 路路通15 g 桃仁10 g

14剂，水煎服，取汁400 ml，1日1剂，分早中晚三次温服。

②外治：中药灌肠1号方直肠滴入治疗，每日1次，共15次。经期及排卵后停用。

③每月月经第7～10天监测排卵及规律用药3个周期。

【医嘱】饮食作息规律，调畅情志，忌食海鲜、萝卜及辛辣食物。

二诊（2022年5月6日）：服药后，腹痛明显缓解，白带不多，月经中期有拉丝状白带，感心烦，口干，大便干燥，小便黄。LMP 2022年4月30日，舌黯，苔黄腻，脉细。已监测2个月经周期B超有成熟卵泡及排卵，有生育计划。

【处方】

①中药汤剂：前方盆腔炎方加减，去忍冬藤、蒲公英、桃仁，加熟地黄20 g、女贞子20 g、党参30 g、陈皮12 g、黄芩10 g、山萸肉30 g、山药15 g、土茯苓20 g。

②中药灌肠2号方直肠滴入治疗，每日1次，共10次。经期及排卵后停用。

【医嘱】饮食作息规律，调畅情志，忌食海鲜、萝卜及辛辣食物。

三诊（2022年6月17日）：服药后，停经41天，自测尿HCG阳性。现症：偶有右下腹隐痛，无异常阴道流血，舌质黯，苔黄稍腻，脉细。

【辅助检查】2022年6月17日B超：宫内早孕，可见胎心胚芽。

【医嘱】饮食作息规律，调畅情志，忌食海鲜、萝卜及辛辣食物。

按：盆腔炎性疾病是导致输卵管炎、盆腔粘连、输卵管堵塞性不孕的重要因素，夏敏教授认为输卵管属于“胞络”的范畴，盆腔炎性疾病后遗症中输卵管炎性不孕病机的关键在于瘀阻胞脉、胞络，病理因素为气滞、血瘀、湿阻或寒凝。治疗以“通法”理论为指导，以通畅胞脉、胞络，恢复输卵管功能为要，治以行气活血、清热利湿、补肾活血或温经散寒。在整体与局部治疗相结合的基础上，使用中药盆腔炎方加减口服配合中药保留灌肠等外治法，并注重辨病与辨证相结合，辨证需始终紧抓湿热血瘀病机，未孕前化瘀利湿止痛，有生育计划则以利湿化瘀、健脾补肾益精为原则，抓紧在的候之前化瘀通络利湿行气止痛，排卵后补肾固冲。最终使胞脉通利，调理得法，助孕成功。

（罗　梅）

第六节　宫腔粘连

一、宫腔粘连概述

宫腔粘连（intrauterine adhesions，IUA）是指任何能直接造成子宫内膜基底层受损的生理或病理因素，如创伤、炎症等导致子宫内膜基底层受损、子宫内膜修复障碍，进而导致子宫内膜纤维化、宫腔或宫颈管完全或部分阻塞、粘连的一种病变。临床表现为闭经或月经量少、周期性下腹痛、不孕、流产等。宫腔粘连是一种宫腔创伤性现代疾病，已逐渐成为现代临床常见的妇科疾病，严重影响当代女性的身心健康，如何有效防治IUA成为临床新的难题之一。

二、宫腔粘连的西医研究进展及中医认识

（一）西医研究进展

近年来随着宫腔镜手术或无痛人流手术等宫腔操作的增加，IUA在我国的发病率居高不下，并且呈逐年增长趋势。文献报道，多次人工流产、刮宫所致的IUA发生率高达25%～30%，已经成为月经量减少、继发不孕的主要原因。目前，针对重度IUA尚无有效恢复生育功能和月经生理的治疗方法；宫腔镜下宫腔粘连分离术（transcervical resection of adhesion，TCRA）后再粘连率高达62.5%，妊娠成功率仅22.5%～33.3%，流产后刮宫的IUA发病率为37.6%，平均5.1%的继发性闭经患者及4.8%的不孕症患者患有IUA。

现代医学针对宫腔粘连的主要治疗方式为TCRA。宫腔镜手术虽然是目前去除宫腔内结缔组织、恢复子宫内膜形态及功能的

最有效的方法，但手术过程中反复的机械损伤可能破坏子宫内膜，导致瘢痕再生，形成宫腔再粘连损伤。临床评判TCRA手术成功与否的关键在于恢复宫腔形态的同时能否有效阻止术后再粘连，但疗效并不理想，特别是中重度的IUA复发率明显较高。

对宫腔粘连分离术后预防复发和改善生殖结局的辅助治疗方法较多，主要包括术后宫腔置入宫内节育器、Foley导管和球囊子宫支架等物理屏障，宫腔灌注活血生新中药，口服或局部应用药物，如雌激素、阿司匹林和中药等。随着再生医学和组织工程学在临床的广泛应用，多种基于生物制剂及生物材料的新型措施逐步应用于宫腔粘连分离术后的辅助治疗，如宫腔灌注或静脉输注干细胞悬液，宫腔内灌注富血小板血浆（platelet-rich plasma，PRP），宫腔内放置搭载药物、干细胞及外泌体的功能性生物材料支架等。

（二）中医认识

中国古代文献虽未提及IUA这一说法，但通过临床表现，可将本病归属于“月经过少”“腹痛”“不孕”“滑胎”等范畴。《素问·缪刺论》载有：“人有堕坠，恶血留内”，认为本病由瘀血引起。《金匮要略·妇人杂病脉证并治》中概述“因虚、积冷、结气”可导致月经过少。晋代医家王叔和提出“亡其津液”则月经稀少。明代医家王肯堂强调“经水涩少，为虚为涩”。《傅青主女科》提出“经水出诸肾”，创制了养精种玉汤、温胞饮、开郁闷种玉汤、宽带汤等经典名方，至今常用。《仁斋直指方·妇人论》曰：“经脉不行，其候有三，一则血气盛实、经络遏闭，一则形体憔悴、经脉涸竭，一则风冷内伤，七情内贼以致经络痹满。”《诸病源候论》曰：“妊娠数堕胎候：血气虚损者，子脏为风冷所居，则血气不足，故不能养胎，所以致胎数堕，候其妊娠，而恒腰痛者，喜堕胎也”，明确提出滑胎是由于气血不足，胞宫感受风寒之邪所致。气血不足，则冲任失充，不能庇护胎元；感受风寒之邪，邪气直犯胞宫，致宫寒不孕，也可因寒凝积结使气血运行不畅，气滞血瘀，从而胞宫失养，胎元不固。明代《景岳全书·妇人归》有“凡妊娠数堕胎者，必以气脉亏损而然”之表述，明确提出肝肾亏虚、肝脾不和可导致滑胎，创制了胎元饮、泰山磐石散治疗滑胎。清代张锡纯创制了寿胎丸防治滑胎。王清任则采用少腹逐瘀汤治疗血瘀小产、调经种子，认为少腹逐瘀汤“种子如神”。中医古籍记载为后世医家研究IUA提供了理论依据。

三、夏敏教授对宫腔粘连的认识、学术思想

（一）夏敏教授对宫腔粘连中医病因病机的认识

夏敏教授指出，宫腔粘连的中医病因有内外之分：①内因，虚者乃金刃损伤肾中元气后，造成血海亏虚，冲任失养，肾精匮乏，经血无以化源；实者则多为邪毒乘虚而入，邪气胶结气血，冲任不和，血不得以时下，瘀阻胞宫；②外因，邪毒感染或金刃损伤，邪毒乘虚而入，冲任气血运行不畅，胞宫瘀浊内阻。

宫腔粘连的病位在胞宫、冲任，夏敏教授总结认为本病的发病机制为脏腑、气血、冲任失调，胞宫藏泻失常。病机有虚实两端，虚者以脾肾亏虚为本，胞脉失养为病机之主，实者湿热痰凝血瘀为标，乃重要病理环节。临床以虚证或本虚标实为主。

1.肾虚

金刃损伤宫腔致肾精受损，精血同源，精损气血亦损，气血亏虚，则内膜生化无源，经亏血少故月经量少、闭经。

2.血瘀

宫腔损伤瘀血不能及时排出，蓄积宫腔而致瘀血，气血阻滞，内阻胞宫，而致腹痛、复发流产等。

3.脾肾两虚、湿热瘀结

患者素体脾肾不足，加之如金刃损伤宫腔致冲任、胞宫受损，更耗伤气血肾精；如遇宫腔操作术后顾护不佳，情志不畅，脾失健运，脾虚则水谷精微无以化生精血，不能滋养先天。遇湿热之邪侵袭下焦胞宫，且瘀血郁久化热，湿热瘀结，胞脉闭阻，发为腹痛。

（二）夏敏教授对宫腔粘连西医病因和诊断的理解

1.病因

夏敏教授结合多年临床经验指出：对IUA病因研究的目的是基于精准医学理念以达到对IUA人群的预警及个体化治疗，避免盲目治疗、过度治疗及无效治疗。

宫腔粘连临床中遇到的最主要病因为以下四种：①感染：感染病原体主要有病毒、细菌、结核等。这可能与感染后炎症过程可以增加促纤维化细胞因子的分泌，以此作为协同因素来促进子宫内膜损伤有关。②非妊娠期的宫腔操作导致子宫内膜损伤：如黏膜下肌瘤电切术、子宫内膜多发息肉电切术、宫腔粘连电切术、子宫纵隔切除术、诊断性刮宫术等。③妊娠期子宫内膜损伤：如多次人工流产术、清宫术。④先天性子宫畸形。

2.诊断

夏敏教授强调：对任何宫腔操作术后出现的月经异常（痛经、经量减少甚至闭经）及生育功能障碍（不孕、复发性流产、异位妊娠、胎盘功能异常等）患者，都要考虑IUA的可能，并根据病史及临床表现结合宫腔镜尽早确诊。宫腔镜检查是诊断IUA的金标准，能全面评估宫腔形态、子宫内膜分布及损伤程度，是诊断IUA的准确方法。其局限性在于不同操作者对同一粘连的描述存在主观差异性，且部分膨宫不全者容易漏诊，而对轻度粘连者更容易过度诊断。此外，经阴道超声诊断简单、无创伤、可多次重复实施。推荐宫腔三维超声：该检查可以显示子宫腔整体形态及子宫内膜连续性，能够测量子宫内膜厚度及内膜下血流。有研究认为，三维超声诊断IUA的敏感度可达100%。在宫腔粘连患者中的诊断敏感性、特异性高于二维超声，误诊率更低。

（三）夏敏教授对宫腔粘连的中医辨证治疗经验

夏敏教授辨治宫腔粘连从整体观念出发，以脏腑辨证为要点，以补肾活血、祛瘀生新为基本治疗大法，兼以调补冲任、清热利湿，并根据月经不同时期，采用中药口服、中药灌肠、宫腔灌注等综合治疗。

1.经后排卵前期

用经验方补肾活血促排卵汤或归肾丸加减，药用熟地黄、女贞子、菟丝子、覆盆子、酒黄精、沙苑子、醋香附、茯苓等；经间期注重理气调经，加用玫瑰花、柴胡、郁金、佛手等。

2.经前期

药用丹参、牛膝、当归、川芎、桂枝、赤芍、桃仁、红花、益母草，补肾常用补骨脂、何首乌、菟丝子等，经期加桃仁、红花、醋香附、益母草、鸡血藤、川牛膝、路路通、蒲黄、莪术等，并联合西医雌孕激素补充常规治疗。

医案赏析

●病案一：蒲某，女，28岁，2019年10月2日初诊。

【主诉】清宫术后月经量少3年余。

【现病史】患者3年余前行流产清宫术，术后开始月经量减少，较前减少1/2，仅用护垫，色暗红，血块（+），腹痛（–），乳胀（+），无腰酸，腹泻，肛门坠胀等不适。曾于

2016年、2019年分别行两次宫腔镜宫腔粘连分离术，纳眠可，白带色黄，脱发，心烦易怒，口干，二便正常。

【个人史】月经初潮13岁，月经周期28天，经期3天，量少，色暗，血块（+），腹痛（+），以胀痛为主，腰酸（+），腹泻（–），肛门坠胀（–）。G3P0，2013年、2016年分别行人流术1次。LMP 2019年9月14日，7天干净。

【既往史】2016年3月行宫腔镜宫腔粘连分离术。2019年5月行宫腔镜分离粘连+安环术，口服补佳乐4个月，已停药。2019年9月宫腔镜检查未见异常。

【家族史】无特殊。

【过敏史】无药物、食物过敏史。

【辅助检查】

2018年3月彩超：EM6mm，回声欠均质。

2019年2月2日性激素：FSH 7.28 mIU/ml，LH 4.87 mIU/ml，PRL ng/ml，E_2 18.59 pg/ml，P 0.72 ng/ml，T 0.13 ng/ml。甲功：TSH 1.95 mmol/L。

【体格检查】舌淡黯，苔腻，脉细。

【西医诊断】宫腔粘连。

【中医诊断】月经过少。

【中医辨证】肾虚血瘀。

【治法】补肾化瘀，活血调经。

【方药】自拟补肾活血汤。

【处方】

①中药汤剂：

熟地黄30 g　当归15 g　白术15 g　制首乌20 g

桑葚20 g　山药20 g　茯苓15 g　党参30 g

女贞子20 g　鸡血藤30 g　香附10 g　三七粉9 g(冲服)

枸杞30 g　川芎10 g　红花15 g　山茱萸30 g

15剂，水煎服，取汁400 ml，1日1剂，分早中晚三次温服。

②外治：中药灌肠2号方直肠滴入治疗，每日1次，共15次。经期及排卵后停用。

【医嘱】饮食作息规律，调畅情志。

二诊（2019年12月18日）：服药后，月经量较前稍有增多，口干、脱发好转，二便正常。LMP 2019年12月7日。舌淡黯，苔白腻，脉细。

【处方】

①中药：前方加巴戟天、淫羊藿；15剂，水煎服。

②中药灌肠2号方直肠滴入治疗，每日1次，共10次。经期及排卵后停用。

【医嘱】饮食作息规律，调畅情志，忌食海鲜、萝卜及辛辣食物。依法调经3个周期。

三诊（2020年3月18日）：服药后，月经量增多，夹血块，无痛经，口干、口苦好转，脱发好转，舌暗红，舌体胖，舌下静脉瘀滞，苔薄黄，脉弦细。

【处方】

①中药汤剂（补肾活血汤加减）：

熟地黄30 g　当归15 g　白术15 g　首乌20 g

桑葚20 g　山药20 g　茯苓15 g　党参30 g

鸡血藤30 g　香附10 g　黄精30 g　生地黄30 g

红花15 g　川芎10 g　石斛30 g　山茱萸30 g

15剂，水煎服，1日1剂，分早中晚三次温服。

②穴位埋线：关元、中极、三阴交、足三里。

③中药灌肠2号方直肠滴入治疗，每日1次，共15次。经期及排卵后停用。

【医嘱】饮食作息规律，调畅情志。

患者经治疗后月经量较前增多，此次再巩固治疗15天后月经量恢复至以前，每天约3~5片卫生巾。

按：《寿世保元》曾言："小产重于大产，盖大产如栗熟自脱，小产如生采，破其皮壳，断其根蒂。"该患者月经量少是人为清宫手术导致的宫腔粘连，并多次行宫腔镜手术，从中医的角度上看是因为胞宫受到金刃的损伤，脉络受损，不能运行气血以及水谷精微，以致不通和不荣两种因素并行。月经虽能自潮，然有形之实邪阻于胞宫，不利于胞宫形态及功能的恢复。月经是肝、脾、肾三脏功能正常作用于冲任产生的一种生理现象，对于月经量减少，要分析其属于"化源不足"无血可下或是"冲任阻滞"血不得下而致。该病究其原因为金刃损伤血海，血海受损，阻碍气血流通而成，治疗上要重视活血化瘀药物的应用，同时由于血瘀不能荣养内膜，导致内膜不能生长，因此要重视滋养精血。

●病案二：汪某，女，32岁，2021年1月27日初诊。

【主诉】连续稽留流产2次，月经后期伴经量减少半年。

【现病史】患者于2019年10月和2020年6月均妊娠40余天发生稽留流产，并行药物流产及清宫术。第二次稽留流产清宫术后出现月经周期2个月一行，经期5~6天，经量较前明显减少1/2。现症：停经45天，自测尿HCG阴性，纳食可，眠可，口干，喜热饮，畏寒，四肢冷，情绪抑郁，腰酸，夜尿，入睡困难，大便秘。

【个人史】初潮13岁，月经周期60天，经期5～6天，量少，色暗，血块（+），腹痛（+），以胀痛为主，腰酸（+），腹泻（−），肛门坠胀（−）。LMP 2020年12月12日（黄体酮撤退性出血），量少，色暗，血块（+），轻度痛经。G2P0。

【既往史】2020年9月宫腔镜检查提示子宫内粘连（2−2−1），内膜薄。

【家族史】无特殊。

【过敏史】无药物、食物过敏史。

【体格检查】舌紫暗，苔薄白，脉细涩。

【辅助检查】

性激素六项（2020年6月28日经期第三天）：FSH 8.7 mIU/ml，LH 7.8 mIU/ml，PRL 22.6 ng/ml，E_2 336 pg/ml，P 2.8 ng/ml，T 1.6 ng/ml。

甲功：TSH 4.43 mmol/L。

今日B超：子宫附件未见明显异常，内膜5 mm，右卵泡16 mm × 14 mm。

2021年1月27日OGTT+胰岛素释放试验：

	空腹	服糖后1 h	服糖后2 h	服糖后3 h
GLU（mmol/L）	5.32	6.8	5.6	3.69
INS（pmol/L）	73.1	988.9	264.13	54.9

2021年1月27日同型半胱氨酸：8.9 μmol/L。

【西医诊断】1. 复发性流产；2. 宫腔粘连；3. 胰岛素抵抗。

【中医诊断】1. 滑胎；2. 月经过少。

【中医辨证】肾虚血瘀，冲任失调。

【治法】补肾活血，调理冲任。

【方药】自拟补肾活血汤。

【处方】

①中药汤剂：

菟丝子30 g　熟地黄20 g　续断15 g　黄精15 g

山茱萸30 g　桑葚15 g　山药15 g　制何首乌15 g

当归15 g　丹参20 g　三七9 g　红花10 g

白芍10 g　牛膝15 g　桂枝10 g　葛根15 g

15剂，水煎服，取汁400 ml，1日1剂，分早中晚三次温服。

②二甲双胍片（格华止），0.85 g，1次/日。

③宫腔灌注：丹参注射液20 ml，于经净后3～7天，连续3个月经周期。

【医嘱】饮食作息规律，调畅情志，忌食海鲜、萝卜及辛辣食物。

二诊（2021年2月13日）：服药后，稍腹泻，一天3次，质稀。LMP 2021年2月8日，量较前稍增多，色红，血块(+)，腹痛（+-），腰酸（+），乳胀（-），纳食可，眠一般，二便调，舌紫暗，苔薄白，脉细涩。

【处方】

菟丝子30 g　熟地黄20 g　续断15 g　黄精15 g

山茱萸30 g　桑葚15 g　山药15 g　炒白术15 g

当归15 g　丹参20 g　三七9 g　红花10 g

白芍10 g　党参30 g　桂枝10 g　葛根15 g

15剂，水冲服，取汁400 ml，1日1剂，分早中晚三次温服。

余治疗同前。依法调经治疗3个月。

【医嘱】饮食作息规律，调畅情志，忌食海鲜、萝卜及辛辣食物。

三诊（2021年5月21日）：停经41天，自测尿HCG阳性。

【辅助检查】孕三项：P 18.7 ng/ml，E_2 464 pg/ml，HCG 18210.5 mIU/ml。

【处方】

①中药寿胎丸加减：

菟丝子30 g 续断15 g 山茱萸30 g 女贞子20 g

山药15 g 炒白术15 g 杜仲15 g 黄芪15 g

党参30 g 陈皮10 g 阿胶3 g（烊化）

5剂，水煎服，取汁400 ml，1日1剂，分早中晚三次温服。

②地屈孕酮，40 mg，2次/日，口服。

③滋肾育胎丸，5 g，3次/日，口服。

四诊（2021年6月20日）：停经70天，无腹痛，无阴道流血等。

查孕三项：P 34.ng/ml，E_2 >1000 pg/ml，HCG 191915.3 mIU/ml。B超：胎儿头臀长3.7cm，NT 0.13。

患者定期产检，足月分娩一健康活婴。

按：中医认为肾藏精、主司生殖，为先天之本，元气之根，能固摄胎元，主导肾—天癸—冲任—胞宫生殖轴的生理功能。本案患者以肾虚为主要病因，先后经历两次稽留流产清宫手术，宫腔镜提示宫腔粘连。中医认为金刃损伤，瘀血阻滞胞宫，故治疗以未病先防、预培其损为重要治则。夏敏教授依据多年临床实践经验，预培其损以补肾填精、活血化瘀，孕前补肾活血疗法预培其损，孕后中西医结合保胎治疗，取得了满意的临床疗效。

肾精、肾气是妇女妊娠生理之根本，肾精不足、肾气亏虚，则胎元失养；气虚不摄，以致堕胎、滑胎的发生。《难经》提道：肾为右者谓之命门，固摄胞胎，贮藏精气。女子肾精、肾气充足是胎儿正常发育、妊娠成功的根本物质基础。《诸病源候论》中认为腰为肾之府，腰痛则是堕胎、小产之征兆。《傅青主女科》中提到肾水充足是成功妊娠的前提和保障。女子肾精、肾气充盛，则冲任固摄，肾旺自能荫胎，胚胎得以正常生长发育。患者先天肾精、肾气缺乏，或后天脾肾亏虚，又因房劳、多产、高龄等因素的影响，加之屡孕屡堕损伤肾气，固摄无力，胎失所养，发为滑胎。《金匮要略·妇人妊娠病脉证治》中认为妇人妊娠胎动不安、漏下不止，是瘀血阻于胞宫所致，据此创制桂枝茯苓丸，运用活血化瘀中药法治疗瘀血所致的胎漏、胎动不安。夏敏教授在补肾活血、调理冲任的中医汤剂基础之上，配合丹参注射液宫腔灌注，以改善宫腔瘀血状态，故患者月经量得以改善。研究证实，丹参注射液宫腔灌注有提高子宫内膜容受性的作用，最终患者成功妊娠。

●病案三：张某，女，30岁，2021年11月25日初诊。

【主诉】人流术后月经量减少4月余。

【现病史】患者于2021年7月18日人工流产术后出现月经量逐渐减少，行经仅用护垫即可，点滴即净，经期2天，色暗淡，少许血凝块，下腹胀痛，腰骶部坠胀疼痛；LMP 2021年11月20日。纳可，眠差，神疲乏力，口干不欲饮，耳鸣脱发，二便调。

【个人史】初潮12岁，月经周期30～33天，经期3天量少，色暗，血块（+），腹痛（+），以胀痛为主，腰酸（+），腹泻（–），肛门坠胀（–）。G1P0。

【既往史】无特殊。

【家族史】无特殊。

【过敏史】无药物、食物过敏史。

【辅助检查】

2021年11月25日彩超：子宫内膜3 mm，内膜连续性中断，粘连可能（?）。

【体格检查】舌质紫黯，苔薄白，脉沉细涩。

【西医诊断】宫腔粘连?

【中医诊断】月经过少。

【中医辨证】肾虚血瘀。

【治法】补肾活血，化瘀调经。

【方药】自拟补肾活血汤。

【处方】

熟地黄10 g　菟丝子15 g　鹿角霜10 g（先煎）　杜仲15 g

人参10 g　白术10 g　茯苓15 g　炒白芍10 g　红景天15 g

山茱萸10 g　紫河车3 g（冲服）　丹参15 g　当归10 g

乳香6 g　没药6 g　血竭6 g　川芎10 g

炙甘草6 g　巴戟天10 g

15剂，水煎服，取汁400 ml，1日1剂，分早中晚三次温服。

【医嘱】饮食作息规律，调畅情志。

连续经后期遵上方辨证服药3个月经周期后，经来色转红，量增多。

按：该患者因人流术后月经量减少就诊，诊断为宫腔粘连、月经过少，四诊合参辨证为肾虚血瘀证。子宫、冲任气血失调，脉络瘀滞、肾气不足是宫腔粘连、月经过少持续存在的病理状态，禀赋不足，精血亏少，加之刮宫术金刃器械重创胞宫冲任，流产后离经之血留滞成瘀，正如《内经》云，“人有堕坠，恶血留内”。瘀血不去，新血不生，瘀血阻滞于冲任、胞宫，“胞络者，系于肾”，“胞宫之伤，穷必及肾”，内外因合而致肾—天癸—冲任—胞宫生理紊乱，又如《诸病源候论》中曰，“肾藏精，精者，血之所成也”。肾藏精，藏肾气，肾精、肾气受损，运血无力，加重瘀血阻滞，而肾中精气的盛衰决定人体的生理生殖功能，且精血又互相化生，子宫内膜厚薄可被认为是肾中精血、胞宫气血充盈与否的一种表现，子宫内膜过薄甚至形成粘连，代表肾气、精血不充，如《医学正传·妇人科》所言，“月经全借肾水施化，肾气既乏，则经血日以干涸，渐而至于闭塞不通”，故发为月经量少甚或闭经。

治疗以重修及滋润天癸为主，天癸盛，任通冲盛，气血调和，胞宫、胞脉受养，正如《血证论》曰，“故行经也，必天癸之水至于胞中，而后冲任之血应之，亦至胞中，于是月事乃下”。而天癸的充盛又全赖于肾精肾气的充盈，故补肾是重点，而“久病则虚，久病则瘀，虚可致瘀，瘀可致虚。虚则气血运行不畅，瘀滞即生；瘀则机体生新不顺，虚弱乃成。虚瘀相兼，病机错杂。所谓疑难病者，此为其一也”，故瘀血不去，运气无力，精血不充，肾虚难虞，故活血祛瘀亦是治疗的关键。

补肾活血方中毓麟珠双补气血，温肾养肝，调摄冲任，人参、白术、茯苓、炙甘草益气，当归、白芍、川芎、熟地黄补血调经，以上补气血以养冲任。菟丝子、杜仲、鹿角霜温肾养肝，益精养血，调补冲任。巴戟天温煦胞宫，暖督脉以助阳，《本草纲目》称其“补右肾命门”，既温养先天肾气以生精，又培补后天以化血，使精充血足，冲任调摄。而丹参、乳香、没药、血竭活血养血，祛瘀生新，推动新血运行循常道而生，更有助于肾气复旧。经研究，祛瘀生新中药能促进创面血循环、促进胶原修复合成、减少瘢痕、调节创面免疫、提高纤维结合蛋白含量，更有利于创面愈合。诸药合用，补肾填精、活血化瘀、益气生新之功更甚。

（罗　梅）

第七节　异常子宫出血

一、概述

异常子宫出血指来源于子宫腔的异常出血，包括月经频率、规律性、出血量以及月经持续时间的异常，病因可分为器质性、功能性、医源性。异常子宫出血包括：月经先期、月经过多、月经延长、月经先后无定期、经间期出血、崩漏和经断复行等。在临床上，这几种疾病和综合征可以单独出现，或者同时出现，其病机、证候和治法方药几乎相同。

异常出血性月经病的临床表现主要包括以下几个方面：一是月经周期提前7天以上；二是月经周期基本正常，月经量明显增多，经期超过7天以上；三是月经先后无定期；四是两次月经中间周期性少量阴道出血；五是老年绝经后复出现阴道出血及月经周期、经期、经量严重失调的崩漏出血等。

异常子宫出血总的病因病机大概为脾虚血失统摄，肝郁疏泄、藏血失常，肾虚封藏失司，热伤冲任、血热妄行及瘀血阻络、血不循经等。

二、病因病机

（一）历史渊源

中医将其诊断为“月经先后不定期”，又称“经行或前或后”“经乱”“乱经”“月经衍期”“经水先后无定期”“崩漏”等，为月经周期严重异常的疾病。唐代《备急千金要方·月经不调》有相关描述：“妇人月经一月再来或隔月不来。”其后宋代《圣济总录·妇人血气门》则称为“经水不定”。直至明代万全《万氏女科》始提出“经行或前或后”的病名，并提出“悉从虚治”的治法，主张用“加减八物汤主之”，并宜常服“乌鸡丸”。明代张仲景《景岳全书·妇人规经脉类》则将本病称为“经乱”，亦赞同万全对本病“悉从虚治”的观点，但进一步将“虚”明确分为血虚和肾虚，而有“血虚经乱”和“肾虚经乱”之说，认为“凡女人血虚者，或迟或早，经多不调……凡欲念不遂，沉思积郁，心脾气积，致伤冲任之源而肾气日消，轻则或早或迟，重则渐成枯闭”，并提出了相应的治法和方药。清代《医宗金鉴》称本病为“衍期”，认为月经提前为有热，月经延后属血滞，血滞之中又有气虚血少、涩滞不足和气实血多、瘀滞有余之别，进一步阐明本病并非“悉然属虚”，尚有属实者。清代《傅青主女科·调经》

将本病称为“经水先后无定期”，指出其为肝气郁结，由肝及肾所致，认为“水出诸肾，而肝为肾之子，肝郁则肾亦郁矣，肾郁而气必不宣，前后之或断或续，正肾气之或通或闭耳”，治法主张“疏肝之郁而开肾之郁”，方用“定经汤”。傅青主在景岳“心脾气积”“肾气不守”的基础上有了更进一步的发展，认为本病病在肝肾之郁，重在肝郁，由肝郁而致肾郁，强调肝气郁结为经水先后无定的重要病理，为后世认识本病病机重在肝失疏泄、气血失调提供了理论依据，至今在临床上仍具有十分重要的指导意义。

历代医家对崩漏早有记载，且不断完善深化理论，中医药治疗本病具有独特的理论体系。最早关于崩的记载是《素问·阴阳别论》所言“阴虚阳搏谓之崩”，泛指一切下血势急之妇科血崩证。最早关于漏的记载是东汉张仲景《金匮要略·妇人妊娠病脉证病治》，其曰：“妇人宿有癥病，经断未及三月，而得漏下不止者，其癥不去故也，当下其癥，桂枝茯苓丸主之。”文中提出“漏下”病机为瘀阻冲任、子宫，且提出治疗方药。全篇中还针对漏下、半产后下血、妊娠下血等不同情况进行鉴别，治以胶艾汤。《金匮要略·妇人杂病脉证病治》指出了妇人年五十，病下血数十日不止，病机是冲任虚寒兼瘀热互结，治以温经汤。此外本篇还记载“妇人陷经，漏下黑不解，胶姜汤主之”。首次简明扼要提出崩中和漏下的病名涵义、病因、病机的是隋代《诸病源候论》，首载“漏下候”“崩中候”“崩中漏下候”，明确指出崩中、漏下属非时之经血，“劳伤气血”或“脏腑损伤”，致“冲任二脉虚损”，或“冲脉任脉气血俱虚不能约制经血”，并观察到“崩中”与“漏下”可以并见，“崩”与“漏”可以互相转化。金元时期《兰室秘藏》认为其病机是湿热下迫与相火相合以致漏下不止，并阐述了阴虚致崩的机制为“肾水阴虚，不能镇守胞络相火，故血走而崩也”。《丹溪心法》提出以“补阴泻阳”法治崩，用小蓟汤及凉血地黄汤治“肾水阴虚”之血崩。明代时期诸医家对崩漏的论述有较大的发展，如《证治要诀》明确指出不可轻信恶血之说而滥用通瘀之法，指出血崩腹痛又见血色瘀黑，不可认为“恶血未尽”，而“不敢止截”，殊知“大凡血之为患，欲出未出之际即成瘀色”。《古今医鉴》提出的“治崩问虚实，先用四物汤加荆芥穗（炒）、防风、升麻煎服，如不止，加蒲黄（炒）、白术、升麻并诸止血药止之”，是治崩先止血的先例。《景岳全书·妇人规》将崩漏归于月经病范畴，指出崩漏属“经乱之甚者也”，并指出“五脏皆有阴虚，五脏皆有阳搏”，“凡阳搏必属阴虚，络伤必致血溢”，并出具了各证型之方药，如“举元煎治气虚下陷，血崩血脱，亡阳垂危等证”，“若去血过多，血脱气竭者，当速用独参汤提握其气，以防脱绝”。这是补气固脱和回阳救逆防脱的崩漏急症抢救措施。书中还提及崩闭交替现象：“若素多忧郁不调之患，而见此过期阻隔，便有崩决之兆，若隔之浅者，其崩尚轻，隔之久者，其崩必甚”，为现代研究崩漏提供了理论与实践依据。《丹溪心法附余》提出“初用止血以塞其流，中用清热凉血以澄其源，末用补血以还其旧，若只塞其流不澄其源，则滔天之势不能遏；若只澄其源不复其旧则孤孑之阳无以立，故本末勿遗”，后世医家继承并发展了三法的内涵，推陈出新，成为治疗崩漏的“塞流”“澄源”“复旧”三法。至清代《傅青主女科》，傅青主将崩漏篇按照症状、年龄、病因分为血崩昏暗、年老血崩、少妇血崩、交感血崩、郁结血崩、闪跌血崩以及血海太热血崩，提出“止崩之药不可独用，必须于补阴之中行止崩之法”，创制治疗气虚血崩昏暗的“固本止崩汤”和治血瘀致崩的“逐瘀止血汤”，均沿用至今。《医宗金鉴·妇科心法要诀》总括崩漏为“淋沥不断名为漏，忽然大下谓之崩”。《妇科玉尺》较全面地概括了崩漏的病因："究其源则有六大端，一由火热、二由虚寒、三由劳伤、四由气陷、五由血瘀、六由虚弱"。崩漏指月经周期、经期、经量皆异常，可表现为经血非时而下，或淋漓不断，或血流如崩。此病属于西医异常子宫出血，其定义是与正常月经的周期频率、规律性、经期长度、经期出血量任何一项不符的、来源于宫腔的异常出血。

（二）病因病机

本病病因繁多，七情、饮食、劳伤、生活、环境、地理、气候等因素均可成为崩漏的病因或诱因。本病病机亦错综复杂，随疾病发展而变化。夏敏教授认为本病的病机为冲任损伤，不能制约经血，辨证多从肝、脾、肾三脏以及气血病变入手，主要包括虚、热、瘀。虚是本病的本质，瘀、热是病变之过程。肾虚是本病的主要病机，肾藏精，乃天癸之源，冲任之本，内寓元阴元阳，肾气虚，封藏失职，冲任不固，不能制约经血，子宫藏泻失常；肾阴亏虚，阴虚失守，虚火动血，迫血妄行；肾阳不足，阳不摄阴，冲任不固，不能制约经血，亦可导致经血非时妄行。脾虚是崩漏发病的重要机理，脾虚气陷，统摄无权，冲任不固，不能制约经血。热邪有虚实之分，包括阳盛血热、阴虚血热、肝郁化热等，热伤冲任，热迫血行，而成崩漏。血溢脉外，亦成瘀血，瘀阻冲任，新血不得归经，血不归经而妄行。

（三）辨证要点

首辨轻重缓急，前人有漏轻崩重的说法，但久漏气血耗失，未必属轻，新病暴崩，正气尚存，未必属急，应根据症状进行判别。轻者伴有面色无华或萎黄，指甲色淡，头晕目眩，心悸眠差，神疲乏力，手足发麻，严重者甚至可危及生命。再根据出血的量、色、质变化进行辨证，分辨寒、热、虚、实。虚者多经色淡而清稀，肾气虚者多伴有腰膝酸软、头晕耳鸣等；肾阳虚者多伴有面色晦黯，肢冷畏寒，腰膝酸软，小便清长，精神不振；肾阴虚者多伴有五心烦热，夜寐不安，头晕耳鸣；气血虚者多伴有神疲乏力，少气懒言，动则气促，头晕心悸，面色萎黄；脾虚者多伴食少，便溏，神疲乏力，气短懒言，面色萎黄。经血鲜红或紫红，质黏稠者多属热证。若经色鲜红质稠，伴五心烦热者多属虚热；兼见烦躁易怒情志因素者，多属肝郁化火；若经血味臭，质黏稠，苔黄腻者多属湿热。经血紫黯有块，小腹刺痛，舌质暗紫或有瘀点者，属血瘀。辨证时当视其转化判断证情的轻重缓急。一般而论，崩漏虚证多，实证少，血热者多，实寒者少，虚实夹杂也易多见。

（四）治疗原则

古代不少医家提出不少理论及经验，《证治准绳》提出“治崩养血升提加诸止血药止之”，《丹溪心法附余》提出“初用止血以塞其流，中用清热凉血以澄其源，末用补血以复其旧”，《傅青主女科》认为不可独用止血药，当于补阴之中求止崩之法。

夏敏教授认为本着“急则治其标，缓则治其本”的原则，结合临床各证，采取塞流、澄源、复旧大法辨病辨证论治。

1.塞流

即止血，暴崩之际以尽快止血为要。固摄正气，以免失血导致亡阴或亡阳。补气固脱常用独参汤或丽参注射液，气阴双补选用生脉注射液或参麦注射液，回阳固脱选用参附汤。必要时当输血或刮宫止血，待出血量逐渐减少时，再结合澄源大法治疗。

2.澄源

即谨守病机，正本清源，治本求因，一般用于出血减缓后的辨证论治。调经固本，重视调整周期，治疗肝、脾、肾三脏以调节天癸冲任，治病求本以防崩漏再发。

3. 复旧

即固本善后，是巩固崩漏治疗的重要阶段，用于止血后恢复健康。调整月经周期一般采用气血同治、五脏兼顾之法，恢复正常月经周期后还当继续用药3个月经周期以巩固疗效。青春期女子因天癸初至，肾气稚弱，冲任未固，封藏失司，重在益肾调冲任；育龄期女子发生崩漏主要责之于肝脾功能失调，重在调理肝脾养冲任；更年期女子肾气渐衰，天癸将竭，冲任脉虚，重在补肾气以资天癸固冲任。

三、夏敏教授对崩漏的认识

夏敏教授在临床上治疗本病时以《素问·上古天真论》为理论基础，认为月经来潮的原始动力是肾气，肾气不足就会导致月经迟迟不来，即原发闭经；如果肾气不足，月经来潮后也会表现为月经周期的异常、量的异常、经期的异常，或继发闭经，无论哪一类型的月经病都与肾虚关系密切。同时，在临床上也发现各种月经病都存在肾虚这一证型，根据“肾主藏精”的理论，行经之后的生理以阴精为基础，阳气逐渐生长，此期卵泡逐渐发育成熟，至经间期，是整个月经周期的关键。临床及试验研究提示补肾中药能促进小白鼠卵泡发育成熟和排卵，促进子宫发育。无论治疗哪一型或哪一年龄阶段的月经病都始终贯穿着补肾的原则。夏敏教授根据《景岳全书·妇人规》肾虚经乱篇“若左肾真阴不足，而经脉不调者，宜左归饮、左归丸、六味地黄丸之类主之”，再结合现代中医“人工周期”理论进行治疗。针对更年期功血，她主张经后期采取补肾阴、补气血的方法，使冲任气血充盛；经前期予以行气活血、因势利导，使月经正常来潮；周而复始，循环往复，周期得以正常，在临床上往往奏效。

夏敏教授认为本病的主要机理是冲任气血不调，血海蓄溢失常。其分型有肾虚、脾虚和肝郁。现代医学研究认为月经先后无定期主要是下丘脑—垂体—卵巢轴功能紊乱，激素分泌或高或低，导致月经周期时前时后，先后无定。在中医学则为肾—天癸—冲任—胞宫生理轴功能紊乱，而其中与肝、肾、脾功能失调关系最为密切。①肾虚：少年肾气未充，更年期肾气渐衰，或素体肾气不足，房劳多产，久病大病，损伤肾气，肾气不充，开阖不利，冲任失调，血海蓄溢失常，遂致经行先后无定期。②肝郁：素性抑郁，或愤怒过度，肝气逆乱，气乱血乱，冲任失司，血海蓄溢失常，遂致月经先后无定期。③脾虚：素体脾虚，饮食失节，或思虑过度，损伤脾气，脾虚统摄无权及生化不足，冲任气血失调，血海蓄溢失常，遂致经行先后无定期。

对肝郁型月经病，夏敏教授认为肝主疏泄在调节情志与月经中具有极其重要的作用。根据临床上对肝郁型月经病与血清催乳素水平的关系进行的试验，发现肝郁型月经病患者的血清催乳素值明显升高，与正常人和肾气虚证型者、血瘀证型者相比，均有显著差异。对肝郁血瘀型月经病患者，经疏肝活血法治疗后，月经异常得到纠正，血清催乳素水平也明显下降。高水平的血清催乳素可以引起垂体促卵泡成熟激素FSH、促黄体生成激素LH分泌异常，使性腺轴的功能障碍，而疏肝解郁降低高催乳素PRL水平，是疏肝法调经的一个重要机理。

夏敏教授还认为温补肾阳能提高黄体功能、促进血循环，因此在临床上采取温肾疏肝为主治疗肾虚肝郁型黄体功能不全和无排卵的月经先后不定期或后期量少的不孕患者。对肥胖症伴月经失调患者，采取健脾化痰、活血化瘀方法治疗，调整下丘脑—垂体—卵巢轴的功能，改善子宫微循环，调整性激素平衡，使其月经周期得到恢复。

四、夏敏教授治疗崩漏的经验

（一）治肾

夏敏教授认为肾虚是崩漏之本，肾为天癸之源，月经冲任之本，归本在肾，故肾虚乃致崩之本，通过养肾气以安血之室，使经血藏泻有度。虽治肾又有滋补肾阴、温补肾阳、补益肾气之不同，但肾气、肾阴、肾阳密不可分，如阴中求阳，阳中求阴，阴阳并补，在治疗中并不少见。夏敏教授治疗本病常用归肾丸加减，归肾丸组成包括熟地黄、山药、山茱萸、茯苓、当归、枸杞子、杜仲、菟丝子。纵观妇科治肾方药，大多可见熟地黄、山药、山茱萸三药身影，熟地黄滋阴补肾，填精益髓；山萸肉补养肝肾，并能涩精，取“肝肾同源”之意；山药补益脾阴，亦能固肾，共为臣药；三药配合，肝、脾、肾三阴并补。冲任赖以三脏而充实，崩漏者血海既虚，得需三脏并补。冲任充盛，得以当归养血补血，枸杞子、菟丝子、杜仲补益肝肾之精，加强“三补”之功效。偏肾阴虚者加女贞子、桑葚、生地黄、鳖甲等，偏肾阳虚加续断、巴戟天、淫羊藿等，除此外，常加用三七粉、墨旱莲、仙鹤草等带有补益之效的止血药。

（二）治脾

夏敏教授认为脾病为崩漏病机的重要理论，《女科撮要》诉经漏不止乃因“脾胃虚损，不能摄血归源”；脾失统摄，血溢脉外不止，脾乃气血生化之源，脾主中气而统血，月经以血为物质基础。气为血之帅，血为气之母，因此脾伤气陷，血随气下，统摄无权，冲任失固可致崩漏失血。夏敏教授治疗本病常用固本止崩汤加减治疗，固本止崩汤组成包括熟地黄、白术、黄芪、当归、黑姜、人参，方中参、芪、术补中升阳固气，熟地黄、当归补血，黑姜摄血。常加用柴胡、升麻取其升提之意，酌加五灵脂、蒲黄等止血不留瘀之药。

（三）治肝

夏敏教授认为肝为血脏，冲脉附于肝，妇人经、孕、产、乳数伤于血，肝血不足，木火偏盛，疏泄失常，扰动血海，则致经血妄行。《傅青主女科·郁结血崩》谓："夫肝主藏血，气结而血亦结，何以反致崩漏？盖肝之性急，气结则其急更甚，更急则血不能藏，故崩不免也。"夏敏教授治疗本病常用定经汤加减，定经汤组成包括柴胡、当归、白芍、炒荆芥、炒香附、茯苓、山药、菟丝子、干生地。柴胡、炒荆芥、炒香附疏肝理气，白芍养血柔肝，山药、茯苓培土健脾，当归、干生地补血养肝；出血期量多者去辛温动血之当归，肝郁化火者酌选牡丹皮、栀子、郁金、茜草根、苎麻根以凉血止血，血止后调经用香附、玫瑰花、路路通等疏肝理气之品。

（四）治气血两虚

夏敏教授认为气血两虚是本病的结果，阴血不断丢失，新血产生不足，气血虚弱可因气虚运行无力，血虚冲任失养而有虚中兼滞的病变，《诸病源候论》亦云："夫妇人崩中者，由脏腑损伤冲脉、任脉，血气俱虚故也。"夏敏教授治疗本病常用胶艾汤加减，胶艾汤组成包括当归、川芎、白芍、熟地黄、艾叶、阿胶、甘草。本方有补血止血功效，出血仅是现象，冲任虚损才是导致出血的本质。除止血外，须补血固冲，标本兼顾。阿胶既可滋阴补血，又能止血；艾叶既能温宫止崩漏，辅以当归、熟地黄、川芎、白芍，又可养血调肝；白芍、甘草缓急止痛；另常加用四君子汤补气以生血，加用仙鹤草、墨旱莲补虚止血。

（五）治血热

古人云"阴虚阳搏谓之崩"，夏敏教授认为"阳搏"乃热邪，热扰胞宫，血热妄行，引起崩漏，强调对于血热之崩漏，凉血止血是根本，不用固涩之品以免留邪于内。夏敏教授常用保阴煎加减治疗，保阴煎组成包括生地黄、熟地黄、白芍、续断、山药、黄芩、黄柏、甘草，保阴煎中黄芩、黄柏苦寒泄火，直折热邪；熟地黄、生地黄、白芍养阴益阴，补阴血之损耗；续断固肾止血；山药、甘草培脾补中；宜加藕节、地榆、侧柏叶等凉血止血药，阴分受损者加地骨皮、炙龟甲、牡蛎等。

（六）治血瘀

夏敏教授认为血溢脉外，乃成瘀血，瘀血阻滞，使冲任二脉功能异常，血液不能正常运行，引起出血，但内瘀不去，就会加重血瘀，最后导致崩漏的发病反复难愈。夏敏教授治疗本病常用失笑散合桃仁红花汤加减，方剂组成：蒲黄、五灵脂、桃仁、红花、当归、川芎、赤芍、熟地黄。失笑散活血化瘀止血，桃仁、红花活血化瘀，当归、川芎行血，赤芍化瘀凉血，熟地黄滋阴养血。二方合用，活血化瘀之力强，而养血止血之效亦存。

五、西医治疗

（一）药物治疗

1.性激素

常用的药物包括炔诺酮、左炔诺孕酮、地屈孕酮等。单纯口服孕激素可通过人为补充孕激素重新建立已经紊乱的雌激素—孕激素平衡，将受雌激素作用形成的增生期子宫内膜逐步转化为分泌期子宫内膜，从而发挥止血作用。由于停药后患者的子宫内膜脱落更为完全，临床将这种治疗方法称为子宫内膜脱落法，即药物性刮宫。临床试验证明，口服孕激素可有效改善AUB患者的出血症状。

2.复方口服避孕药

复方口服避孕药是一种包含雌激素和孕激素的复方制剂。目前临床常用的复方口服避孕药为去氧孕烯炔雌醇片，去氧孕烯属于高效的孕激素，而炔雌醇属于高效的雌激素，能够使尚未完全剥离的子宫内膜自行修复，可以纠正女性无排卵引起的月经不调，减少月经出血量，调整月经周期。

3.左炔诺孕酮宫内节育系统

左炔诺孕酮宫内节育系统是一种较新且安全、高效的宫内避孕装置，适用于无生育计划的患者，其有效成分为孕激素左炔诺孕酮。左炔诺孕酮宫内节育系统可在宫腔中恒定释放左炔诺孕酮（20 μg/d），形成局部孕激素高浓度聚集状态，不仅可使子宫内膜的腺体萎缩，还可使间质高度蜕膜化以达到止血的目的。

4.氨甲环酸

氨甲环酸是一种常见的抗纤维蛋白溶酶的止血药物，一般在患者出现由于原发性纤维蛋白溶解亢进所致的各种身体出血时使用。氨甲环酸的止血效果显著，尤其适用于重度子宫出血，但有研究显示氨甲环酸可能会导致轻度至中度胃肠道不良反应及血栓。

5.孕激素拮抗剂

孕激素拮抗剂主要有米非司酮，米非司酮通过抑制排卵诱发闭经、抑制子宫内膜的异常性生长、促进子宫收缩推动已脱子宫内膜向体外排出这三个主要机制达到止血目的。

6.促性腺激素释放激素类似物

促性腺激素释放激素类似物通过竞争性结合垂体上的促性腺激素释放激素受体最终抑制性激素的分泌，导致子宫内的性腺功能减退甚至萎缩，以此发挥止血作用。

（二）手术治疗

1.刮宫术

对于出血量多、反复发生崩漏、无生育要求的患者，可行诊断性刮宫术。对于围绝经期无排卵型功能失调性子宫出血（简称功血）患者，单一雌激素的长期刺激，可使子宫内膜发生病变，行分段诊刮术及子宫内膜病理学检查很有必要。有条件的患者可在宫腔镜下行直视定位活检，消除盲目诊断的假阴性结果，这已成为诊断异常子宫出血的金标准。

2.子宫内膜去除术

利用宫腔镜下电切割或激光切除子宫内膜，或采用滚动球电凝或热疗等方法，直接破坏大部分或全部子宫内膜和浅肌层，使月经减少甚至闭经。术前需排除癌或癌前病变。

3.子宫切除术

患者经各种治疗效果不佳，并了解所有药物治疗的可行方法后，由患者和家属知情选择后接受子宫切除术。

六、中医治疗

血崩致晕倒在地不省人事者，病情严重六脉俱无者，气欲脱不能峻补者，无力者先用无灰黄酒冲服贯众炭待其神清气接后，有力者用9克人参煎汤冲服贯众炭，待其气息稍旺后再用固本止崩汤。血崩昏暗病机为虚火动血者，如用止涩药只能一时有效，经年累月不能痊愈，应补阴扶土、补气养血，方用熟地黄、白术补阴健脾，黄芪、当归、人参补气养血，黑姜引血归经。气与血相互生养，阴血不足，气随血脱，血虚只补血不能速生，而补气易生血，气血兼顾。年老血崩兼见血崩昏暗者，不避房事所致，先用加减当归补血汤止血，方中当归、黄芪各30 g以补益气血，三七根止血，桑叶滋肾之阴，暂治其漏；服4剂后，加入熟地黄、麦冬滋阴，白术健脾益气，山药补益脾肾，五味子涩崩止漏。从前面两个常用方可看出，崩漏在补益气血的同时要兼顾健脾，毕竟脾为气血生化之源，白术为健脾益气之佳品，而山药有健脾兼补肾又收涩之性，临床选药应酌情考虑。妊娠中行房不慎也可导致血崩，治法应以补气为主，佐以补血之品，方用固气汤加减。方中用人参、白术、茯苓、甘草之四君子汤基础方补脾胃之气，山茱萸合熟地黄、杜仲补益肾精，合五味子收涩肾精，当归、远志补血养血。此方固气止血适用于气虚崩漏者；交合流血不止，谓之交感出血，血管娇嫩，精伤出血缩于内，再次交感则触动旧日之精，血随精出，出血不止，方用引精止血汤，既能补气补精，又能祛除陈苛，方用人参以补气，用地萸以补精，精旺血通；茯苓、车前以利水通窍，水利则管利；又加黄柏为引，直入血管之中，而引夙精出于血管之外；加芥穗引败血出于血管之内；加黑姜以止血管之口。口干舌燥，呕吐吞酸，而血下崩者，治火无效，盖以肝之性急，气结则肝更急，急则肝不能藏血，故崩下不止，以开郁清热为治则，方用平肝开郁止血汤。白芍平肝，柴胡开郁，白术利腰脐，黑芥穗通络，丹皮、生地清肝热，当归补血，三七止血（亦可加贯众炭止血）。如仅仅为肝郁，可能不会致崩不止，肝郁化火，火邪冲下，易见崩下，故方中加清肝火而平肝药物。妇人因高处坠落或闪挫受伤，恶血下流，小腹拒按，久之面色萎黄乃瘀血致此，应行血祛瘀、活血止痛，方用逐瘀止血汤。生当归尾、枳壳、龟板养血补血行血，赤芍、丹皮、桃仁活血化瘀，大黄下滞通瘀，外而伤内，急则治标。子宫太热，血海不固，肝欲藏之而不能，脾欲摄之而不得，必滋阴降火，方用清海丸，熟地黄、山药、山茱萸滋肾中之阴，麦冬养阴生津，丹皮清热化瘀，五味子收敛止血，白芍平肝，白术健脾益气，龙骨滋阴潜阳，地骨皮、桑叶、玄参、沙参、石斛滋阴以降火，补阴而无浮动之虑，缩血而无寒凉之苦。纵观全篇，崩漏以虚实为总纲，虚证包括气随血脱、阴虚夹热、肾气虚、血虚夹热、肾阴虚、冲脉热。实证包括气郁证（肝郁化火）和血瘀证（闪跌血瘀）。

现代中医常用的调周法：使用中药建立人工周期是在中医学关于“肾主生殖”、生殖与肾气—天癸—冲任—胞宫之间平衡的理论基础上，吸收现代医学卵巢的周期性变化及其对子宫功能的影响而创立的周期性用药疗法，即分别在月经经后期（卵泡期）、经间期（排卵期）、经前期（黄体期）、行经期选方用药。行经期：调养气血，因势利导，使胞脉通畅，引血下行。经后期：益肾健脾，促泡生长。经间期：氤氲之时，促泡排出，滋肾助阳，调气活血。

综上，急则塞流止血，缓则复旧固本以调经，脾肾亏虚为主要病机，兼肝郁、血瘀等。加之使用中医崩漏周期疗法，疗效显著。临床切忌盲目收敛止血而只治其标。

医案赏析

●病案一：王某，女，26岁，2022年2月20日初诊。

【主诉】阴道不规则出血2年余，加重53天。

【现病史】月经周期紊乱2年余，短则十余天即净，长则甚至阴道淋漓出血半年。现阴道流血，量少，使用护垫即可，经色呈咖啡色，纳可，眠差，疲倦，腰酸痛，口干，严重脱发，大便2～3次/天，质稀，小便常。

【个人史】月经初潮13岁，周期30天，经期10天～半年，量中，色暗红，伴腰酸（+），LMP 2022年1月1日。

【既往史】既往有多囊卵巢综合征病史。

【家族史】外婆患糖尿病。

【过敏史】无药物、食物过敏史。

【体格检查】舌暗，苔薄黄，脉弦。

【辅助检查】

2022年1月25日超声：宫内膜居中，厚7.4 mm，双侧卵巢多囊样改变。血常规正常，AMH 8.1。

2022年2月20日OGTT+胰岛素释放试验：

	空腹	服糖后1 h	服糖后2 h	服糖后3 h
GLU(mmol/L)	4.91	7.37	6.43	4.67
INS(pmol/L)	162.5	1130.5	925	279.4

【西医诊断】1.异常子宫出血；2.多囊卵巢综合征；3.胰岛素抵抗。

【中医诊断】崩漏。

【中医辨证】脾肾两虚夹瘀热证。

【治法】补益脾肾，清热化瘀止血。

【方药】选用自拟方加减。

【处方】

①中药汤剂：

熟地黄20 g　当归15 g　贯众20 g　山药15 g

土茯苓20 g　净山楂20 g　女贞子20 g　干益母草30 g

党参片30 g　生蒲黄15 g(包煎)　墨旱莲20 g　炙黄芪30 g

仙鹤草20 g　干姜8 g

15剂，每日1剂，分三次温服。

②盐酸二甲双胍片，0.85 g，口服，qd。

二诊（2022年3月22日）：服药后十余天经量渐止，患者自觉疲倦及腰部酸痛感明显好转，睡眠有所改善。现症见：纳可，眠一般，口干，脱发，大便2~3次/天，质常，小便常，舌红，苔薄白，脉弦。LMP 2022年1月3日。2022年3月21日查性激素六项：FSH 6 mIU/ml，LH 3.41 mIU/ml，E_2 166.25 mIU/ml，P 1.24 ng/ml，PRL 13.12 ng/ml，T 0.97nmol/ml。

【处方】

熟地黄20 g　当归15 g　续断30 g　山药15 g

茯苓30 g　净山楂20 g　女贞子20 g　干益母草30 g

党参片30 g　生蒲黄15 g（包煎）　墨旱莲20 g　炙黄芪30 g

杜仲30 g　干姜8 g

15剂，每日1剂，分三次温服。

余治疗同前。

三诊（2022年5月6日）：服药后第一次月经3月30日来潮，至4月8日净，第二次月经4月20日来潮，至4月25日净。三诊时，劳累时感疲倦，无腰部酸痛，睡眠明显改善，纳食可，白带量稍多，色黄，轻微异味，大小便常，舌红，苔黄腻，脉弦。

【处方】

熟地黄20 g　当归15 g　麸炒苍术30 g　山药15 g

土茯苓20 g　净山楂20 g　酒女贞子20 g　干益母草30 g

党参30 g　蒲黄15 g（包煎）　墨旱莲30 g　炙黄芪30 g

续断片30 g　黄柏20 g　盐杜仲30 g　白芷20 g

2022年7月15日随访，月经按时来潮，无异常出血情况。

●病案二：徐某，女，33岁，2020年4月15日初诊。

【主诉】人流术后阴道不规则流血2个多月。

【现病史】人流术后阴道不规则流血2个多月，时崩时漏，现阴道流血增多3天，色黯红，夹血块，口干喜饮，纳食可，二便调。B超检查排除人流不全。

【体格检查】舌质淡红，苔黄，脉弦。

【西医诊断】功能失调性子宫出血。

【中医诊断】崩漏。

【中医辨证】阴虚血热，瘀血内阻，冲任失调。

【治法】滋阴清热，化瘀止血。

【方药】二至丸合失笑散加减。

【处方】

①中药汤剂：

女贞子30 g　墨旱莲30 g　生地黄30 g　丹皮9 g

栀子9 g　知母12 g　黄柏12 g　槐花30 g

炒地榆30 g　五灵脂15 g　蒲黄15 g（包煎）

7剂，水煎服，每日1剂，分3次温服。

【医嘱】调畅情绪，避免剧烈运动，忌食辛辣食物。

②盐酸二甲双胍片，0.85 g，口服，qd。

二诊（2020年5月10日）：服药后，阴道流血量减少，色黯红，口干好转，气短，疲乏，无腹痛，大小便正常，舌质淡红，苔黄，脉弦细。由于阴道流血时间较长，出现气血两虚症状。

【中医辨证】阴虚血热，瘀血内阻，兼气血两虚。

【治法】滋阴清热，补气养血，化瘀止血。

【方药】守上方加减。

【处方】

女贞子30 g　墨旱莲30 g　马齿苋30 g　仙鹤草30 g

黄精30 g　五灵脂15 g　炒蒲黄15 g　山楂30 g

黄芪45 g　党参30 g　升麻9 g　阿胶9 g（烊化）

7剂，水煎服。每日1剂，分3次温服。

三诊（2020年5月18日）：服药后阴道流血已止，仍感气短乏力，口干，大小便正常，舌质淡红，苔白，脉细。

【中医辨证】气阴两虚。

【治法】补气养阴，调理冲任以善后。

【方药】生脉散加减。

【处方】

西洋参50 g　麦冬20 g　五味子20 g　女贞子30 g
墨旱莲30 g

7剂，水煎服，每日1剂，分3次温服。

四诊（2020年6月9日）：患者复诊，诉服药后，月经于5月30日来潮，本次月经行经6天，量中等，色鲜红，无明显症状，舌质淡红，苔黄，脉细。继拟二至丸加减滋补肝肾之阴，调理冲任。

【处方】

女贞子30 g　墨旱莲30 g　生地黄20 g　熟地黄20 g
丹皮9 g　地骨皮20 g　知母10 g　黄柏10 g
枣皮10 g　淮山30 g　河车粉5 g（冲服）　白术20 g

7剂，水煎服，每日1剂，分3次温服。

●病案三：王某某，女，29岁，2022年2月22日初诊。

【主诉】月经周期推后9月余，药流后月经量减少4月余。

【现病史】由于患者工作紧张，熬夜，近9个月来月经周期推后7～10天不等，4月余前因药物流产后月经量减少约1/2，色淡红，质清。现症：腰酸，乳胀，纳食可，眠可，白带减少，阴道干涩，大小便正常。

【个人史】月经初潮12岁，月经周期28天，经期5天，量中，色红，无痛经，LMP 2022年2月1日。

【体格检查】舌质红，苔薄白，脉细弦。

【西医诊断】功能失调性子宫出血。

【中医诊断】月经后期，月经过少。

【中医辨证】气血不足，肾虚肝郁。

【治法】补益气血，补肾疏肝调经。

【方药】圣愈五子汤加减。

【处方】

①中药汤剂：

黄芪20 g　党参20 g　熟地黄10 g　当归10 g

川芎10 g　菟丝子15 g　枸杞20 g　覆盆子10 g

香附10 g　蒺藜15 g　补骨脂10 g　鹿角胶10 g

10剂，水煎服，2日1剂。1剂水煎400 ml，分2天4次温服，停服1天，继服下一剂。

【医嘱】调畅情绪，注意休息，不熬夜，忌食辛辣食物。

②胎宝胶囊，3粒/次，口服，2次/日。

③八珍颗粒，1袋/次，口服，2次/日。

二诊（2022年3月28日）：服药后，月经于3月7日来潮，经期7天，经量恢复至药流前，色红，质稠，腰酸、乳胀好转，纳食可，眠可，白带较前增多，大小便正常，舌质红，苔薄白，脉细。

【中医辨证】气血不足，肾虚肝郁。

【治法】补益气血，补肾疏肝。

【处方】

黄芪20 g　党参20 g　熟地黄10 g　当归10 g

川芎10 g　菟丝子15 g　枸杞20 g　覆盆子10 g

香附10 g　鸡血藤20 g　蒺藜15 g

8剂，水煎服，2日1剂。1剂水煎400 ml，分2天4次温服，停服1天，继服下一剂。

【医嘱】调畅情绪，注意休息，不熬夜，忌食辛辣食物。

三诊（2022年4月23日）：服药后，月经周期恢复至30天，于4月7日来潮，经期6天，量增多，色红，无血块，无腰酸及乳胀，白带正常，纳食可，眠可，大小便正常，舌质红，苔薄白，脉平。继用上方巩固疗效，以期下次月经正常来潮。

【处方】

黄芪20 g　党参20 g　熟地黄10 g　当归10 g

川芎10 g　菟丝子15 g　枸杞20 g　覆盆子10 g

香附10 g　鸡血藤20 g　蒺藜15 g

8剂，水煎服，2日1剂，1剂水煎400 ml，分2天4次温服，停服1天，继服下一剂。

【医嘱】调畅情绪，注意休息，不熬夜，忌食辛辣食物。

随访患者月经于5月8日来潮，经量、经色、质地正常，已达治愈疗效。

（岳　渝）

第八节　更年期综合征

一、疾病概述

更年期综合征是妇女在绝经前后因卵巢功能减退出现性激素波动或减少所导致的以自主神经系统功能紊乱为主，伴有神经、心理症状的一组症候群。80%的围绝经期妇女可出现更年期综合征的临床表现，该病患者临床可表现为入夜烘热汗出、烦躁易怒、潮热面赤、失眠健忘、倦怠乏力、头晕耳鸣、腰背酸痛、手足心热等症状。以上症状常参差出现，发作次数及时间无规律性，病程长短不一，国外公认的更年期自41岁开始，可历时15～20年。现代医学认为，绝经前后诸症主要是因卵巢功能退化、性激素水平分泌减少等引起，会对患者的身心健康造成不同程度的影响。中医学认为本病属于“脏躁”“百合病”“郁证”“月经病”“绝经前后诸症”等范畴。

现代医学将其归为绝经综合征，围绝经期因雌激素水平波动或下降所致的以植物神经功能紊乱合并神经心理症状为主的症候群，即围绝经期综合征。其发生机制是由于雌激素下降，下丘脑中酪氨酶羟化酶（儿茶酚胺合成的限速酶）活性增加，去甲肾上腺素转化率增加使下丘脑体温调节中枢受抑制，加上脑内5-羟色胺（5-HT）的下降，导致脑内β-内啡肽异常，产生精神神经症状及血Gn水平升高。患者主要表现为潮热、出汗，情绪不稳定，易激动或抑郁，心悸，胸闷，少数有血压波动，用雌激素治疗症状可缓解。围绝经期综合征患者症状的严重程度与体重、健康状况、心理、情绪、环境、性格和文化修养等有密切关系。对我国围绝经期综合征患者的症状及有关因素分析表明，文化程度较高的脑力劳动妇女更易患本病，初潮年龄早，月经周期短、不规律或有痛经者，症状发生率高，而周围环境安定、家庭和睦者发病率低，因此该症的发生与社会、家庭及精神等多种因素有关。

西医目前治疗女性更年期综合征无特效药物，主要使用激素替代疗法来对症处理，虽然激素替代疗法可在短期内取得良好疗效，但长期使用可使患者乳腺、血脂产生不良反应，并且具有停药后容易复发的缺点，故临床应用受限并且远期疗效较差。

二、病因病机

（一）肾阴虚衰、天癸衰竭、冲任脉衰为发病基础

《素问·上古天真论》曰："女子七岁，肾气盛，齿更发长；二七而天癸至，任脉通，太冲脉盛，月事以时下，故有子……七七任脉虚，太冲脉衰少，天癸竭，地道不通，故形坏而无子也。"上述论述阐释了随着年龄的递进，肾气由盛至衰，机体形态结构及生理机能随之变化更替的过程。正常月经的产生与维持需要肾气充盛，肾气盛在月经的产生中占主导地位和起决定作用。肾气的盛衰，决定了女性天癸的"至"与"竭"、月经的"潮"与"绝"、生殖机能的"盛"与"衰"。天癸是能促进女性生长、发育及生殖的阴精，是月经产生的动力。冲为血海，任主一身之阴经，冲任二脉是参与月经调节的重要环节，正如《景岳全书》所说，"经本阴血，何脏无之？唯脏腑之血，皆归冲脉，而冲为五脏六腑之血海，故《经》言太冲脉盛，则月事以时下，此可见冲脉为月经之本也。"《素问·阴阳应象大论》曰："年四十，而阴气自半也，起居衰矣；年五十，体重，耳目不聪明矣。"这说明绝经期的妇女在此生理转折时期，肾衰、天癸竭、冲任脉衰，常处于"阴常不足，阳常有余"的状态，若素体阴阳有所偏衰、素性抑郁，加之社会环境、工作家庭生活压力以及心理因素、气候变化等因素的影响，必将诱发或加剧绝经综合征的发生。

肾衰、天癸竭、冲任脉衰为绝经综合征发病的基本病机。对于绝经期女性来说，临床主要表现为月经紊乱甚至绝经，对于有生育需求的妇女来说则表现为形坏而无子这两大特征。更年期女性常出现月经紊乱，古籍中对更年期月经紊乱的论述可见于"崩漏""经水过期不止""已断复来"等章节，诸多医家各抒己见，或阐述七七之年的生理特点，或阐述经乱的病因病机，或阐述治法方药等。《医学正传》云："月经全凭肾水施化，肾水既乏，则

经血日以干涸。”张景岳曰：“阴为天一之根，形质之祖，故凡损在形质者，总曰阴虚。”肾之阴阳不足常出现在其他脏腑变化之前，多因素体阴虚或房劳多产，数伤阴血；或既往经量过多，耗伤阴血；或情志内伤，气火伤阴；或大病久病，穷必及肾等。绝经前后，肾气渐衰，天癸渐竭，精亏血少，则肾阴更显不足。肾阴虚癸水过少，是本病发生的主要原因。肾阴不足，常随个体差异而有不同病理变化。就月经而言，肾阴亏虚，阳失潜藏，虚热内生，而成阴虚内热证；若热伏冲任，扰动血海，致月经紊乱，甚则崩中漏下。肾阴不足，肾精亏虚，不能生髓，出现肾精亏损证，精亏血枯，血海空虚，致月经过早停闭；肾阴不足，精亏血少，化燥生风，出现阴虚血燥证，血海干涸，致月经断绝。肾阴阳失调，常可涉及其他脏腑，尤以心、肝、脾为主。心之与肾，水火既济；若肾阴不足，不能上济心火，则心火独亢，出现潮热、失眠等心火上炎证候。肝之与肾，乙癸同源；肾阴不足，肝失濡养，肝阳上亢，出现烦躁易怒等肝经郁火证候。肾之与脾，先后二天，肾虚阳衰，火不暖土，导致神疲、浮肿等脾肾阳虚证候。肾阴阳失衡，心、肝、脾失调，又可导致郁火、痰浊、血瘀等病理变化。肾阴阳失调，可表现为阴虚、阴虚及阳（偏阳虚）、阴阳两虚、阳虚的病变过程，亦可表现为上热下寒、内热外寒的病理状态，而诸症丛生。

（二）心肾失济、阴阳失衡为发病主因

绝经前后诸证的发病虽然与肾阴不足有关，然心肾失济为其主因。绝经前后诸证另一突出的表现是异常精神症状。在关于情绪失调的记载中，《金匮要略》中记载的“脏躁”“百合病”与更年期综合征有相似之处，是指由于脏腑失养、阴阳失调所表现出的精神、躯体症状。其中“脏躁”之“脏”，实为五脏之意，病始于肝，可损及心、脾，最终累及于肾，表现为“喜悲伤欲哭，像如神灵所作，数欠伸”。而百合病，是以“身形如和”，即看上去无明显病态，又语言、行动及感觉失常，神志恍惚不定为特点的病证，其病机为阴虚内热，虚火内生，渐生诸症。张仲景根据“脏躁”“百合病”所制的“甘麦大枣汤”“百合地黄汤”至今仍在临床用于更年期综合征，每获良效。

潮热汗出在本病一系列症候群中也是最为突出的表现。潮热盗汗为阵发性的身热，如潮水上涌，伴之颈面部潮红，继而汗出，每于精神紧张、情绪激动时且常在上午出现，须用心（气、火）才能解释。《丹溪心法》云：“心之所藏，在内者为血，发外者为汗，盖汗乃心之液。”心之功能，既主神明，又主血脉，两者密切相关。汗为津液所化生，津液与血同出一源，皆属心所主。肾阴虚衰，心肾失济，或心火独亢，或心气不足，而心液外泄，从而出现潮热汗出等血管舒缩功能不稳定状态。绝经前后诸证中另一突出的表现为精神意经症状，如心悸失眠、心绪不宁、焦虑猜疑、情绪不稳、记忆力下降、悲伤欲哭，其病位亦在心、肾。心主火在上，肾主水在下，人之能寐与心肾之阴阳水火相互交济密切相关。在正常情况下，水火既济，心肾交通，维持人体阴阳平衡，睡眠才能正常。《清代名医医案精华·陈良夫医案》中说：“心火欲其下降，肾水欲其上升，斯寤寐如常矣。”心肾不交则寐不安。肾阴耗伤，不能上奉于心，则心阳独亢；心火内炽，不能下交于肾，则心火独盛；扰及神明，致夜寐不安。正如《景岳全书·卷十八·不寐》中说：“真阴精血不足，阳不交，而神有不安其室耳。”绝经前后诸证再一突出的表现乃精神症状，如烦躁易怒、心悸胸闷、焦虑忧郁等。绝经前后阴阳失衡，以肾衰为前提，其心神症状应归之于“心藏神”“心主神明”的功能失调。神，即心（脑）之神。《内经》云：“心者，君主之官，神明出也……心藏神……心者，精神之所舍也。”心（脑）是主宰和蕴藏神明的重要器官，心神对外来刺激的反应人各有异，在绝经前后阴阳失衡、气血不稳定的时期尤为突出，由于肾阴虚衰，易致阴虚火旺，心火上炎，神明受扰，失于宁谧。

妇女更年期发病是年龄的增长、操劳、产育、体弱多病等因素，使肾气渐衰，冲任脉虚，天癸将竭，脏腑功能紊乱，阴阳平衡失调，出现地道不通经水绝，或崩漏，或漏下淋漓，或经断复来，或经期前后不定等，可见更年期月经紊乱是由于机体衰老、脏腑功能衰退所致。

三、诊断标准

（一）病史

40～60岁的妇女，出现月经紊乱或停闭，或有手术切除双侧卵巢及其他因素损伤双侧卵巢功能病史。

（二）症状

雌激素受体（ER）除存在于生殖器官外，还广泛存在于乳房、皮肤、冠状动脉、主动脉、肝、肾、骨骼、脂肪组织、泌尿系统等，女性卵巢功能衰退后，下丘脑—垂体—卵巢轴平衡失调，故将影响其支配的各脏器功能，当体内性激素水平发生变化后，其相应的组织器官可产生功能和组织形态学的变化，从而表现出以下一系列症状：①月经改变，月经紊乱，如月经先期，量多或少，经期延长，崩漏，或月经后期，闭经。②血管舒缩症状：烘热汗出，眩晕，心悸等。③精神神经症状：烦躁易怒，情绪抑郁，失眠多梦，健忘多疑等。④泌尿生殖系统症状：绝经后期可出现尿频、尿急或尿失禁，阴道干涩、灼热，阴痒，性交疼痛，易反复发作膀胱炎。⑤皮肤症状：皮肤干燥、瘙痒、感觉异常或有蚁行感。⑥骨、关节肌肉症状：绝经后期可出现肌肉、关节疼痛，腰背、足跟酸痛，易骨折等。

（三）体征

绝经后期可见外阴及阴道萎缩，阴道分泌物减少，阴道皱襞消失，宫颈、子宫可有萎缩。

（四）辅助检查

1. 阴道细胞学涂片

阴道脱落细胞以底、中层细胞为主。

2. 生殖内分泌激素测定

绝经过渡期血清FSH > 10U/L，提示卵巢储备功能下降。闭经、FSH > 40 U/L且E_2 < 10 ~ 20 pg/ml，提示卵巢功能衰竭。

四、夏敏教授对更年期综合征的认识和治疗经验

夏敏教授认为更年期综合征为虚实夹杂、本虚标实之证。随着妇女年龄的增长和机体的衰老，正气亏虚，脾气亦渐虚弱，运化功能减退，脾气虚则运血无力，日久血行不畅形成血瘀。脾主运化水湿，结合川渝地区多湿的地域特点，脾气虚则水湿不化，聚湿成痰，形成代谢产物滞留而致病，从而导致更年期综合征虚中夹实的病理状态。夏敏教授认为，补气可助阴生阳长，肾为五脏六腑之本，内藏元阴、元阳，肾阴阳平衡失调，常涉及到其他脏腑，其中以心、肝、脾为主，故应五脏并重，突出肾脏。同时，补脾可安五脏，脾胃为后天之本、气血生化之源，脾气的旺与衰决定着五脏气血的多与少，决定着人体的机能状态，同时补气可使阳升气旺，可化痰瘀，气能化津，气化畅利，血流通畅，既可防止津血凝滞成为痰瘀之害，又能消散少量痰瘀之浊，以化绝经前后诸证形成的病理产物——痰浊瘀血。

针对绝经前后诸证中肾精血亏虚、脏腑平衡失调的病机，夏敏教授治疗月经前后诸证时遵循《素问·上古天真论》对女性生长、生育的认识。女性42 ~ 49岁肾气渐衰，天癸渐竭，月经开始紊乱，生殖能力下降，面容憔悴，皱纹增多，头发始白易脱落。

患者月经紊乱或者停闭，说明肾气衰退，有先天肾气禀赋不足，也有后天培育补充不够，还有后天消耗太过的原因。后天原因引起的肾气提前衰退可见于七情内伤，忧思郁怒伤肝，肝失疏泄，以致脾失运化，气滞血瘀，痰湿阻滞，气血精津生化乏源，血海空虚，胞宫、胞脉失养，冲任失调，以致经水适断。肾气决定月经来潮与停闭，月经的正常维持还有赖于肝的疏泄、脾的统摄和运化，因此月经与肾、肝、脾三脏功能密切相关。夏敏教授还师从杨家林名老中医并传承其治疗月经病的经验。她结合年龄特点辨证用药，40余岁的女性，肾气已经开始衰退，易发生月经失调，并且此阶段的女性承受着来自于事业和家庭的两大压力，容易发生肝气疏泄失常。因此在治疗上适当运用疏肝中药，使肝气调畅，气血得以正常运行，月经得以正常。由于该病月经停闭时间较长，血脉处于不通状态，因此在补益肾之精血的同时适当运用活血的中药，攻补兼施，以提高治疗效果。

肾阳不足加杜仲、续断、菟丝子以补肾填精；肝肾阴虚加女贞子、墨旱莲、石斛、熟地黄以补肝肾、滋阴血；湿邪困阻可加干姜、苍术、白术、陈皮、半夏健脾祛湿；湿热加薏苡仁、路路通、黄柏清热利湿；血瘀加生地黄、牡丹皮、桃仁、红花、川芎活血化瘀；肝气郁滞加柴胡、香橼、佛手；烘热汗出可加浮小麦、五味子等敛汗生津；头晕耳鸣、头痛加钩藤、天麻清肝息风；失眠健忘加茯神、首乌藤、远志、珍珠母宁心安神；手足心热、潮热面赤可加党参、龟甲、鳖甲、地骨皮、桑白皮滋阴清热；倦怠乏力加黄芪、白术；腰背酸痛加杜仲、续断等；辅以坤泰胶囊、酸枣仁合剂等中成药，疗效显著。

五、小结

随着社会的不断发展，女性在当今社会承担的责任越来越重，尤其是知识女性，平素思虑过多，随之产生的压力也越来越大，绝经前后诸证逐渐成为绝经前后女性的常见病。夏敏教授在治疗绝经前后诸证时强调辨证论治、对症治疗的灵活思路，并根据多年的临床经验，随证加减。她认为女性先天禀赋不足，肝藏血，女子以肝为先天，以血为主，以气为用，体阴而用阳，其主疏泄而藏血，乙癸同源，精血互化，若素体阴血虚，加之后天易受经、孕、产、乳等影响，精血耗伤，遂处于阴常不足、气血亏虚的状态，又因年老冲任虚衰，肾精亏虚，天癸耗竭，则见月经闭绝及绝经前后诸证。临证之时，夏敏教授从肾精血亏虚、脏腑阴阳平衡失调的基本病机出发，治以补益肾精为主，注重调和脏腑气血，辅以健脾利湿、疏肝解郁、养血活血化瘀，力求恢复气血阴阳的平衡，临床收效良好，值得临床学习及探讨。

医案赏析

●病案一：张某，女，47岁，2021年3月18日初诊。

【主诉】月经紊乱伴全身不适3年。

【现病史】纳可，睡眠较差，多梦易醒，怕冷、小腹冷，脱发，自觉全身僵硬、疼痛、面部过敏，晨起口干，易疲倦，腰痛，头昏，性急易怒，潮热，无盗汗，怕冷，白带量少，大便秘结，小便正常。

【个人史】月经初潮13岁，月经周期28～30天，经期10天，月经量少，使用护垫即可，色鲜红，有血块，痛经，无乳胀、腹泻、肛门坠胀等。LMP 2021年3月7日，PMP 2020年12月21日。

【体格检查】舌暗红，苔黄腻，脉沉弦。

【辅助检查】B超检查提示：子宫肌瘤（28 mm × 25 mm），内膜9 mm。

【西医诊断】1.女性更年期综合征；2.糖耐量受损。

【中医诊断】绝经前后诸证。

【中医辨证】肝肾亏虚夹湿热。

【治法】滋补肝肾，利湿清热，行气活血调经。

【方药】失笑散合二陈汤加减

【处方】

中药汤剂：

醋五灵脂15 g（包煎） 荷叶15 g 干益母草30 g 牡丹皮10 g

黄柏30 g 陈皮12 g 薏苡仁30 g 净山楂30 g

醋艾叶10 g 生蒲黄15 g（包煎） 法半夏15 g 麸炒苍术30 g

干姜6 g 党参30 g 蒲公英30 g 酒黄连10 g

15剂，煎服，一次用量150 ml，每日1剂，每日3次。

【方解】醋五灵脂活血化瘀，配伍生蒲黄化瘀生新。干益母草清热利尿、活血化瘀调经，牡丹皮清热凉血、活血化瘀，尤擅于治疗血滞经闭及痛经。薏苡仁利水渗湿，黄柏清热燥湿，退虚热、除骨蒸。麸炒苍术健脾燥湿，陈皮理气健脾燥湿化痰，与法半夏配伍，治疗痰湿之证。荷叶化湿、清心凉血，同时有升发清阳之功，配伍净山楂行气散瘀，两擅化浊降脂之功。醋艾叶温经散寒、调经，干姜温中散寒、化饮，回阳通脉，党参益气补血生津，蒲公英清热利湿、消肿散结，酒黄连清热利湿泻火。

【医嘱】复查甲状腺功能、血糖、血脂及子宫附件彩超，建议在下次月经来潮的第2～4天查性激素六项。调畅情志，慎起居，忌食辛辣食物。

二诊（2021年4月29日）：服药后，患者精神较前好转，白带增多，潮热减轻，腰酸腰痛，全身僵硬、疼痛，睡眠差，多梦易醒，二便调。舌质红，苔白腻，脉细。LMP 2021年4月26日。1个月前查甲状腺功能：TSH 1.567 mIU/ml。

OGTT+胰岛素释放试验：

	空腹	服糖后1 h	服糖后2 h	服糖后3 h
GLU(mmol/L)	5.74	9.31	8.79	6.6
INS(pmol/L)	129.8	129.8	1117.7	577.5

【中医辨证】气血不足，肾虚肝郁。

【治法】补益气血，补肾疏肝。

【处方】

盐杜仲30 g　荷叶15 g　干益母草30 g　牡丹皮10 g
槲寄生30 g　陈皮12 g　薏苡仁30 g　净山楂30 g
醋艾叶10 g　熟地黄30 g　法半夏15 g　白术30 g
鸡血藤30 g　党参30 g　续断片30 g　酒黄连10 g
羌活15 g　独活10 g

15剂，煎服，一次用量150 ml，每日1剂，每日3次。

【方解】在一诊原方的基础上，方中加入盐杜仲、续断片、槲寄生补肝肾，熟地黄补血滋阴、益精填髓，鸡血藤补血活血、调经，羌活、独活祛风除湿、止痛。

【医嘱】今日查性激素六项，调畅情志，慎起居，忌食辛辣。

三诊（2021年5月19日）：服药后，患者精神较前明显好转，纳食可，睡眠较前好转，但仍易醒，腰酸腰痛，二便调，舌质红，苔薄黄，脉细。

【中医辨证】肾阴亏虚，冲任失调。

【治法】滋补肾阴，行气活血调经。

【方药】守上方。

【处方】

盐杜仲30 g　荷叶15 g　干益母草30 g　牡丹皮10 g

槲寄生30 g　陈皮12 g　薏苡仁30 g　净山楂30 g

醋艾叶10 g　熟地黄30 g　法半夏15 g　白术30 g

鸡血藤30 g　党参30 g　续断片30 g　酒黄连10 g

羌活15 g　独活10 g

15剂，煎服，一次用量150 ml，每日1剂，每日3次。

方解同上方。

按：夏敏教授认为，患者年近“七七”，肾精不足，肾阴、肾阳亏虚，阴不敛阳，导致潮热；肾阴亏虚，水火不济，故见失眠，夜不能寐；肾其华在发，肾精亏虚，发失濡养，故见脱发；肾阳不足，不能温煦，故出现怕冷、小腹冰冷；腰为肾之府，肾虚则出现腰酸腰痛。舌质淡暗红、脉沉均为肾虚之象，另外肝肾同源，肾阴不足，水不涵木，致虚阳上亢；肾精不足，阴血亏虚，致肝失濡养，故补肾益精组方。患者头晕、易疲倦，阳气主“升”、主“动”，脾虚不能升举阳气，脑之清窍失养，故出现头晕不适；阳气不足，脏腑组织机能减退，故出现疲倦。本例患者虽无明显的瘀血症状，但夏敏教授认为久病必瘀，瘀血不化，诸症难消，故于方中加生蒲黄、醋五灵脂、牡丹皮、干益母草等，取失笑散之意，以行气活血化瘀。患者自觉全身僵硬，可为湿邪阻滞脉络，全身枢机不利，不通则痛，故加入半夏、陈皮、苍术健脾祛湿；便秘、苔黄腻提示内热之征，故加入薏苡仁、黄连、蒲公英清热利湿；患者糖耐量受损，加入荷叶、净山楂之品化浊降脂。患者二诊症状减轻，湿热之邪已化，故加重盐杜仲、槲寄生、熟地黄、续断片补益肾精之品，选择补肾药物时选择既补又通的药物，如杜仲、桑寄生、续断，三药虽同入肝肾经，都具有补益肝肾作用，但川续断偏入肾经血分，长于通利血脉，杜仲偏入肾经气分，长于补养，槲寄生偏于祛风湿，长于强筋壮骨。三药相须为用，药力倍增，疗效加强。现代药理研究亦证明三药共同使用具有维生素E样作用，能调节性腺激素平衡。鸡血藤补血活血，羌活、独活加强祛湿之功。对于月经紊乱需要注意的是，月经量减少为主诉的患者需要先排除甲状腺疾病及其他内分泌系统疾病，异病同治。

●病案二：何某，女，49岁，2021年4月17日。

【主诉】月经周期不规则1年。

【现病史】纳可，睡眠较差，入睡困难，多梦易醒，手足心热，自觉身体胀满不适，腰酸背痛，偶有耳鸣，大小便正常。

【个人史】月经初潮14岁，月经周期28～52天，经期3～5天，月经量少，色鲜红，有血块，无痛经，无乳胀、腹泻、肛门坠胀等。LMP 2021年2月25日。

【体格检查】舌紫暗，有瘀斑，薄黄，脉沉弦。

【辅助检查】B超检查提示：内膜5 mm。

【西医诊断】女性更年期综合征。

【中医诊断】绝经前后诸证。

【中医辨证】肝肾两虚，虚热内扰。

【治法】滋阴清热泻火。

【方药】六味地黄丸加减。

【处方】

中药汤剂：

生地黄15 g　熟地黄15 g　山药30 g　牡丹皮12 g

泽泻12 g　山茰肉12 g　茯苓12 g　知母20 g

黄柏15 g　地骨皮20 g　青蒿15 g　炒酸枣仁12 g

珍珠母20 g　路路通15 g　桂枝15 g　葛根20 g

共7剂，水煎服，每日1剂，每日3次。

【方解】熟地黄滋阴补肾，填精益髓。山茰肉补养肝肾，并能涩精，取“肝肾同源”之意；山药补脾固肾；三药配合，肾、肝、脾三阴并补，是为“三补”。泽泻利湿而泄肾浊，并能减熟地黄之滋腻；茯苓淡渗脾湿，并助山药之健运，与泽泻共泄肾浊，助真阴得复其位；牡丹皮清泄虚热，并制约山茰肉之温涩。三药称为“三泄”。生地黄清热养血滋阴，知母、黄柏清肾中伏火，具有滋阴降火的作用。地骨皮、青蒿清虚热、凉血除骨蒸，既可清实热，也皆可退虚火。珍珠母咸寒入肝经，平肝潜阳，清肝明目。酸枣仁能养心补肝，宁心安神，兼有敛汗之功。路路通祛风除湿活络，桂枝助阳化气。加入葛根，升举阳气，通经活络。

【医嘱】调畅情志，慎起居，忌食辛辣。

二诊（2021年5月25日）：服药后，耳鸣减轻，腰酸缓解，纳可，睡眠较差，多梦易醒，手足心热，大小便正常。舌淡胖，苔黄厚腻，脉沉缓。LMP：2021年5月25日。

【中医辨证】气阴两虚夹湿热，冲任失调。

【治法】健脾祛湿，滋阴清热。原方加减。

【处方】

生地黄15 g　党参片30 g　麸炒苍术30 g　酒黄连10 g

盐泽泻30 g　山茰肉30 g　干姜10 g　黄柏20 g

炙甘草15 g　茯苓30 g　石菖蒲15 g　炙黄芪30 g

桂枝15 g　薏苡仁30 g　陈皮12 g　法半夏15 g

净山楂30 g 炒六神曲30 g 姜厚朴20 g

15剂，煎服，一次用量150 ml，每日1剂，每日3次。

【方解】在原方的基础上，增加党参片补气养血，麸炒苍术健脾化痰祛湿，酒黄连清热利湿，干姜温阳散寒化饮，石菖蒲开窍醒神、化湿豁痰，炙黄芪补气健脾、升举阳气，薏苡仁利湿清热，陈皮、法半夏健脾祛痰化湿，配合姜厚朴燥湿化痰、行气除满，净山楂、炒六神曲健脾开胃，炙甘草调合诸药并有健脾之功。

【医嘱】调畅情志，慎起居，忌食辛辣。

三诊（2021年5月19日）：服药后，纳可，睡眠较差，多梦易醒，手足心热，大小便正常。舌红，苔白稍腻，脉细。LMP：2021年05月25日。

【中医辨证】肝肾两虚，虚热内扰。

【治法】滋阴清热泻火。

【方药】方药同一诊方，去路路通加酒女贞子、醋龟甲、首乌藤、柏子仁、龙眼肉、合欢花。

【处方】

生地黄15 g 熟地黄15 g 山药30 g 牡丹皮12 g

泽泻12 g 山萸肉12 g 茯苓12 g 知母20 g

黄柏15 g 地骨皮20 g 青蒿15 g 炒酸枣仁12 g

珍珠母20 g 桂枝15 g 葛根20 g

15剂，煎服，一次用量150 ml，每日1剂，每日3次。

【医嘱】调畅情志，慎起居，忌食辛辣。

【方解】方药中生地黄、熟地黄两地黄同用滋阴同时泻其虚热，山药、山萸肉同用补益肝肾，共同形成三补局面。配伍泽泻利湿泄浊，并防地黄滋腻；牡丹皮清泻虚火，并制山萸肉之温涩；茯苓淡渗脾湿，并助山药之健运。三补之中蕴有三泻，补中有泻，泻中有补。同时加用知母、地骨皮、青蒿以清虚热，辅以黄柏清热泻火，加用珍珠母、酸枣仁安神定志，方尾辅以葛根、桂枝通络，以助其药力。

按：夏敏教授认为更年期患者以肾阴虚多见，女贞子、醋龟甲、知母、麦冬等药物均可滋补肾阴，大部分患者绝经前后多伴精神神经症状，有的会存在严重的失眠状态。《内经》曰“心者，君主之官也，神明出焉”，心悸动，或有恐惧感，急躁易怒，可选党参、茯苓、酸枣仁、珍珠母、远志、合欢花、柏子仁、首乌藤等养心安神、定志之药补心气、养心阴，并用石菖蒲等开窍安神。方中使用地骨皮、醋龟甲可清虚热以缓解潮热盗汗的症状。桂枝可以温通经脉，通达阳气，同时可以利水湿。中药可以顾及患者症状的每一个细节，可根据患者主诉辨证施治以组方用药，而且可以将副作用降到最低。夏敏教授治疗绝经前后诸证时注重四诊合参，邪实则攻邪为主，体虚则补虚为主，根据兼症随证加减。更年期处于人生的一个复杂阶段，身体由盛渐衰，所以对于每个更年期女性来说，应该正确认识这个阶段，面对出现的种种不适症状，及时就医，辨证施治。夏敏教授在运用中药治疗更年期综合征的同时，强调患者除了按时服药外，应该重视生理、心理同治，调情志、慎起居，忌食辛辣、生冷、油腻炽煿之品，同时可以适当运动、热水沐浴等，在工作、生活之中要懂得自我排遣焦虑情绪，并嘱咐患者家属在女性特有的阶段应给予其适当的理解以及鼓励，帮助患者顺利度过更年期。

（岳　渝）

第九节　子宫肌瘤

子宫肌瘤亦称子宫纤维瘤，由子宫平滑肌细胞增生而致，是妇科最常见的良性肿瘤。本病多发生于30至50岁的育龄期妇女，其发病率约为20%，近年更有上升趋势，是威胁妇女健康的疑难病症之一。

一、中西医对子宫肌瘤的认识

（一）西医对子宫肌瘤的认识

按照子宫肌瘤所在部位不同可将其分为宫体肌瘤（占92%）和宫颈肌瘤（占8%）；根据肌瘤生长于子宫肌壁的位置又可将其分为浆膜下肌瘤、黏膜下肌瘤、肌壁间肌瘤。3个或以上的子宫肌瘤称为子宫多发肌瘤。子宫肌瘤常见症状有下腹包块、经量增多及经期延长、白带增多、下腹坠胀、腰酸背痛、膀胱和直肠压迫症状等，易导致继发性贫血、不孕、流产等，给患者的生活带来困惑，严重影响着她们的生活质量及身心健康。现时，本病的治疗以保守治疗、随访观察及手术治疗为主，而手术治疗仍然是最常用的方式。但由于子宫切除手术或介入治疗所引起的副作用较大，后遗症亦多，对育龄期妇女的身心健康产生了严重影响。因此，运用中医中药对子宫肌瘤进行干预，缓解子宫肌瘤患者的症状，抑制肌瘤生长，进而保留生育功能就显得尤为重要。中医对本病的治疗强调辨证论治，对改善生活质量、防止肌瘤复发有着独特优势，且患者易于接受，临床值得推广。

（二）中医对子宫肌瘤病机的认识

中医学并没有对子宫肌瘤的直接记述，就其临床表现，归属于中医“癥瘕”范畴，癥瘕者谓妇女下腹部包块，有形可征，有块可掬，坚硬不移。《内经·灵枢·水胀篇》中首次论及瘕病，如“疝瘕”“瘕聚”“石瘕”等病名，提出石瘕是由于寒凝胞中而形成，与子宫肌瘤的表现相似。《素问·骨空论篇》“任脉为病……女子带下瘕聚”指出了任脉受病与癥瘕的密切联系。宋代陈言在《三因极一病证方论·卷十八·妇人女子众病论证治法》的说法更加合乎女性的生理病理：“多因经脉失于将理……淋露凝滞为癥瘕。”明代张介宾在《景岳全书·妇人规·癥瘕类》曰：“瘀血留滞作癥……而渐以成癥矣。”该书全面总结了癥积的成因。陈自明在《妇人大全良方》曰：“妇人癥痞，由饮食失节，脾胃亏损，邪正相搏，积于腹中，牢固不动，有可征验，故名曰癥。”朱丹溪《丹溪心法》曰：“气不能作块成聚，块乃有形之物也，痰与食积死血而成也。”表明饮食失节引致脾胃受损，脏腑功能失常，痰湿与气血相结，阻于胞宫而成癥瘕。总括而言，前人阐述了癥积的成因，主要由于脏腑功能失调，气血相争，瘀血停滞，又或情志不畅，气机郁结，或风寒湿邪，或房事不节，或饮食不节，脏腑失调，导致寒凝、气滞、痰凝、血瘀停滞胞宫，年月积累，逐渐形成癥积。对于本病的认知，当代医家也多推崇古人的见解，认为气滞血瘀、痰瘀互结及正气虚弱为本病的主要病机。现代医学从微观角度观察到子宫肌瘤患者的血流呈“浓”“黏”“凝”“聚”的状态，显示了肌瘤患者体内确有血瘀存在，这充分验证了中医对子宫肌瘤瘀血阻滞病机的认识。本病病位在任脉、胞宫，变化在气血，其脏腑功能失调以肝、脾、肾功能失调为多见。

1. 气滞血瘀证

《灵枢·百病始生》曰：“若内伤于忧怒，则气上逆，气上逆则六输不通……而积皆成矣。”这表明癥瘕的主要发病机理为气滞血瘀，瘀阻经脉。《景岳全书·妇人规》曰："瘀血留滞作癥，惟妇人有之其证，则由经期，或由产后，或内伤生冷，或外受风寒，或恚怒伤肝，气逆而血留，或忧思伤脾，气虚而血滞，或积劳积弱，七弱而不行，总由血动之时，余血未净，而一有所逆，则留滞日积，而成癥矣。"《三因极一病证方论》曰："妇人癥瘕，并属血痛"，也指出妇人癥瘕的病机为血瘀。

2.气虚血瘀证

《妇人大全良方》曰："妇人积年血癥块者，由寒温失节，脏腑气虚，风冷在内，饮食不消，与血气相结，渐生颗块，盘牢不移动者是也。"这指出本病的病机是正虚邪实，机体正气不足，邪气积聚，积邪伤正，因虚致瘀，瘀血结成癥瘕积聚。临床上，子宫肌瘤最常见的症状，如月经量多、头晕乏力、气短懒言等，概因患者长期失血，阴血亏虚，气随血耗，且癥瘕日久，正气本虚，气虚无力行血，使瘀结更甚，虚实错杂。夏敏教授经多年的临床观察发现很多子宫肌瘤患者往往伴有气虚表现，因久病多虚，正气不足，加之长期阴道出血，耗气伤阴，日久而气虚血虚致瘀血。

3.痰瘀互结证

《灵枢·百病始生》曰："汁沫与血相搏，则并合凝聚不得散，而积成矣。"子宫肌瘤多好发于育龄期妇女，妇女易受七情所伤，情志失调，肝气不畅，气机郁结，肝木克犯脾土，使脾失健运，水湿内停，聚湿生痰，痰凝内聚致血行不畅而成痰瘀互结之证。

4.湿热瘀阻证

《灵枢·百病始生》曰："温气不行，凝血蕴里而不散，津液涩渗，着而不去，而积皆成矣。"经行产后，胞脉空虚，正气不足，湿热之邪内侵，与余血相结，滞留于冲任胞宫，气血循行不利，湿热瘀阻不化，久而渐生癥瘕。

5. 肾虚血瘀证

《景岳全书·积聚》曰："凡脾肾不足及虚弱失调之人多有积聚之病。"经期、流产后，饮食起居不慎，或房事不节，或感寒饮冷，或七情失调，导致肝脾肾损伤，脏腑功能失调，影响了心—肾—子宫轴的功能，使癸水阴阳失衡，阳虚则气血温煦、气化功能失常，血行不畅则留而为瘀，瘀血日久，成瘤化积，发为癥瘕。张景岳言："凡人之气血，盛则流畅，少则壅滞，故气血不虚不滞，虚则无有不滞也。"

二、夏敏教授对子宫肌瘤的认识

（一）邪实为患、瘀血内阻

《诸病源候论·妇人杂病诸侯》言："因产后脏虚受寒，或因经水往来，取冷过度……多夹有血气所成也。"《灵枢·百病始生》言："凝血蕴里而不散……积皆成矣。"《景岳全书·妇人规》全面阐述了妇人癥瘕的病因病机为瘀血留滞，瘀血由经产失摄，或外受风寒，或气滞血瘀，或气虚血瘀等多因素综合作用凝结于内而形成，日积月聚，渐成癥瘕。夏敏教授认为本病的主要病机为瘀血内停，而瘀血的形成与风寒、气滞、痰湿、热毒等密切相关，且相互影响，兼夹成病，或气滞血瘀，或寒凝血瘀、或痰湿瘀结，或湿热瘀阻，或气虚血瘀，或肾虚血瘀，临床上应辨证施治。

（二）正气不足、脏腑失调

《医宗必读·积聚》言："积之成也，正气不足，而后邪气居之。"机体正气不足，外邪趁虚内侵，或内伤七情、房劳、饮食不节，脏腑失调，致体内有形实邪凝结不散，停聚冲任、胞宫，邪气往来，日积月聚，渐以成癥瘕，可见子宫肌瘤最初发病与机体正气不足密切相关。在临床治疗过程中，夏敏教授推崇"虚损生积、血瘀为积之标，虚损乃积之本”的理念，“虚损生积”的本质是先天正气不足，风寒、痰浊、湿热之邪趁虚内侵，加之长期失血，气随血耗，日久脾肾亏虚，气虚则血行迟滞，气血与风寒、痰浊、湿热之邪相搏结，凝滞于冲任胞宫，日积月聚，渐至生积的正虚邪实的因果关系。夏敏教授通过长期的临床实践发现，子宫肌瘤早期无明显症状，多于体检时发现，随着病程进展，一则因月经过多，长期失血，导致阴血亏虚，血为气之母，则气随血耗，最终致气血两虚；二则因带下量多，损耗津液；三则随着肌瘤不断增大，导致子宫及邻近组织结构和机能受损，出现流产、不孕、尿频等症。此时常处于疾病中后期，纯虚或纯实者少见，多为虚实夹杂、正虚血瘀之证，除了主症以外，又见小腹空坠、面色晦暗无华、气短懒言、倦怠嗜卧、纳少便溏、腰膝酸软、婚久不孕或反复流产等脾肾亏虚、气血精液生化乏源、脏腑功能失调之症。此时应讲求虚瘀（积）同治、攻补并济，以扶正祛瘀（积）为法，方能切中病机，取得良效。正如《内经》中所云，“正气存内，邪不可干”。然子宫肌瘤脾肾精血亏虚致脏器结构及功能受损的救治只能缓图，可依“气中生精”，以“益气”为先，常常重用党参、黄芪、炒白术以健脾益气、养血生津，正有此意。总之，本病为虚实夹杂，虚中带实的疾患，虚是正气虚弱，脏腑功能不足；实是瘀结的瘤块，治疗上主要以扶正祛邪为主。

（三）阳气不足，阴凝太过

《素问·阴阳应象大论》曰：“故积阳为天，积阴为地，阴静阳躁，阳生阴长，阳杀阴藏，阳化气，阴成形。”气化与成形是物质的两种相反相成的运动形式，正如张景岳所言：“阳动而散，故化气，阴静而凝，故成形。”人之气无形者属阳，精血津液有形者属阴，意即阴精和阳气可以互相转化，阳可将体内的精血津液等有形物质转化为无形之气，供养全身，即阳有化气的功能；阴将无形之气及自然界物质转化为有形之体，支撑人体生理架构，即阴有成形的功能。若阳气虚弱，则阴精失去阳气的蒸腾气化，无法弥散运动于全身，反而停留于机体某处，聚而形成痰饮水湿等有形物质。这些物质对人体无滋养濡润作用，久而久之还会导致经络阻塞，瘀血阻滞，痰凝毒聚等相互胶结，而形成癥瘕积聚。基于“阳化气，阴成形”的理论指导，夏敏教授认为子宫肌瘤的形成主要由于“阳化气”不足、“阴成形”太过所致，“阳化气”不足即有形物质转化为无形之气的功能减弱，则有形之体会在体内积聚，日久成癥；与此同时，“阳化气”不足则不能制衡“阴成形”亦会导致无形之气转化为有形之体的功能过于亢奋，有形之体亦会在体内积聚，日久成瘤。综上，不论外感还是内因，阳气不足为发病之本，痰饮、水湿、瘀血聚结冲任胞宫形成的癥瘕积聚皆为阴形之产物，均为标，故夏敏教授在治疗上常常以活血化瘀法以祛其标，兼以温阳化气法以固其本，达到阴平阳秘、化生有序的状态，最善用干姜、桂枝以奏温阳化气、活血消癥之功。

三、夏敏教授治疗子宫肌瘤的经验

对于癥瘕的治疗，从其形成有形包块的表象来看，理应“散结消癥”，如《素问·至真要大论》所言：“坚者削之……结者散之，留者攻之。”但癥瘕实乃先聚气而成瘕，后瘀久而成癥，血瘀日久又生痰浊、湿毒等邪，故《济阴纲目》指出治癥瘕当调气破血、消食、豁痰，《血证论》亦指出“故凡血癥，总以祛瘀为要”，强调活血化瘀。《外台秘要》又提出消补结合、内外合治、调补气血，以促进瘀血排出。无论是攻伐消癥，还是补消结合，活血祛瘀的治法始终贯穿其中。

夏敏教授在前人的基础上，结合自身临证经验，提出多种治疗方法，主要分为内治法和外治法两类，具体又包括辨证论治、周期疗法、经方验方治疗、针灸治疗、耳穴疗法、穴位贴敷、中药保留灌肠等，能明显改善患者症状，起到抑瘤缩瘤的效果。但无论哪种治疗方法，夏敏教授强调，从子宫肌瘤的发展过程来看，病初以邪实为主，正气未虚，攻伐消癥尚能取得疗效，但攻伐太过不免损伤正气；病至中后期，正气已然亏虚，以虚实夹杂为主，若还一味运用攻伐之类，难免进一步耗伤正气，使虚之又虚，瘀者更瘀，循环往复，形成恶性循环，因此在临床治疗的过程中，我们必须认识到正气亏虚在疾病发生发展过程中的重要性，不可一味攻伐，以免犯虚虚实实之戒。除此以外，夏敏教授十分注重对患者情绪和心理因素的调理，常予以柴胡、白芍养血疏肝、理气止痛，同时还积极与患者交流，排解其心中忧郁，鼓励患者重拾信心，达到身心同治的效果。

（一）内治法

1.经典方药治疗

常用方剂包括桂枝茯苓丸、少腹逐瘀汤、逍遥散、理冲汤等，但临床中单用经方的医家不多，大多数以经方为基础方，再根据患者病因、病机的偏重点，调整组方，并结合兼证，辨病和辨证共同体现。

2.中成药

中成药治疗子宫肌瘤的优势在于剂型稳定，吸收缓慢，药效持久，容易服用，携带方便，易于存放。如桂枝茯苓胶囊、大黄䗪虫胶囊、宫瘤消胶囊、龙血竭胶囊等。

3.辨证分型治疗

（1）气滞血瘀证

主要证候：胞中结块，触之有形，小腹胀闷，月经先后不定，经血量多有块，经行难净，色黯，精神抑郁，胸闷不舒，面色晦暗，肌肤甲错，舌色紫黯，伴瘀斑、瘀点，苔薄白，脉沉弦涩。

证候分析：气血瘀滞于胞宫冲任，则胞中结块，触之有形；气机紊乱，则小腹胀满，月经先后不定，经行难净；经期凝血下行，则经血量多有块，色黯；肝气郁结，气机不畅，瘀血阻滞，则精神抑郁，胸闷不舒，面色晦暗，肌肤甲错；舌脉皆为气滞血瘀之象。

治法：理气行血，祛瘀消癥。

方药：膈下逐瘀汤或桂枝茯苓丸（桂枝、茯苓、牡丹皮、芍药、桃仁）加三棱、莪术等。

加减：若经行量多，或淋漓不止者，加炒蒲黄、五灵脂、血余炭化瘀止血；若月经后期量少，加牛膝、泽兰、川芎活血调经；若经行腹痛者，加延胡索行气止痛；若体质壮实者，可用大黄䗪虫丸（《金匮要略》）。

（2）痰瘀互结证

主要证候：胞中结块，触之不坚，固定难移，经行量多，淋漓难净，带下增多色白；或伴月经不调，胸脘痞闷，腰腹疼痛；舌体胖大、紫黯，有瘀点瘀斑，苔白厚腻，脉弦滑或沉涩。

证候分析：痰湿结于少腹，气血运行不畅，故胞中有结块；包块系痰湿所凝结，故触之不坚，固定难移；痰湿下注，故带下增多；脾肾阳气不足，故胸脘痞闷；舌脉皆为痰湿瘀结之象。

治法：行气涤痰，祛瘀消癥。

方药：苍附导痰汤合桂枝茯苓丸加减或开郁二陈汤加减为主（茯苓、陈皮、制半夏、苍术、生姜、青皮、川芎、莪术、槟榔、甘草等）。

加减：若脾胃虚弱，正气不足者，加党参、白术、黄芪以健脾益气；若胸脘痞闷食少者，加鸡内金、神曲消积导滞；若腰痛者，加续断、桑寄生补肾强腰。

（3）湿热瘀阻证

主要证候：胞中结块，热痛起伏，触之痛剧，痛连腰骶，经行量多，质黏稠，经期延长，带下量多，色黄如脓，或赤白兼杂；身热口渴，心烦不宁，大便秘结，小便黄赤；舌黯红有瘀斑，苔黄腻，脉弦滑数。

证候分析：湿热之邪与余血相搏结，瘀阻胞宫、冲任，故胞中结块；邪正交争，病势进退则热痛起伏；邪热内扰，血失统摄，则经行量多；湿热下注则带下量多，色黄如脓，或赤白兼杂；邪热留恋伤津，则身热口渴，心烦不宁，大便秘结，小便黄赤，舌脉均为湿热瘀结之象。

治法：清热利湿，化瘀消癥。

方药：大黄牡丹皮汤（《金匮要略》）加减（大黄、芒硝、丹皮、桃仁、冬瓜子）。

加减：若带下秽臭者，加椿根皮、黄柏、茵陈清热利湿；若腹痛剧烈者，加延胡索、川楝子行气止痛；若腹胀满者，加厚朴、枳实行气除满。

（4）气虚血瘀证

主要证候：下腹积块，按之柔软，小腹重坠，经期或经后腹痛，月经量多或延长，经色淡，质稀薄；神疲乏力，面色萎黄，气短懒言，倦怠嗜睡，纳少便溏；舌质淡胖，舌边伴瘀斑，舌边有齿痕，苔薄，脉弦细涩。

治法：补气扶正，软坚散结。

方药：圣愈汤《医宗金鉴》加减（生地黄、熟地黄、白芍、川芎、当归、黄芪、人参）。

加减：若小腹冷痛者加炮姜、肉桂，疼痛剧烈者加延胡索、石打穿。不可滥用猛攻峻伐的药物，以免伤及气血，酿成虚虚之过。

(5) 肾虚血瘀

主要证候：胞中结块，触之疼痛，月经后期，量或多或少，经色紫黯有块，经行腹痛较剧，婚久不孕或反复流产；腰酸膝软，头晕耳鸣；舌黯，苔薄白，脉弦细或沉涩。

证候分析：先天肾气不足或房劳多产伤肾，肾虚血瘀，血行受阻，胞脉阻滞，故胞中结块；气血瘀滞，不通则痛，故经来腹痛；肾主生殖，肾虚血瘀则婚久不孕或流产；腰为肾之外府，肾主骨生髓，脑为髓海，肾虚故腰酸膝软，头晕耳鸣；舌脉均为肾虚血瘀之象。

治法：补肾活血，消癥散结。

方药：肾气丸合桂枝茯苓丸加减。

加减：若出血甚者，加三七末、仙鹤草化瘀止血；若腰酸甚者，加怀牛膝、川续断、杜仲、补骨脂补肾强腰；若头晕耳鸣者，加天麻、钩藤、枸杞子、磁石平肝补肾，止头晕耳鸣。

(二) 外治法

1.针灸

近年来，许多中医学者使用针灸治疗子宫肌瘤，并提出子宫肌瘤的发病机制主要与任脉病变有关，冲任失调为发病的根本，据此可以刺激与冲任二脉密切相关的穴位，如中极配归来，气海配关元，三阴交配血海，气滞加太冲、合谷；血瘀型加血海、膈俞、合谷；痰湿加脾俞、丰隆，留针约30分钟，治疗期间运针一遍，每日1次，15次为一个疗程，连续3个疗程。

2.耳穴

主要应用皮质下、子宫，同时选用脾、胃、肾的耳穴。

3.穴位贴敷

可以选用由三棱、莪术、大黄等制成的穴位敷贴，贴敷于气海、关元、中极、神阙等穴位上，每日1次，夜晚贴敷，翌日晨起摘除，经期休息，连续2个疗程。

4.灌肠

子宫位于盆腔内，将中药煎熬浓缩后，灌肠保留，令药物可直接到达病灶，更有效地维持局部药物对子宫肌瘤的治疗浓度。灌肠治疗不仅增加了另一给药途径，还避免中药对胃肠道的刺激，药物的作用更迅速、更直接。常常选用桃仁、川芎、三棱、莪术、昆布、牡蛎、枳实、当归、三七、败酱草、蒲黄等，起到活血化瘀、软坚散结的作用。对于形体肥胖属于痰湿偏盛者，加法半夏、山楂、荷叶以化痰降浊，经期停药，经净后再开始，一共3个疗程。

四、结语与展望

子宫肌瘤是顽症痼疾，其病症非短期内可成，夏敏教授根据多年的临床体会得出，子宫肌瘤不能以血瘀一统所有病机，治疗也不能仅着眼于消瘤，应立足整体，着重辨证论治，结合病史、症状、体质状况来加以施治，重在改善有利肌瘤生长的宿主环境。除此以外，夏敏教授还提倡“见瘤休治瘤，根源辨证求”的论治原则，临证须明辨属何积聚，兼见何证，论治何法，出具何方，或又佐使何药，攻补先后，轻重缓急，均需思量权衡，通变活法，如癥瘕伴经量多者，还应从经期和非经期分期调治，其治法各有侧重。同时，药物治疗与生活指导相结合，保守治疗与手术治疗客观权衡，方能不延误病情。痰瘀有主次，论治要分清，治痰先治气，气畅痰自消，治瘀先治血，血行瘀易却，以简驭繁，使辨证有据，据证立法，效如桴鼓。目前，虽然学者们对扶正祛瘀法抗子宫肌瘤作用机制的研究，已经上升到细胞、分子、基因等水平，但对每个层面的研究仍较浅显，尚未形成体系。今后的研究应注重中医理论与现代医学技术深度结合，只有更加全面、深入地研究扶正祛瘀法抗子宫肌瘤的作用机制，才能为临床治疗该病提供更可靠的理论依据。

医案赏析

●病案一：顾某，女，32岁，2022年1月25日初诊。

【主诉】月经量增多1年。

【现病史】患者1年前无明显诱因出现月经量较前明显增多，量多时每日浸湿5~6片卫生巾，色暗红，血块较多，经期下腹轻微冷痛，无腰酸。现症：望之少神，面色少华，易疲倦，乏力，畏寒，带下正常，腰骶部酸胀，脱发，纳眠尚可，大小便正常，舌质暗淡，舌苔胖大，苔薄白，脉细。

【个人史】月经初潮14岁，月经周期30天，经期5~6天，量中，色暗红，血块（+），经期下腹轻微冷痛，腰酸（-），腹泻（-），肛门坠胀（-）。LMP 2022年1月1日，量多，色暗红，血块较多，经期下腹轻微冷痛，无腰酸。G1P1。

【既往史】有子宫肌瘤病史5年。

【家族史】无特殊。

【过敏史】无药物、食物过敏史。

【体格检查】舌质暗淡，舌体胖大，苔薄白，脉细。

【辅助检查】

2021年12月19日妇科彩超：内膜0.7 cm，宫底前壁5.0 cm×4.3 cm的不均质无回声区，边界不清，考虑子宫肌瘤。

2022年1月10日性激素六项：FSH 12.9 mIU/ml，LH 4.22 mIU/ml，E_2 50 pg/ml，P 0.34 ng/ml，T 0.09 ng/ml、PRL 33.5 ng/ml。

CA-125：81.49 U/ml。

血常规：HGB 102 g/L。

【西医诊断】：子宫平滑肌瘤。

【中医诊断】月经过多。

【中医辨证】寒凝血瘀证。

【治法】温经活血，化瘀消癥。

【方药】少腹逐瘀汤加减。

炙黄芪 30 g 党参片 30 g 肉桂 10 g 醋艾炭 10 g

续断片 30 g 当归 15 g 净山楂 30 g 益母草 30 g

乌药 15 g 三七粉 9 g（冲服） 盐荔枝核 15 g 姜黄 20 g

醋延胡索 30 g 生蒲黄 15 g（包煎） 醋五灵脂 15 g

炙甘草 20 g 阿胶 10 g（烊化）

15 剂，水煎服，取汁 400 ml，1 日 1 剂，分早中晚三次温服。

【医嘱】饮食作息规律，调畅情志，忌食海鲜、萝卜及辛辣食物。

二诊（2022 年 3 月 10 日）：LMP 2022 年 3 月 5 日，服药后经量较前减少，色暗红，夹少量血块，经期下腹冷痛减轻，精神好转，腰酸、畏寒、乏力较前减轻，脱发减少，纳食一般，二便正常。舌质暗淡，舌体胖大，苔薄白，脉细滑。

【处方】

炙黄芪 30 g 党参片 30 g 肉桂 10 g 醋艾炭 10 g

续断片 30 g 当归 15 g 净山楂 30 g 益母草 30 g

乌药 15 g 三七粉 9 g（冲服） 盐荔枝核 15 g 姜黄 20 g

醋延胡索 30 g 生蒲黄 15 g（包煎） 醋五灵脂 15 g

炙甘草 20 g 阿胶 10 g（烊化） 杜仲 30 g 高良姜 10 g

醋鳖甲 15 g（先煎）

15剂，水煎服，取汁400 ml，1日1剂，分早中晚三次温服。

三诊（2022年5月26日）：LMP 2022年5月7日，服药后经量正常，色暗红，无血块，无痛经，患者纳食可，睡眠好，乏力明显减轻，无腰酸，口干，大便正常，小便偏黄，舌质暗淡，苔薄白，脉细。

【处方】

党参片30 g　肉桂10 g　醋艾炭10 g　生地黄20 g
续断片30 g　当归15 g　净山楂30 g　益母草30 g
乌药15 g　三七粉9 g（冲服）　盐荔枝核15 g　姜黄20 g
醋延胡索30 g　生蒲黄15 g（包煎）　醋五灵脂15 g
炙甘草20 g　阿胶10 g（烊化）　杜仲30 g　高良姜10 g
醋鳖甲15 g（先煎）　黄柏10 g　贯众30 g

15剂，水煎服，取汁400 ml，1日1剂，分早中晚三次温服。

连续服用3个月后月经已恢复正常，复查妇科彩超发现子宫肌瘤无增大，嘱患者定期随访。

按：患者月经量多，结合彩超结果、舌诊脉象，西医诊断为子宫肌瘤，中医诊断为癥瘕（寒凝血瘀证）。患者平素乏力，肾阳不足，因腰为肾之府，肾阳亏虚则腰府不荣，故易出现腰膝酸软。阳气不足，肌肤失于温养，胞宫失于温煦，故见畏寒、经期下腹冷痛。阳气虚则不能固摄经血，出现月经量多。气行则血行，气虚则血行缓慢，经前气血充足，血行缓慢易气血壅滞，则出现经期痛经、血块量多，伴有舌质暗。《素问·生气通天论》言：“阳气者，精则养神。”阳虚则神明失养，故出现少神、易疲倦。综上，本病病机乃阳气不足，气化无力，寒凝胞宫致血行迟滞成瘀，寒邪、瘀血蕴结下焦乃成癥瘕，辨证为寒凝血瘀证。《诸病源候论·积聚病诸候》曰："积聚痼结者，是五脏六腑之气已积聚于内，重因饮食不节，寒温不调，邪气重沓，牢痼盘结者也。若久即成瘕。"此案患者子宫肌瘤盘结五载，充满胞宫，见之神气不佳，面色少华，疲倦乏力，此乃正气不足之征，不耐攻伐，故夏敏教授在处方时不拘泥于活血化瘀或软坚散结一法，而是根据患者病情采取分阶段论治的方法，即在经期以益气活血、化瘀止痛为主，在非经期则以温阳化气、活血消癥为主。

在临床诊疗上，夏敏教授结合自己多年的临床经验，认为子宫肌瘤的病机以血瘀为本，肝、脾、肾三脏功能失调在其发生发展中十分关键。对于子宫肌瘤的中医辨治，以活血化瘀为基本治则，兼以益气扶正、温肾散寒、行气止痛等，常于活血化瘀药中佐以补虚药，因"善治癥瘕者，调其气而破其血，消其食而豁其痰，衰其大半而止，不可猛攻峻施，以伤元气，宁扶脾胃正气，待其自化"，如初诊时，月事将至，故以活血通经、温肾散寒为先，选用益母草、姜黄等以活血通经，肉桂、乌药、续断以温肾散寒，兼以补虚药炙黄芪、党参、炙甘草益气扶正，破瘀之余得以补气，破血消癥而不使元气受损，使攻邪不伤正，且大剂量的益气药还能疏通血脉、破坚积，以易瘀积消散。活血化瘀药佐以补虚药，兼软坚散结以消癥，治病必求于本，攻中有补，攻补兼施，使气血调和，养正积自除，药后诸症向善。二诊时，月事已至，经量、血块均有所减，腹痛减轻，乃瘀积初消之象，守前法加减。在临诊中，对于小腹疼痛者，可于方中加入醋延胡索、生蒲黄、醋五灵脂等可起到化瘀止痛的作用；对于月经量多者，于方中加入醋艾炭、三七粉等可起到止血收敛的作用；恐活血过用而伤阴，故予二诊方中酌加鳖甲以滋阴清热、软坚消癥，攻补兼行，其临床疗效十分显著。

少腹逐瘀汤出自《医林改错》，由清代王清任所创，是以活血化瘀为治则的基本方剂之一，该方以当归、赤芍、川芎为君药，具有养血活血、行气通瘀调经的功效，以五灵脂、蒲黄、延胡索、没药通利血脉、祛瘀止痛；以小茴香、干姜、官桂为佐药，温经散寒除湿，理气止痛，并能引诸药直达少腹；全方组合具有温经散寒、活血化瘀、消肿止痛之效，历经数代医家验用。近年来，本方主要用于治疗月经不调、痛经、崩漏、子宫肌瘤、卵巢肿瘤、不孕、流产等妇科疾病。现代药理学研究表明，少腹逐瘀汤主要有抑制血小板聚集、显著改善血瘀模型大鼠血液流变学指标、改善微循环、抗炎、镇痛、降血脂及增强腹腔巨噬细胞的吞噬作用，方中当归补血活血、调经止痛、润肠通便，对子宫平滑肌有双向调节作用；川芎活血通经、散瘀止痛，其有效成分川芎嗪具有抗凝血作用，也可增加子宫紧张性和收缩节律性；该方可以从根本上消除子宫肌瘤的致病因素，有效治疗其伴发的各种临床症状，临床疗效显著，值得深入研究和推广。

●病案二：袁某，女，32岁，2020年6月2日初诊。

【主诉】发现子宫肌瘤病史6年，未避孕2年未孕。

【现病史】望之少神，面色稍暗，性急，胸闷，带下量少，月经血块较多，纳食差，时有腹胀，睡眠可，大小便正常，舌质紫暗，舌边见瘀斑、瘀点，苔薄白，脉细弦。

【个人史】月经初潮14岁，月经周期30～34天，经期4～5天，经量中，色暗红，血块较多，无痛经。LMP 2020年5月13日。G0。

【既往史】2017年行腹腔镜下子宫肌瘤切除术。

【家族史】外公有糖尿病病史。

【过敏史】无药物、食物过敏史。

【体格检查】舌质紫暗，舌边见瘀斑、瘀点，苔薄白，脉细弦。

【辅助检查】

2020年6月1日妇科彩超：内膜10 mm，子宫黏膜下见多发低回声结节，最大约6.2 cm×5.7 cm，边界清晰，考虑多发子宫肌瘤。

2020年5月14日性激素六项：FSH3.94 mIU/ml、LH 4.08 mIU/ml、E_2 34 pg/ml、P 0.23 ng/ml、T 0.25 ng/ml、PRL 22.36 ng/ml。

2020年5月14日OGTT+胰岛素释放试验：

	空腹	服糖后1 h	服糖后2 h	服糖后3 h
GLU(mmol/L)	4.92	10.52	6.19	5.4
INS(pmol/L)	26.4	1550.3	323.3	135.4

【西医诊断】：1. 子宫平滑肌瘤；2. 女性不孕症；3. 胰岛素抵抗。

【中医诊断】1.癥瘕；2.不孕。

【中医辨证】气滞血瘀证。

【治法】行气活血，化瘀消癥。

【方药】桂枝茯苓丸合失笑散加减。

①中药汤剂：

桂枝15 g　艾叶10 g　枳壳15 g　五灵脂15 g

川芎 15 g　莪术 20 g　三七粉 9 g（冲服）　醋延胡索 30 g

乌药 15 g　法半夏 15 g　盐荔枝核 15 g　生蒲黄 15 g（包煎）

茯苓 30 g　炒鸡内金 15 g　牡丹皮 10 g　桃仁 10 g

净山楂 30 g　炒六神曲 30 g

15 剂，水煎服，取汁 400 ml，1 日 1 剂，分早中晚三次温服。

②二甲双胍片（格华止），0.85 g，1 次/日。

【医嘱】饮食作息规律，调畅情志，忌食海鲜、萝卜及辛辣食物。

二诊（2020 年 6 月 23 日）：服药后，患者自觉精神状态好转，纳食渐增，腹胀减轻，夜寐不安，性急，胸闷，大便溏薄，小便正常，舌质紫暗，舌边见瘀斑、瘀点，苔白微腻，脉细弦。LMP 2020 年 6 月 17 日，量中，色暗红，血块明显减少，无痛经。

【处方】

①中药汤剂：

桂枝 15 g　艾叶 10 g　枳壳 15 g　五灵脂 15 g

川芎 15 g　莪术 20 g　三七粉 9 g（冲服）　醋延胡索 30 g

乌药 15 g　法半夏 15 g　盐荔枝核 15 g　生蒲黄 15 g（包煎）

茯苓 30 g　炒鸡内金 15 g　牡丹皮 10 g　桃仁 10 g

净山楂 30 g　炒六神曲 30 g　薏苡仁 30 g　酸枣仁 30 g

15 剂，水煎服，取汁 400 ml，1 日 1 剂，分早中晚三次温服。

②二甲双胍片（格华止），0.85 g，1 次/日。

③穴位埋线（肾俞、卵巢、三阴交）。

三诊（2020 年 7 月 30 日）：服药后患者带下量稍增多，精神佳，纳食可，睡眠好，胸闷、腹胀明显减轻，大便正常，小便正常，舌质暗红，舌边见瘀斑、瘀点，苔薄白，脉细滑。现停经43天，于2020年7月27日发现尿HCG阳性。

【辅助检查】

2020年7月29日孕三项：血HCG 13508.9 mIU/L、E_2 674 pg/ml、P 9.81 ng/ml。

【处方】

①二甲双胍片（格华止），0.85 g，1次/日。

②保胎灵2片，2次/日。

③黄体酮胶囊，100 mg，2次/日。

随访：2020年8月8日B超提示宫内早孕；2020年9月7日B超提示胚芽0.9 cm，可见原始心管搏动。于妊娠12周停药，门诊随访，定期产检，电话随访其于2022年2月16日剖宫产产下一健康男婴，母子体健。

按：对于子宫肌瘤病史多年的患者，夏敏教授每每询问病情时，必定明确患者是否避孕、是否有生育要求，以确保提供最稳妥、最有针对性的治疗。本例患者既往行子宫肌瘤切除术，本次彩超结果提示肌瘤复发，合并不孕病史2年，结合舌苔、脉象，西医诊断为子宫肌瘤，中医诊断为癥瘕（气滞血瘀证）。初诊之时，见之面色稍暗，神气欠佳，性情急躁易怒，伴胸胁胀闷，时有腹胀，结合舌脉，中医辨证为气滞血瘀之证。因肝主疏泄，肝气畅达则血脉调畅，情志内伤致肝气疏泄失司，气机不畅乃成气滞，气不行血则血脉瘀阻。气血瘀滞于胞宫、冲任，则胞中结块，触之有形；因足厥阴肝经“以下胸中，贯膈，络肝属胆，循肋里”，肝经气机不畅，则见胸胁胀闷、腹部胀满；经期凝血下行，则见经血量多有块，色黯；肝气郁结，气机不畅，瘀血阻滞，则精神欠佳，胸闷不舒，面色晦暗。《灵枢·百病始生》曰：“若内伤于忧怒，则气上逆，气上逆则六输不通……而积皆成矣。”表明癥瘕的主要发病机理为气滞血瘀，瘀阻经脉。此案例患者为子宫肌瘤合并不孕病史多年，因瘀血内停，冲任、胞宫阻滞，故婚久不孕，夏敏教授在处方上予以桂枝茯苓丸合失笑散加减以行气活血、化瘀消癥，并加上莪术、三七粉，一方面化瘀攻坚使瘤体缩小，一方面使瘀血散，经络通，则自然易摄精成孕，并于活血化瘀药中佐以理气药，如枳壳、荔枝核、乌药，其意在于气为血之帅，气行则血行，气滞则血滞，气调才能活血化瘀消癥，三诊后患者血、尿HCG均为阳性，B超提示宫内早孕，故予以药物保胎治疗至妊娠3个月。除此以外，本例患者孕前OGTT异常，提示胰岛素抵抗。现代医学的相关文献表明，胰岛素抵抗会诱发孕期绒毛血栓形成，影响胎盘血供，使滋养层发育不良，导致流产风险增加，因此，对于临床上合并子宫肌瘤的不孕症患者，夏敏教授尤其重视胰岛素水平对生殖、内分泌的不良影响，故常加用胰岛素增敏剂以取得良好效果。在实际临床工作中，夏敏教授认为子宫是培育受精卵的土壤，对于合并多发性子宫肌瘤的孕妇在早孕期间应及时安胎养胎，降低流产的风险，同时妊娠期间应加强对瘤体的监控，警惕其对妊娠结局造成不良影响，如流产、早产、胎位异常、出血等。

子宫肌瘤属“癥瘕”范畴，可导致不孕症。本例患者子宫肌瘤病史6年，未避孕2年未孕，3年前曾行腹腔镜下子宫肌瘤切除术，术后一直未孕，彩超提示肌瘤复发，最大约6.2 cm × 5.7 cm，且位于子宫黏膜下，从现代医学的角度来说，黏膜下子宫肌瘤所致不孕症的概率较大。从中医学的角度分析，夏敏教授认为子宫肌瘤所致不孕症的病因病机为经行产后感邪，寒凝血瘀或热灼血瘀；或房事不节，邪入胞宫致瘀；或气血失和致瘀，或气虚运血无力致瘀，瘀滞冲任、胞宫、胞脉，以致不孕，其治疗重在活血化瘀、散结消癥。本例患者辨证属于气滞血瘀证，夏敏教授认为治疗应分为两部分，首先以理气活血化瘀、软坚散结为法，祛实邪，以治疗子宫肌瘤为主，方用桂枝茯苓丸合失笑散，方中桂枝温通血脉；牡丹皮活血化瘀；桃仁破蓄血、祛瘀生新；茯苓渗泄下行，与桂枝同用，能入阴通阳，加上味辛、性温之川芎，以活血化瘀、行气止痛，莪术破血消积，蒲黄、五灵脂（失笑散）、三七粉合用活血化瘀消癥，枳壳、乌药、荔枝核疏肝行气，诸药共奏行气活血、化瘀消癥之效。待子宫内膜整体环境改善后，后期的治疗以补肾调冲助孕为主，在辨证分型的基础上顺应月经周期，即经期血室正开，胞宫泻而不藏，经血下行，应根据经量多少因势利导，非经期以滋阴补肾、调补冲任为法，以助受孕。

桂枝茯苓丸最早见于张仲景的《金匮要略》，是活血化瘀、消癥散结的名方，由桂枝、茯苓、丹皮、桃仁、芍药五味药组成。本方原用于妇人素有痞块癥瘕、妊娠漏下、胎动不安等症，现已广泛运用于子宫肌瘤、不孕症、月经不调、异位妊娠等多种妇科疾病中，虽上述病例表现各不相同，但共同机理是体内瘀血存在，正为中医的同病异治，异病同治之理。西医学认为子宫肌瘤的发病与体内雌激素水平过高有关，其保守治疗的原则是抗雌激素治疗，使肌瘤缩小。现代相关研究证明，桂枝茯苓丸有LHRH类似物及弱的抗雌激素作用，可以降低FSH、LH的分泌，进一步影响卵巢甾体激素E_2、P及睾酮等的分泌，抑制子宫肌瘤生长所依赖的雌激素环境，这可能与桂枝茯苓丸在调和气血、减弱局部症状的同时，更注重调整肝、脾、肾的功能，从而提高整体功能有关。总之，夏敏教授认为本方应用于多种妇科病乃取其化瘀消癥之功，但应注意视病情随症加减方可获良效。

（王 洁）

第十节 卵巢功能减退

一、中西医对早发性卵巢功能不全的认识

早发性卵巢功能不全（Premature Ovarian Insufficiency，POI）是一种严重影响女性身心健康的内分泌紊乱性疾病，以40岁前女性卵巢功能减退引起的月经稀发、闭经、不孕，雌激素波动性下降和促性腺激素水平升高（FSH > 25 IU/L）为主要特征。近年来POI发病率为1%～4%，且呈逐年上升和年轻化趋势。目前POI发病机制尚不明确，大多数学者认为其与遗传、感染、环境心理、放化疗、免疫、医源性损伤等相关。西医治疗POI以激素代替疗法（Hormone Replacement Therapy，HRT）为主，在一定程度上可缓解症状，但是远期疗效不佳，会增加乳腺癌、子宫内膜癌、血栓性疾病的风险。

中医古籍尚无POI的病名记载，《素问》曰：“……知七损八益……早衰之节也。年四十，而阴气自半也，起居衰矣”，首次提及“早衰”一词，并将发病年龄限于40岁，这与西医提出的POI的发病年龄具有一致性。《金匮要略方论》提及的“至期不来”“女子不孕”，《黄帝内经》提及的“女子不月”的论述，均为POI的临床症状，故中医将POI归于“闭经”“月经后期”“血枯”“不孕症”等范畴。对于POI的病因病机，各医家众说纷纭，但多数认为本病以肾虚为本，涉及肝、脾，以致肾—天癸—冲任—胞宫轴的功能紊乱。肾为先天之本，藏精，主生殖，是女性生殖轴的起始环节，肾气的盛衰直接影响月经的“至”与“竭”。《傅青主女科》谓“经本于肾”，肾精是化生月经的物质基础，若肾精匮乏，则冲任失调，胞宫空虚，无血以下，表现为月经稀发、量少，久而闭经、不孕。《灵枢·五音五味》云“妇人之生，有余于气，不足于血，以其数脱血也”，又加上经、带、胎、产、乳等特殊生理，使得肝血不足，肝失濡养，疏泄失司，气机郁滞，胞宫冲任受阻，出现月经后期、量少、闭经，重则不孕。再者肝肾为母子之脏，肝为肾子，肝病日久累及于肾，亦破坏肾—天癸—冲任—胞宫平衡，影响卵巢的功能，发生POI。现代医学认为下丘脑直接参与情绪行为反应，当女性遭受负面情绪刺激，不仅可通过影响下丘脑水平打破垂体—卵巢轴平衡，使得促性腺激素水平降低，更能直接影响卵巢功能。脾胃为后天之本，化生气血，为月经提供物质基础。若脾胃损伤，气血不足，冲任失养，无以化经，胞宫血海日渐虚闭。另“脾为生痰之源”，脾虚则痰湿内停，瘀阻胞脉，出现月经后期、闭经，甚则难以摄精成孕。因此肾气充盛、肝气通调、脾运健旺是女子调经助孕不可缺少的环节。

二、夏敏教授对POI的认识

夏敏教授依据POI的临床症状和特点，将其归纳在闭经、血枯、年未老经水断、月经过少、不孕等病症中。夏敏教授认为肾在月经产生和断绝过程中起着主导作用，肾气冲盛则天癸至，肾气衰则天癸竭，天癸之源在于肾；冲为血海，调节十二经气血，任为阴脉之海，调节阴经气血，任通冲盛，则子宫满盈，月经具有相应的节律性变化；任虚冲衰，经血化生无源而经断。肾—天癸—冲任—胞宫生殖轴的任一环节出现问题，都会导致未至七七而天癸竭。夏敏教授认为本病发生和发展的根本原因在于肾虚精血亏虚，另外还与心、肝等脏腑密切相关。女子以肝为先天，肾为先天之本，肝藏血，肾藏精，肝肾同源且精血互化并相互滋生，共同作为月经产生的物质基础。肝主藏血功能异常，影响其储藏血液、调节血量及精血互化的作用，则子宫藏泄失常；月经周期、经期及经量的调节不仅依赖肝主疏泄使肾开合有度，也依靠肾气闭藏防肝疏泄太过。POI患者较早地受到围绝经期症候群的困扰，加之现代生活节奏的加快及压力的增大，严重增加了患者的精神和心理负担，导致气机郁滞。肝主疏泄的功能失常，则子宫血海蓄溢失常，经血不能如期而下。心肾为水火之脏，心火可下降于肾，肾水能上济于心，使肾水不寒而心火不亢；心主血，肾藏精，血可生精，精可化血，精血互生，心肾相交，则月事如常。心肾功能失常会影响月经的节律性变化。

夏敏教授认为POI患者体质偏颇，肝、心、脾、肺、肾等五脏均可影响月经紊乱。其中，肾虚为根本病机，气血亏虚为主要病机，治疗过程应注重滋肾，兼以调和脾胃，辅以疏肝解郁、理气导滞。

三、夏敏教授治疗POI的经验

（一）肾精亏虚证的治疗

症见闭经或经期延后，量少色红，腰膝酸软，耳鸣耳聋，五心烦热，潮热盗汗，形体消瘦，舌红少苔，脉沉细数。夏敏教授自拟补肾益精汤加味（熟地黄、山萸肉、当归、白芍、川芎、白术、山药、茯苓、盐菟丝子、枸杞子、何首乌、麦冬）以补养肾阴。方中熟地黄填精益髓、滋补肾阴，山萸肉补肝肾阴、涩肾精，两者配伍滋肾填精、敛阴之功更著。枸杞子、菟丝子、何首乌填精益髓，峻补阴精气血以盈血海。茯苓利湿降火，使补而不滞。四物汤（白芍、熟地黄、当归、川芎）为补血之祖方，女子以血为用，“气有余而血不足”，补肾与养血相结合，使精血互资。山药甘平，补中益气，健脾和胃，炒白术健脾除湿益气，两药合用使气血生化有源。麦冬性味甘苦，为养阴生津之效药。全方甘滋温补，精血互生，气血互补，滋补肾阴，填精益髓。

（二）肝郁肾虚证的治疗

症见闭经或月经先后无定期，量少，烦躁易怒善太息，胸胁胀满，乳房胀痛，腰膝酸软，舌淡红，苔薄黄，脉弦细。方用定经汤加味（柴胡、炒荆芥、当归、白芍、山药、茯苓、菟丝子、熟地黄）以疏肝解郁，补肾调经。方中当归、白芍养血柔肝，舒润肝体；菟丝子、熟地黄补肾益精，调养冲任；柴胡、荆芥疏肝解郁；山药、茯苓健脾和中且利肾水。全方不仅解肝之郁，舒肝之气，且补肝肾之精，使气舒而精血自调。

（三）心肾不交证的治疗

症见闭经或经期紊乱，心烦失眠，心悸多梦，腰膝酸软，头晕耳鸣，舌红少苔，脉细数。夏敏教授自拟百合甘麦大枣汤加味（百合、白芍、当归、生地黄、丹参、干石斛、茯苓、茯神、首乌藤、煅龙骨、牡蛎、浮小麦、玄参、炒酸枣仁、甘草）以交通心肾。方中百合甘淡微寒，养心安神，白芍补血敛阴，当归补血养阴，三药合用滋阴补血，清心安神。炒酸枣仁甘润酸收，养肝宁心，安神定志；煅龙骨、牡蛎平肝镇心，敛阴潜阳；干石斛甘寒生津，滋阴清热；浮小麦甘凉，宁心安神，益阴除烦；四药联用安神定志，除虚热。甘草补养心气，茯苓健脾宁心，联用首乌藤、茯神加强宁心安神之功。丹参清血中虚火，行血中之滞。全方共奏甘润滋养、清心安神之功。

（四）中西医结合治疗

在临床治疗中根据月经周期及子宫内膜的厚度，在中药调治的同时给予不同剂量的雌激素、孕激素或雌孕激素序贯疗法，对促性腺激素产生促进或抑制作用，促进卵巢内分泌正常功能的恢复。若POI患者有生育要求，卵泡发育不良者可口服来曲唑（月经第5天2.5 mg，连用5 d），若彩超连续监测卵泡直径没有达到18 mm，则加用HCG肌注并联合中药（路路通15 g，皂角刺12 g，王不留行、三棱、莪术各10 g）内服，配合针灸治疗（气海、关元、子宫、足三里、三阴交、阴陵泉），促使卵泡发育成熟、破裂、排出；若卵泡成熟，直径达到18 mm或以上则指导同房。针对卵巢反应低下促排卵困难者，夏敏教授联合使用生长激素（月经第5天4 IU皮下注射，连用3 d），显著提高了临床效果。

医案赏析

●病案：路某，女，30岁，2020年9月30日初诊。

【主诉】月经稀发17年，月经量减少1年。

【现病史】纳可，眠可，白带黄，二便正常，口干、潮热、心慌。

【个人史】月经初潮13岁，月经周期30～45天，经期3天，量少，色暗，血块（+），腹痛（-），腰酸（-），腹泻（-）。LMP 2020年9月21日。

【既往史】妊娠期糖尿病。G2P1，顺产1次。

【家族史】无特殊。

【过敏史】无药物、食物过敏史。

【体格检查】生命体征正常。舌质暗红，苔黄腻，脉弦细。

【辅助检查】

性激素六项（2020年9月23日，经期第3天）：FSH 8.51 mIU/ml，LH 2.09 mIU/ml，PRL 7.58 ng/ml，E_2 53 pg/ml，P 0.24 ng/ml，T 0.37 ng/ml。

甲功：TSH 1.57 mmol/L。

【西医诊断】1.卵巢功能减退；2.月经量少。

【中医诊断】月经过少。

【中医辨证】肾虚湿热。

【治法】滋阴补肾，清热利湿。

【方药】六味地黄丸加减。

【处方】

①中药汤剂：

熟地黄30 g 当归15 g 炒白术15 g 党参30 g
桑葚30 g 山药30 g 茯苓15 g 制黄精20 g
女贞子30 g 鸡血藤30 g 川芎10 g 五味子10 g
香附10 g 枸杞30 g 黄芪30 g 山茱萸30 g
红花15 g 法半夏10 g 泽兰30 g 陈皮12 g
苍术15 g

15剂，水煎服，取汁400 ml，1日1剂，分早中晚三次温服。

②坤泰胶囊2.0 g，2次/日。

【医嘱】饮食作息规律，调畅情志，忌食海鲜、萝卜及辛辣食物。

二诊（2020年10月20日）：月经未来潮，纳可，眠可，白带黄，二便正常，口干、潮热、心慌等症状较前缓解。舌质暗红，苔薄黄，脉弦细。

【中医诊断】月经过少。

【中医辨证】肾虚湿热。

【治法】滋阴补肾，清热利湿。

【方药】六味地黄丸加减。

【处方】

①中药汤剂：

熟地黄30 g　当归15 g　炒白术15 g　党参30 g

桑葚30 g　山药30 g　茯苓15 g　制黄精20 g

女贞子30 g　鸡血藤30 g　川芎10 g　五味子10 g

香附10 g　枸杞30 g　黄芪30 g　山茱萸30 g

红花15 g　法半夏10 g　泽兰30 g　陈皮12 g

苍术15 g

15剂，水煎服，取汁400 ml，1日1剂，分早中晚三次温服。

②坤泰胶囊2.0 g，2次/日。

【医嘱】饮食作息规律，调畅情志，忌食海鲜、萝卜及辛辣食物。

三诊（2020年11月10日）：服药后，LMP 2020年11月1日，量较前增多，口干、潮热、心慌等症状消失，继续使用原方，巩固治疗。

按：提前绝经、早发性卵巢功能不全是当前女性面临的普遍问题。由于现代生活方式的改变，女性从原有的体力劳动转变为脑力劳动，工作压力增大，加班、熬夜、精神压抑、焦虑、易怒等不良情绪长期作用，导致越来越多人提早出现更年期的改变，甚至提前到35岁左右。大部分患者最先出现的症状为月经周期的改变，或为月经后期，或为月经频发，另一表现则是月经量的减少。性激素的检查可见FSH单一性升高、FSH与LH同时升高、FSH与LH的比值升高。

中医认为，该病的致病因素为外因和情志因素。生活作息的紊乱属外因，但也是个体自行决定的因素，昼夜颠倒打破了阴阳的平衡，使得阳不入阴、阴不入阳，阴阳混乱，长期混乱故而导致各脏腑功能的失调；精神压抑、焦虑、易怒等不良情绪属情志因素，可导致肝的疏泄条达功能异常，影响脾的运化功能和肾主生殖的功能，导致月经周期、月经量的改变。肝藏血功能障碍导致精血亏虚，不能濡养肾精，以致天癸提早枯竭，故提早绝经。因此治疗不但要从疏肝健脾补肾着手，还应告诫患者调整生活作息、纾解情绪压力对治疗该病有很大的帮助。

（冯　倩）

第十一节 产后病

一、疾病概述

产后病指产妇新产后或产褥期内发生的与分娩或产褥相关的疾病。因产后妇人胞宫正开，气血耗伤，脉络空虚，情志异常、调养不当容易导致疾病的发生，出现产后发热、产后抑郁、产后血晕、产后身痛等疾病。

二、病因病机

（一）亡血伤津、正气亏虚

夏敏教授认为产妇经产程耗力、损耗津血，或因手术损伤等均会造成阴血亏虚，元气亏损，加之气血虚弱，又需排出胞中余血浊液，故而百脉亏虚。若兼夹瘀血、邪毒、痰浊等病理产物，可致产后血晕、产后发热、恶露不尽等疾病。

（二）瘀血阻滞、新血不生

妇人经产创而络脉受损，血不循经而溢于脉外，离经之血停留于胞中，故而形成瘀血；或阴血亏虚，脉道失于充养，经脉不能滑利通畅，血液运行不畅而致瘀血形成；恶血不除、新血不生，故见恶露不止、产后身痛、产后发热等。

（三）情志不遂、外邪易袭

妇人产后五志过极，情志不遂，肝失调达，气机不畅，易致产后身痛、产后小便不利、乳汁异常；《素问遗篇·刺法论》言："正气存内，邪不可干。"妇人产后胞脉空虚、腠理不固，风寒暑热之邪来犯，正邪相争，营卫不和，故而产后发热、产后身痛等杂病丛生。

三、治法治则

（一）扶正补虚、益气养血用药

夏敏教授根据患者产后多虚的特点，治疗上以扶助正气、调补气血为主。女子以气血为用，肾为先天气血之来源，而脾胃又为后天气血生化之源。气血化生，上为乳汁，下为月水。故在补益气血之时当兼顾补益脾胃肾气，用药之时多以四君子汤、四物汤类为加减以补益气血，循用补法之时又谨记“补气不可过于辛热以防耗阴，养阴不能过于寒凉以免伤阳气”。若有肾虚证，则加山茱萸、黄精、枸杞等补肾益精之品；若肾气不固之滑脱，则加海螵蛸、五味子等收涩之品。虚证并非一味只用党参、黄芪、熟地黄类大补之药，更添得陈皮、木香、川芎等推动气血运行之药，以求补而不滞。

（二）活血化瘀用药

妇人产后气血虚弱、腠理不固，虚寒之邪容易乘虚而入，血得寒则凝、得热则行，凝则血瘀，故而瘀血停而不行。夏敏教授认为，产后病纯虚或纯实证并不多见，本虚标实者则为常证，但有标本缓急、虚实偏颇之不同，当须谨慎甄别，不可妄用攻伐，滥施温补，而犯虚虚实实之戒。治疗产后恶露不下主要是以瘀血停积为患，瘀血不祛诸症难消，产后气血之虚虽未及平复，仍应温经散寒、活血逐瘀；善用当归、川芎、赤芍、桃仁等生化汤方类以祛瘀血，促新血生成。若是产后诸痛，痛而喜温可添姜黄、桂枝、炮姜；痛而气滞则添延胡索、香附；若是恶露久行不止，则需添金银花、连翘等清热解毒药以防感染邪毒；若是人工流产术后有胞衣未尽，则加三棱、莪术行气活血而破瘀，荡涤瘀血。夏敏教授认为产后病仍以气血虚弱为主，使用活血化瘀法，亦当中病即止，仍需补益气血以固母体之基础。

（三）疏肝理气用药

女子以肝为先天，而肝以通为用，以通为补。产后妇人情志不遂易气机不畅，虽不以气血亏虚为根本，但气滞不通而痛，气滞又致瘀血内停，亦可引发多种产后病。故而疏肝理气多以川芎、柴胡、延胡索、香附等疏肝行气止痛药物为主。若有膀胱气化不利者，则加之木通、车前子、滑石等。若用渗下通利之药，需仔细斟酌，必定固护津液，避免加重亡血伤阴之态。

（四）外感风寒用药

产后百脉空虚又逢外邪易侵，邪气多以风邪为主，风又常与寒、湿、热之邪相裹挟，卫表不固，正邪相争，故见发热、身痛。故而该病仍以虚为本，治疗仍以四物、四君类加减，再根据风寒、风热、风湿以治之。若有其他兼证，无须拘泥，当分清主次，辨证治之。

四、总结

夏敏教授认为妇人经历胎产之事，必定耗气伤血，形成“气血亏虚、瘀血内阻”之病理特点，此为产妇之共性，故而治疗之时当谨记该特点以用药，而不可妄用辛燥耗气伤血之品，亦不可多渗下通利之药；而因饮食偏好、情志劳倦、外邪等诸多因素差异而致病的产妇，故而所患产后病症不同，用药偏倚宜有不同，此为个性。治疗产后病当抓住共性、掌握个性，分清病机主次，辨证施治，选方用药。

医案赏析

●病案一（产后发热案）：李某，女，30岁，2018年8月11日初诊。

【主诉】产后10天，时有发热9天。

【现病史】：患者于2018年8月1日顺产一女，产后第2日开始发热，体温波动在37.2～39 ℃，给予抗生素、清热解毒口服液治疗无效。今产后第10天，因无名高热不退，故来就诊。现症见发热，体温高达40.2 ℃，食欲可，面色红赤，体质壮实，较多，口渴喜饮，大便如常，恶露量少、无异味，无腹痛。

【家族史】无特殊。

【过敏史】无药物、食物过敏史。

【辅助检查】2018年8月11日血常规（–），尿常规（–），粪常规（–），肝肾功能（–），彩超正常。

【体格检查】T 40.2 ℃，舌质红，苔白燥，脉洪大应手而数。

【中医诊断】产后发热。

【中医辨证】阳明经热盛证。

【治法】清热生津。

【方药】白虎汤合生化汤加减。

【处方】

石膏50 g　知母20 g　当归15 g　川芎10 g

桃仁6 g　益母草30 g　泽兰15 g　炙甘草5 g

粳米15 g　羚羊角粉3 g（另冲）

3剂，水煎服，取汁400 ml，1日1剂，分早中晚三次温服。

【医嘱】饮食宜清淡，忌生冷、油腻、辛辣之品。

【随访】服2剂后烧退。

按：《景岳全书·妇人规》云：“产后气血俱去，诚多虚症。”又曰：“产后发热，有风寒外感而热者，有邪火内盛而热者，有水亏阴虚而热者，有因产劳倦、虚烦而热者，有去血过多，头晕闷乱烦热者。诸证不同，治当辨察。”产后发热有虚有实，不可一概从虚而论。本案系阳明经气分热盛，即“邪火内盛而热者”。治以甘寒之性的石膏、知母，以清热泻火，直折火势，滋阴润燥，保护胃津；羚羊角咸寒入心肝经，可加强清热之力，又可除热盛动风、逆传心包之虞；粳米、炙甘草益气和中，防寒凉伤胃；生化汤去炮姜，加益母草活血化瘀，以防热瘀缠绵，变生他证。治疗该案，遵循“勿拘于产后，亦勿忘于产后”的原则，大胆投用白虎汤，但强调清热不能过于苦寒，中病即止。

●病案二（产后腹痛案）：张某，女，35岁，2018年3月20日初诊。

【主诉】剖宫产后15天，伴下腹坠痛5天。

【现病史】患者于2018年3月5日剖宫产一子，体重4000 g，产时出血约1500 ml，予输压积红细胞2U。术后7天出院，出院时Hb 80 g/L，5天前出现下腹疼痛，时发时止，持续至今故来诊。现症见：下腹隐痛伴腰酸下坠，阴道出血量少，色淡暗，乏力倦怠，纳食可，大便时溏，小便稍频。

【个人史】G3P2。2012年3月自然分娩一女，人流1次。

【既往史】无特殊。

【家族史】无特殊。

【过敏史】无药物、食物过敏史。

【体格检查】舌淡暗，苔薄白，脉沉涩。

【辅助检查】彩超：子宫增大，下段回声不均，宫腔内散在略高回声斑点。血常规：Hb 92 g/L，余项正常。

【中医诊断】产后腹痛。

【中医辨证】气血亏虚兼血瘀证。

【治法】益气养血，化瘀止痛。

【方药】生化汤加减。

【处方】

黄芪30 g　党参15 g　当归10 g　川芎10 g

炮姜6 g　炒白术15 g　茯苓15 g　炒山药30 g

木香6 g　砂仁6 g（后下）　炒白芍30 g　续断30 g

升麻5 g　益母草30 g　贯众9 g　炙甘草5 g

7剂，水煎服，取汁400 ml，1日1剂，分早中晚三次温服。

【随访】药后腹痛消失，未再发作。

按：产妇在产褥期内发生与分娩或产褥有关的下腹疼痛，称产后腹痛，又称“儿枕痛”“产后腹中痛”。本病多见于新产后，好发于经产妇。孕妇分娩后，由于子宫缩复作用，小腹阵阵作痛，于产后1~2天出现，持续2~3天自然消失，西医学称“宫缩痛”“产后痛”，属于生理现象，一般不需要治疗。当腹痛剧烈，难以忍受，或腹痛绵绵，疼痛不已，则为病态，应给予治疗。《金匮要略·妇人产后病脉证治》中详尽记载了产后腹痛的证型，分别为血虚里寒证、气血郁滞证、瘀血内阻证、瘀血内阻兼阳明里实证、血凝中虚证、水血俱结证等，涉及寒热虚实之证。本案之产后腹痛系多次孕产，数伤气血，兼之产后瘀血内留，冲任、胞宫经脉失养、瘀血阻滞而发疼痛。治疗应益气养血充养经脉，化瘀行滞疏通冲任，方可奏效。古人云：“产后以大补气血为主，余症宜从末”“新产虽极虚，以祛瘀为第一要义”，足见补虚、祛瘀在产后病中的重要性。方中参、芪、归、芍、草、升麻益养气血，升提元气；白术、山药、木香、砂仁、茯苓健脾益气，和胃调中，以资气血生化之源；续断补肾壮腰，以助先天；生化汤去滑肠之性之桃仁，可化瘀生新，温经行滞。诸药相合，补而不滞，攻补得法，虽不止痛而痛自止。

●病案三（产后身痛案）：杨某，女，32岁，2018年12月29日初诊。

【主诉】产后35天，身痛、麻木25天。

【现病史】患者于2018年11月24日自娩一男活婴，产后10天出现身痛、麻木，持续至今，故来诊。现症见：全身冷痛、麻木、肢困乏力，恶风寒，受凉后枕部胀痛不适，阴道少量褐色分泌物，无异味，偶有下腹痛，纳眠可，二便正常。

【个人史】G3A2P1，顺产1次，人流1次，2016年生化妊娠1次。

【既往史】无特殊。

【家族史】无特殊。

【过敏史】无药物、食物过敏史。

【体格检查】舌淡红，苔薄白，脉沉细无力。

【辅助检查】无。

【中医诊断】产后身痛。

【中医辨证】气血亏虚兼感风寒证。

【治法】益气养血，祛风散寒，通络止痛。

【方药】自拟变通三痹汤加减

【处方】

黄芪30 g　桂枝10 g　白芍10 g　独活10 g

桑寄生30 g　秦艽10 g　防风10 g　细辛3 g

当归15 g 川芎10 g 茯苓15 g 羌活10 g

益母草30 g 泽兰15 g 太子参10 g 熟地黄10 g

伸筋草30 g 怀牛膝15 g 制附子6 g（先煎） 生姜9 g

大枣15 g

以黄酒1两为引，7剂，水煎服，取汁400 ml，1日1剂，分早中晚三次温服。

二诊（2019年1月5日）：左半身疼痛、麻木消失，右半身冷痛、怕风症状较前减轻，右手及右足关节处仍有麻木不适，少量阴道出血，乳汁量可，质偏稀，纳眠可，二便调；舌脉如前。

【处方】

黄芪30 g 桂枝10 g 白芍20 g 独活10 g

桑寄生30 g 秦艽10 g 防风10 g 细辛3 g

当归15 g 川芎10 g 茯苓15 g 羌活10 g

益母草30 g 泽兰15 g 太子参10 g 熟地黄10 g

伸筋草30 g 怀牛膝15 g 制附子6 g（先煎） 生姜9 g

大枣15 g 桑枝15 g 续断30 g

以黄酒1两为引，14剂，水煎服，取汁400 ml，1日1剂，分早中晚三次温服。

三诊（2019年1月19日）：右半身隐痛偶有发作，无阴道出血及腹痛，乳汁不足，纳眠可，二便正常；舌淡红，苔薄白，脉沉细。

【处方】

黄芪30 g 桂枝10 g 白芍20 g 独活10 g

桑寄生30 g 秦艽10 g 防风10 g 细辛3 g

当归15 g 川芎10 g 茯苓15 g 羌活10 g

漏芦15 g　续断30 g　太子参10 g　熟地黄10 g

伸筋草30 g　怀牛膝15 g　制附子6 g（先煎）　生姜9 g

大枣15 g　桑枝15 g　穿山甲粉3 g（另冲）　王不留行15 g

以黄酒1两为引，14剂，水煎服，取汁400 ml，1日1剂，分早中晚三次温服。

【随访】药后乳量可，身痛未再发作。

按：产后身痛是指产妇在产褥期内，出现肢体或关节酸楚、疼痛、麻木、重着者。产后身痛日久不愈，迁延至产褥期后，则不属本病，当作痹症论治。本病发生与产时、产后的生理特点有关。产时创伤，用力耗气，出血伤津，致产妇气血骤虚，四肢百骸及经脉失养；元气受损，卫表不固，风、寒、湿邪乘虚而入，气血凝滞，经络不畅，身痛而发。如《诸病源候论》曰："产则伤动血气，劳损脏腑，其后未平复，起早劳动，气虚而风邪乘虚伤之，致发病者，故曰中风。若风邪冷气，初客皮肤经络，疼痛不仁，苦乏少气。"夏敏教授认为本病的病机核心在于气血不足，风寒湿瘀为致病之标，虚实兼夹，以虚为主。治疗以补养气血、滋益肝肾为主，兼以祛风、散寒、除湿、通络，以黄芪桂枝五物汤、独活寄生汤化裁，创制变通三痹汤。本案即以此为主方加减。方中黄芪桂枝五物汤为张仲景《金匮要略》中治疗"血痹"之方。《金匮要略·方论本义》中论述该方："在风痹可治，在血痹亦可治也。以黄芪为主固表补中，佐以大枣；以桂枝治卫升阳，佐以生姜；以芍药入营理血，共成厥美。五物而营卫兼理，且表营卫里胃肠亦兼理矣。推之中风于皮肤肌肉者，亦兼理矣。"选独活寄生汤中的四物汤养血活血；参、苓、姜、枣、草益气健脾和中；独活、细辛、秦艽、防风，加羌活可祛全身上下、经络、筋骨之风寒湿邪，舒筋骨，利关节，止疼痛；桑寄生、牛膝补益肝肾兼祛风湿；加辛热之附子温补元阳；伸筋草加强舒筋活络之力；益母草、泽兰活血化瘀，祛瘀生新，故黄酒为引，温经散寒活血，使药力通达经络，发散肌肤。症状明显减轻，手足关节处麻木较为明显，加桑枝、续断、白芍增量，以助行气通络、补益肝肾、养血柔筋之效。本案之治补虚为先，纵有风寒之邪，也不峻投攻伐之品，寓攻于补之中，产后身痛得以及时痊愈。

●病案四（产后腰膝痛）：叶某，女，33岁，2018年6月28日初诊。

【主诉】产后20天，伴腰膝疼痛5天。

【现病史】患者于2018年6月8日自娩一男婴，产后劳累出现腰部、双下肢、双足疼痛，足心发凉，劳累及感寒后加重，畏风，泌乳可，恶露已净3天，纳眠可，二便调。

【个人史】G4A2P2，顺产2次（2015年顺娩一女婴），人流2次。

【既往史】无特殊。

【家族史】无特殊。

【过敏史】无药物、食物过敏史。

【体格检查】舌红，苔薄白，脉沉细。

【辅助检查】无。

【中医诊断】产后身痛。

【中医辨证】肾虚兼感风寒证。

【治法】补肾益气，养血柔筋，强腰壮骨，佐以祛风散寒

方药。

【方药】自拟方。

【处方】

黄芪30 g　桂枝10 g　白芍20 g　独活10 g

桑寄生30 g　秦艽10 g　防风10 g　细辛3 g

杜仲20 g　当归15 g　葛根10 g　熟地黄18 g

威灵仙30 g　伸筋草30 g　怀牛膝15 g　制附子9 g（先煎）

炙甘草6 g　生姜9 g　大枣15 g

以黄酒1两为引。15剂，水煎服，取汁400 ml，1日1剂，分早中晚三次温服。

二诊（2018年7月15日）：双下肢、腰部疼痛较前缓解，久站后有所加重，吹空调后上肢关节疼痛，纳眠可，二便调，舌脉如前。

【处方】

黄芪30 g　桂枝10 g　白芍20 g　独活10 g

桑寄生30 g　秦艽10 g　防风10 g　细辛3 g

杜仲20 g　当归15 g　葛根10 g　熟地黄18 g

威灵仙30 g　伸筋草30 g　怀牛膝15 g　附子9 g（先煎）

炙甘草6 g　生姜9 g　大枣15 g　姜黄10 g

以黄酒1两为引。15剂，水煎服，取汁400 ml，1日1剂，分早中晚三次温服。

【随访】药后诸症明显减轻，再续14剂后，以此为丸药，连服半月后告愈。

按：巢元方《诸病源候论》曰："肾主腰脚，而妇人以肾系胞，产则劳伤肾气，损伤胞络，虚未平复，而风冷客之……肾主腰脚，肾经虚损，风冷乘之，故腰痛。"书中指出该病发生与产劳伤肾，肾经虚损未愈，风寒邪客有关。因该病发病于这一特殊时期，势必兼有气血之不足，故而治疗应补肾与调养气血同时佐以祛风散寒宣络之品，桑寄生，投以自拟的变通三痹汤加减。方中重用杜仲、怀牛膝补肾益肝，强腰健骨，兼除风湿；芪、草、姜、枣合四物汤益气健脾，养血活血；桂枝温经通络，制附子补火助阳以抵寒邪；独活、秦艽、防风、细辛、威灵仙、伸筋草除风散寒，舒经活络；以黄酒为引以助药力发挥。肾虚平复非数日之功而就，始以汤剂速见成效，以丸药缓补慢图，终得痊愈。

●病案五（产后恶露不绝案）：谢某，女，27岁，2018年12月29日初诊。

【主诉】剖宫产术后52天，伴阴道出血。

【现病史】患者剖宫术52天后，阴道出血至今未止，故来诊。现症见：阴道少量出血，色暗，无异味，偶有腹痛，伴腰酸痛，双膝发凉怕冷，乏力，纳可，眠差，不易入睡，大便稀，小便正常。

【个人史】G4A2P2，顺产2次（2016年剖娩一男活婴，2018年剖娩一女活婴），人流2次。

【既往史】2006年因甲亢行部分甲状腺切除术。现甲状腺功能减退，口服优甲乐治疗。

【家族史】无特殊。

【过敏史】无药物、食物过敏史。

【体格检查】舌淡暗，苔白腻，脉沉涩。

【辅助检查】2018年12月23日彩超显示：子宫附件未见明显异常。

【中医诊断】恶露不绝。

【中医辨证】气虚血瘀证。

【治法】益气养血，化瘀固冲。

【方药】生化汤加减。

【处方】

红参10 g（另炖）　黄芪30 g　当归15 g　川芎10 g

桃仁6 g　红花15 g　炮姜6 g　泽兰15 g

益母草30 g　荆芥炭10 g　元胡12 g　佩兰15 g

砂仁6 g（后下）　续断30 g　炙甘草6 g

以红糖为引，7剂，水煎服，取汁水400 ml，1日1剂。

【随访】药后出血停止，余症已消。

按：产后血性恶露持续10天以上，仍淋漓不尽者，称为“产后恶露不绝”。患者始患甲状腺功能亢进症，手术后转为甲状腺功能减退症10余年，素体脾肾不足，加之手术生产，动气耗血，产创脉络受损，离经之血停留胞中、冲任，无力消散，新血不得归经而致恶露不尽、腹痛。如《胎产心法》云：“产后恶露不止，由于产时伤其经血，虚损不足，不能收摄或恶血不尽，则好血难安，相并而下，日久不止。”肾虚温养失司则腰酸痛，双膝关节发凉怕冷；脾虚气少，则便溏、乏力；血虚心神失养，则眠差、不易入睡；舌脉亦为气虚血瘀之征。病系虚瘀为患，法当补虚、祛瘀并举，然观其脉证，又以虚为甚，应补中祛瘀为宜，投以生化汤加减。方中参、芪、归、草大补气血；其中生化汤如《成方便读》曰：“当归养血，甘草补中，川芎理血中之气，桃仁行血中之瘀，炮姜色黑入营，助归、草以生新，佐芎、桃而化旧，生化之妙，神乎其神”；益母草直达胞宫，祛瘀血而不伤血；荆芥为血分之风药，下瘀血，入血分，辛以散之，温以行之，炒炭可止血，《本草汇言》谓之“凡一切失血之证，已止未止，欲行不行之势，以荆芥之炒黑可以止之”；元胡行气活血止痛；砂仁、佩兰芳香醒脾悦胃，健中化湿；续断为养肝肾之要药。全方补中有化，化中有止，补虚不滞邪，祛瘀不伤正，乃遵古人“勿拘于产后，亦勿忘于产后”之意也。

●病案六（产后恶露不绝案）：卢某，女，25岁，2021年7月11日初诊。

【主诉】产后30余天伴阴道出血未止。

【现病史】患者于2021年6月5日自娩一子，产时胎盘滞留行徒手剥离，产后半月恶露未净，予中药（用药不详）、益母草胶囊治疗无效，故来诊。现症见：阴道出血时多时少，暗红，有小血块，下腹隐痛，膝关节痛，遇冷加重，纳少眠差，二便正常。

【个人史】G1P1。

【既往史】无特殊。

【家族史】无特殊。

【过敏史】无药物、食物过敏史。

【体格检查】舌质暗红，脉沉涩。

【辅助检查】妇科彩超显示：子宫大，宫腔内斑点样略强回声。

【中医诊断】产后恶露不绝。

【中医辨证】瘀血内停，血不归经证。

【治法】益气温阳，活血逐瘀。

【方药】自拟逐瘀清宫方加减。

【处方】

黄芪30 g　当归15 g　川芎10 g　赤芍15 g

红花15 g　肉桂6 g　川牛膝15 g　泽兰15 g

炮姜6 g　桃仁10 g　三棱30 g　莪术30 g

益母草30 g

7剂，水煎服，取汁水400 ml，1日1剂。

二诊（2021年7月14日）：服药后阴道出血有所增加，腹痛未作，膝关节仍酸痛，舌暗红，脉沉细。

【处方】

黄芪30 g　当归15 g　川芎10 g　赤芍15 g

红花15 g　肉桂6 g　川牛膝15 g　泽兰15 g

炮姜6 g　桃仁10 g　三棱30 g　莪术30 g

益母草30 g　桃仁12 g　炙甘草6 g

7剂，水煎服，取汁水400 ml，1日1剂。

【随诊】3剂后阴道出血已止。7剂药尽，诸症消退。

【辅助检查】复查妇科彩超显示：子宫、双附件未见明显异常。

按：患者产创脉络受损，血不循经，加之分娩耗气伤血，感受寒邪，致离经之血停留于胞中，新血不得归经，见恶露不止、下腹痛；心脉不畅，心神失养则眠差；瘀滞于关节则局部冷痛；气虚，中焦失于健运则食欲缺乏。《医学心悟·恶露不绝》曰："产后恶露不绝。若瘀血停积，阻碍新血，不得归经者，先去其瘀而后补其新，则血归经矣。"朱丹溪则云："产后当大补气血，即有杂证，以末治之。"而张子和指出："产后慎不可作诸虚不足治之。"根据产妇产后的生理特点及自身多年的临床实践，夏敏教授认为，产后病纯虚或纯实证并不多见，本虚标实者为常证，但有标本缓急、虚实偏颇之不同，当须谨慎甄别，或治实中寓以补虚，或补虚中寓以治实，或二者并重，切不可妄用攻伐，滥施温补，而犯虚虚实实之戒。如《景岳全书·妇人规》所言："凡产后气血俱去，诚多虚证。然有虚者，有不虚者，有全实者。凡此三者，但当随证、随人，辨其虚实，以常法治疗，不得执有诚心，概行大补，以致助邪。"辨本案之证，主要是以瘀血停积为患，瘀血不祛诸症难消，产后气血之虚虽未及平复，仍应温经散寒、活血逐瘀。如《成方便读》云，"夫产后气血大虚，固当培补，然有败血不去，则新血亦无由而生，故见腹中疼痛等证，又不可不以祛瘀为首务也"。首选自拟逐瘀清宫方加减，方中莪术、三棱对药同用，走气入血，行气活血而破瘀，荡涤瘀血；当归、川芎、红花、赤芍养血活血行气；益母草、泽兰活血化瘀生新；肉桂温经散寒，通利血脉，化瘀止痛；黄芪补气升提，以防伤正；川牛膝补益肝肾，引血下行。全方消瘀攻邪中寓以扶正，三剂以下即改为参芪生化汤加减，补养气血，化瘀生新，治疗谨遵攻邪不过消导，补虚不可滞邪，"勿拘于产后，亦勿忘于产后"之训。

●病案七（产后汗证案）：张某，女，31岁，2020年7月16日初诊。

【主诉】产后汗出较多1个月余。

【现病史】患者于2020年6月3日行剖宫产，产后汗出不止，始未在意，后渐加剧，故来诊。现症见：汗出较多，不分昼夜，沾衣湿巾，进食及活动后尤甚，夜间汗出后自醒，醒后难以入睡，口干喜饮，体倦乏力，泌乳量少、质稀薄，纳食欠佳，恶露已净，二便正常。

【个人史】G1P1。

【既往史】无特殊。

【家族史】无特殊。

【过敏史】无药物、食物过敏史。

【体格检查】舌淡苔薄，脉细弱无力。

【中医诊断】产后汗证。

【中医辨证】气阴不足证。

【治法】益气养阴，生津止汗。

【方药】自拟方。

【处方】

黄芪30 g　太子参20 g　炒白术10 g　防风10 g

白芍15 g　煅龙骨30 g　煅牡蛎30 g　浮小麦30 g

熟地黄20 g　当归15 g　麦冬15 g　通草6 g

五味子15 g　炙甘草5 g

7剂，水煎服，取汁水400 ml，1日1剂。

二诊（2020年7月23日）：汗出减轻，夜间自醒次数减少，乳量不足，仍感乏力，脉沉细。

【处方】

黄芪30 g　太子参20 g　炒白术10 g　防风10 g

白芍15 g　煅龙骨30 g　煅牡蛎30 g　浮小麦30 g

熟地黄20 g　当归15 g　麦冬15 g　通草6 g

五味子15 g　炙甘草5 g　王不留行15 g

7剂，水煎服，取汁水400 ml，1日1剂。

三诊（2020年7月30日）：时有微汗出，乳量可，仍感乏力，舌脉如前。以八珍汤调理善后。

按：产后失血伤阴，以致阴血偏虚，阳气偏旺，通过汗出以损阳，使阴阳调和，是一种正常的生理现象。如《金匮要略·妇人产后病脉证治》所言，“产妇喜汗出者，亡阴血虚，阳气独盛，故当汗出，阴阳乃复”。但若汗出量多，持续日久不止者，当作病论。产后汗出常分为气虚自汗、阴虚盗汗两证。观本案脉证，乃气阴俱虚为患。产后耗损元气、失血伤阴，加之素体不足，调护不慎，气血阴液未能平复，则致卫阳不固，腠理不实，阴津外泄而自汗；阴血不足，阴虚阳越，迫津外出而盗汗。如《校注妇人良方·卷十九》云：“产后汗不止者，皆由阳气顿虚，腠理不密，而津液妄泄也。”《诸病源候论·妇人产后病诸候》曰：“夫汗，由阴气虚而阳气加之……是为气阴气虚也……阴气虚弱不复者，则汗出不止。”本证气虚而无寒征，阴虚无热象，遣方用药应温和为度，补气不可过于辛热以防耗阴，养阴不能过于寒凉以免伤阳气。方中玉屏风补气固表，党参易太子参去其温燥，增其养阴，加黄芪以助补益元气之力：地、归、芍为四物汤去辛散走窜之川芎，养血活血，和营敛阴，“夺血者无汗，夺汗者无血”，治汗亦应治血；麦冬、五味子配太子参有生脉散之意，能益气生津，滋阴敛汗；煅龙骨、煅牡蛎、浮小麦固摄止汗，养心安神；通草甘淡下乳。待汗出减少，加走而不守之王不留行活血通络，以增下乳之效。汗止后改用八珍汤益气养血固本善后。

●病案八（产后缺乳案）：汤某某，女，24岁，2019年4月24日初诊。

【主诉】产后乳汁过少1个月余。

【现病史】患者于3月13日顺产一女婴，一直乳汁甚少，乳房不触及即漏乳，乳汁清稀；产后出血不多，但恶露至今已1个月余，量少，色淡红；口干，时感头昏，纳可，二便尚可。

【个人史】G1P1。

【体格检查】舌淡，苔薄，脉细。

【中医诊断】产后乳汁缺乳。

【中医辨证】气血虚弱证。

【治法】益气健脾，通络下乳。

【方药】自拟方。

【处方】

党参15 g　黄芪15 g　当归12 g　炙甘草6 g

通草6 g　木馒头10 g　炮甲珠10 g　白芷6 g

大枣3 g　陈皮6 g　川芎6 g

7剂，水煎服，取汁水400 ml，1日1剂。

二诊（2019年4月30日）：服上方6剂，恶露已净，乳汁增多，乳房已有胀感，但仍漏乳，口干，舌淡，苔薄，脉细。

【随诊】服上方10余剂，乳汁增多，再无漏乳。

按：产后乳汁甚少或全无，称为“产后乳汁不行”，亦称“缺乳”或“无乳”。乳汁不行证有虚实之别，实者气滞乳壅、闭而不行，症见乳胀乳痛；虚者气血虚弱，生化不足，无乳可下，症见乳房不胀，乳汁清稀。此患者产后月余，恶露淋漓不尽、量少色淡，乳汁少、质清稀，乳房不胀，时而漏乳，乃一派气血不足之象。新产之妇，气血暴虚，妇人以血为用，上为乳汁，下为月水，血虚则乳汁无以化生，故乳少而质甚稀；气虚则固摄无权，上则漏乳，下则恶露点滴难尽。然气血所化本于脾胃之健运，《女科经纶》慎斋曰：“产后脾胃之气旺，则血旺而乳多。脾胃之气衰，则血减而乳少。此立斋治乳汁以壮脾胃滋化源为要也。若不顾脾胃以补气血，徒从事于通乳之剂，是犹求千金于乞丐而不可得矣。”既是脾胃气虚所致，治宜健脾为主，然毕竟乳汁不行，故佐以通经下乳。方中党参、黄芪、炙甘草、陈皮健脾益气；当归、川芎温和流动之品，活血益血，治恶露；白芷活利血脉，引诸药入多气多血之阳明经；通草性味淡甘平，功能利水道、催生下乳，张山雷谓其“以淡用事，故能通利经络，其性又不似木通之猛，虽能通利又不甚伤阴”；穿山甲（炮甲珠）味咸性微寒，《本草纲目》谓其“通经脉，下乳汁，此物穴山而居，寓水而食，出阴入阳能窜经络达于病所”，故用于通经下乳作用极强；奶母又名木馒头，性味甘平，《中国药物大辞典》谓其能“通乳，活血，消肿，治乳汁不下”。全方重在健脾滋其化源，佐以通经下乳之药，寓行于养之中，养在其首，通在其中，养不滋腻，通不破散，正合前人“药有个性之特长，方有合群之妙用”。

（翁双燕）

第十二节 子宫内膜息肉

一、中西医对子宫内膜息肉的认识

子宫内膜息肉（endometrial polyps，EP）是由子宫内膜腺体及含厚壁血管的纤维化子宫内膜间质构成的突出于子宫内膜表面的良性结节，常见于35岁以上妇女，随年龄增长发病率增高。我国女性子宫内膜息肉发病率约占妇科疾病的24%~25%。子宫内膜息肉的主要临床表现为月经周期、经期、经量的改变，常伴不孕，少部分有恶变可能。中医诊断根据其症状表现结合现代检查技术，认为其属于“经间期出血”“经期延长”“癥瘕”“不孕”等范畴。目前大部分学者认为其病机是肝、脾、肾三脏功能失调，水、气、血运行失调，进而产生痰瘀等病理产物，痰瘀壅滞胞宫，导致本病的发生，应调理肾、肝、脾三脏以治其本，化痰祛瘀、消癥散结以治其标。据文献报道，该疾病的发生还与患者体质相关，以痰湿体质者多见。王国华教授从痰湿论妇科疾病，进一步阐述了痰湿与“月经失调”“癥瘕”“不孕”的关系。

子宫内膜息肉不仅是子宫内膜局部的病变，也是全身病变的一种表现。其在临床上公认的病因主要有三种：一是宫腔慢性炎症。子宫内膜在长期、反复接受机械刺激和生物致炎因子的作用下，肥大细胞反应性增生，VEGF、IGF、EGF等细胞因子表达失调，刺激导致息肉形成。二是雌、孕激素水平不协调，雌激素受体和孕激素受体分布不均。研究证实EP为激素依赖性疾病，雌激素可促进细胞分裂，促使子宫内膜呈增生期改变。孕激素可对抗雌激素的增生作用，诱导子宫内膜向分泌期转化，发生周期性撤退剥脱，高雌激素、低孕激素状态可导致子宫内膜过度增殖，促使EP的发生。绝经后女性在雌激素水平下降的情况下仍有EP的高发生率，是因为ER、PR在EP基质和腺体的表达均高于邻近正常内膜，结合力增强，导致子宫内膜局部过度增生。三是代谢功能紊乱。代谢综合征和胰岛素抵抗的患者在雌激素的合成、传递和调节方面功能失调，部分患者可能合并高雄激素、高泌乳素血症，阻碍了卵巢正常的卵泡生长和排卵功能，使子宫内膜长期处于增生状态，最终导致EP的发生。

近年来EP的发病有增多趋势，有学者研究发现其病因主要与遗传因素、甾体激素受体局部失衡、增殖与凋亡失调、慢性炎症刺激、某些药物影响、细胞因子等有关。对于育龄期女性的主要影响是月经失调及不孕。有研究表明，在不孕症患者中，合并代谢综合征患者的EP发生率高于非代谢综合征患者。胰岛素抵抗与EP呈正相关。而且远期有发生糖尿病、高血压、心血管疾病、子宫内膜癌等并发症的风险。中医“痰瘀胞宫”理论与IR密切相关。代谢综合征的患者往往是脾失健运的结果。有中医学者通过对证型的研究，针对主要证型采用活血化瘀法、疏肝理气法、健脾除湿法治疗EP，临床报道也有不错的疗效。

二、子宫内膜息肉的诊断

目前在国内还没有针对子宫内膜息肉诊治的专家共识，国外目前有2021版子宫内膜息肉的循证与管理指南。指南推荐采用超声检查，若提示宫腔内见增强回声，子宫内膜增厚，或提示子宫内膜回声欠均匀可考虑子宫内膜息肉。如果考虑子宫内膜息肉，则可以采用宫腔镜检查，术中提示内膜息肉样改变。子宫内膜息肉的诊断主要是建立在病理学诊断的基础上。如病理检查提示子宫内膜息肉样增生即可确诊为子宫内膜息肉。

（一）临床表现

1.异常子宫出血

异常子宫出血是子宫内膜息肉最常见的临床表现，发生于68%的妇女。64%～88%罹患子宫内膜息肉的绝经前妇女有异常子宫出血症状，包括月经过多、月经不规律、同房后出血、经间期出血。子宫内膜息肉导致的异常子宫出血占所有异常子宫出血的39%。56%绝经后子宫内膜息肉患者因阴道流血就医。21%～28%的患者绝经后阴道流血由子宫内膜息肉所致。

2. 宫腔占位性病变

影像学检查提示宫腔占位性病变是子宫内膜息肉的另一个主要临床表现。患者可能因为异常子宫出血、不孕行影像学检查或宫腔镜检查发现子宫内膜增厚不均或宫腔占位性病变，也可能在常规体检盆腔超声检查时发现宫腔占位性病变，而不伴任何症状或体征。

3. 不孕

部分患者因原发或继发不孕，行盆腔超声检查或宫腔镜检查发现子宫内膜息肉。不孕妇女中报道的子宫内膜息肉发生率差异很大，原发不孕妇女为3.8%~38.5%，继发不孕妇女为1.8%~17%（在所有不孕妇女中为1.9%~24%）。

（二）妇科检查

子宫内膜息肉多体积较小，妇科检查子宫大小正常，无异常发现。息肉较大自子宫颈口脱出时，妇科检查可见粉红色或暗粉红色息肉样或舌状带蒂赘生物自子宫颈管脱出，质地中等或较脆，可能有出血。如子宫颈管较松，手指伸入子宫颈管内探及息肉蒂部，可发现该息肉起源于宫腔内，而非子宫颈管内。

（三）影像学评估

1. 超声检查

超声检查可见正常形态的宫腔内有一个或数个高回声团，形态规则，周围有一层薄的高回声声晕。息肉内可见囊性区域，但并不具有诊断价值。部分情况下超声仅见增厚的内膜，或局部占位性病变。彩色多普勒超声可见息肉蒂部点状或短条状彩色血流信号。

2. 磁共振和CT检查

子宫内膜息肉的磁共振T_2加权图像表现为宫腔内低信号强度占位性病变，周围为高信号强度液体和内膜。但磁共振价格较高，在诊断子宫内膜息肉方面与超声相比并不具有更大优势。CT检查由于价格贵、放射线暴露和低敏感度，对子宫内膜息肉诊断的价值低。

三、夏敏教授对子宫内膜息肉的认识

夏敏教授认为子宫内膜息肉归属于“月经病”“癥瘕”和“不孕症”范畴，它的发生机制是肾、肝、脾功能失常，气血的运行失调，痰瘀互结于胞宫，而发生月经失调、癥瘕和不孕。中医学认为“脾”的主要功能是主运化、升清和统摄血液，与足阳明胃经相互络属，同属于消化系统的主要脏腑，机体的消化功能主要依赖于脾和胃的生理功能。如果脾的功能失调，脾阳虚弱，运化功能低下，精微物质郁积在经络腠理不能被人体利用而转变为痰浊，阻于腠理人体就会出现肥胖；阻于冲任经络，冲任不通，月经不能正常来潮；阻于胞宫则与瘀互结成为癥瘕。痰瘀互结于胞宫，则出现经期延长、经间期出血等症状。因此本病痰湿、瘀血是标，脾虚是本，常常虚实夹杂。肾为先天之本，主月经和生殖，脾为后天之本，先天的肾气要靠后天脾气运化的精微物质不断充养，主月经和生殖的功能才能正常。肾虚患者由于肾气不足，肾阳虚衰，失却温煦脾土的作用，导致脾阳不足，脾脏不能维持正常的生理功能。肝主疏泄，肝郁气滞，肝气失于疏泄，气机郁滞化火，肝旺克脾，最终影响脾的运化功能。从以上论述可以看出，无论是肾阳虚，还是肝失疏泄，最终影响脾的运化，因此脾虚是本病发病的本质，脾失运化、痰瘀互结是该病的病机。

四、夏敏教授治疗子宫内膜息肉的心得

（一）辨病与辨证结合，分型论治

根据子宫内膜息肉的发病特点，本病易发生于35岁以上妇女，并随年龄增长发病率增高。《素问·上古天真论》曰：“女子

七岁，肾气盛，齿更发长……五七，阳明脉衰，面始焦，发始堕。”从本段论述中我们可以看出女性在35岁以后脾的功能开始衰退，本病的发生也与年龄阶段有关。加之现代社会物质极丰富，生活条件优越，多吃、少动带来的是营养过剩，胰岛负担增加，出现糖代谢、脂代谢紊乱等，因此发生胰岛素抵抗、糖耐量异常、糖尿病、高脂血症等疾病的概率增加；而中医认为饮食不节，可导致脾失健运，痰湿内生。还有超负荷工作、心理压力、人际关系压力、精神紧张、抑郁与焦虑等，均可致肝气郁滞，肝的疏泄功能减退，导致脾运化水谷和运化水湿的功能下降，痰浊阻滞；又肝失疏泄，气郁不行，气滞血瘀，致痰与瘀互结于胞宫、胞络。

治疗上，夏敏教授以健脾为主要治则，辅以化痰化瘀、消癥散结之品，常用方有加味补中益气汤、苍附导痰汤、二陈汤、温胆汤、除湿汤等；肾虚者合用右归丸或温补肾阳药物，如桂枝、巴戟天、淫羊藿、鹿角霜等；肝郁者合用逍遥散、丹栀逍遥散等疏肝理气；化瘀常合用失笑散、桂枝茯苓丸等方，或选用化瘀力量较强的水蛭、三七、炮山甲、桃仁、红花、川芎、鳖甲等药物。对于子宫内膜息肉瘤体不明显者，在经期1~14天常用乌贼骨、珍珠母、生牡蛎等药物敛膜涩长。糖脂代谢障碍者常合用神曲、山楂、鸡内金等消肉积。

1.脾虚痰湿型

证见：带下量多，喉间有痰，形体肥胖，或闭经、婚久不孕；头晕头重，胸闷呕恶、困倦、四肢疲软、形寒肢冷、性欲低下，大便稀溏；舌质淡，舌体胖大，苔白腻，脉滑或濡细。

治则：健脾行气，化痰除湿。

方药：苍附导痰汤加减（苍术、白术、法半夏、茯苓、滑石、香附、川芎、当归、陈皮）。

2.气滞血瘀型

证见：性急易怒或性格忧郁，月经延后、量少或经行不畅，色暗红，夹血块，或伴经行下腹胀痛拒按，或经闭不行，婚后不孕。经前乳房胀痛、经前烦躁等。舌质紫暗，见瘀点、瘀斑，舌下静脉迂曲，苔白或黄，脉细涩或沉细、弦细。

治则：理气活血，化瘀消癥。

方药：丹栀逍遥散或膈下逐瘀汤加减（当归、川芎、赤芍、桃仁、红花、枳壳、延胡索、五灵脂、丹皮、乌药、香附、柴胡）、

3.肾虚血瘀型

证见：月经后期，量少，色淡红或暗红、质地清稀，或闭经；头晕耳鸣、腰膝酸软；或伴形寒肢冷，小便清长，大便质稀，性欲低下，或形体肥胖。舌质淡暗，见瘀点瘀斑，苔白或黄，脉沉细无力。

治则：补肾益气，化瘀消癥。

方药：右归丸或桂枝茯苓丸（熟地黄、山药、山茱萸、枸杞、鹿角胶、菟丝子、杜仲、当归、肉桂、白附子、蒲黄、五灵脂、丹参、赤芍）。

4.痰瘀互结型

证见：带下量多，喉间有痰，形体肥胖，或闭经、婚久不孕；头晕头重，胸闷呕恶、困倦、四肢疲软；月经延后、量少，色暗红，夹血块，或伴经行下腹胀痛拒按。经前乳房胀痛、经前烦躁等。舌质紫暗，见瘀点、瘀斑，舌下静脉迂曲，苔白腻或黄腻，脉细涩或沉细、弦滑。

治则：健脾除湿，化瘀消癥。

方药：苍附导痰汤合膈下逐瘀汤（当归、川芎、赤芍、桃仁、红花、枳壳、延胡索、五灵脂、丹皮、苍术、白术、法半

夏、茯苓、陈皮、香附)。

(二)中西医结合治疗

1.联合二甲双胍片治疗

对于经间期出血、经期延长或多囊卵巢综合征患者，常合用达英-35调节月经周期。糖耐量异常和胰岛素抵抗患者常合用二甲双胍、罗格列酮等药物治疗，并配合运动、饮食控制，逐步改善糖脂代谢。

2.联合孕激素治疗

除了针对病因治疗外，根据发病机理，临床上常配合使用避孕药、孕激素等治疗，均有不错疗效。黄体酮后半期疗法推荐使用方法有两种，其一是自经期第5天开始口服黄体酮胶囊或地屈孕酮，连续口服20天停药；其二是自经期第14~16天开始服用黄体酮或地屈孕酮，连续口服14天停药。除口服孕酮外，还可以安置宫内节育器（曼月乐），长效孕激素的长期释放有抑制内膜增生的作用；亦可以选择口服短效避孕药治疗，如达英-35、优思明等。

3.宫腔镜手术治疗

在宫腔镜直视下观察宫腔和内膜情况，评估宫腔是否存在占位性病变，肉眼观察初步判断病灶性质，并将可疑病灶切除送病理检查，是子宫内膜息肉诊断和治疗的有效手段。宫腔镜下可见子宫内膜有1枚或数枚息肉样凸起，病灶带蒂或基底部宽呈丘状，直径从数毫米至数厘米不等，大部分内膜息肉自宫底部内膜长出。少数情况下大量的内膜息肉可充斥整个宫腔，导致子宫体积增大。诊断性宫腔镜检查只能评估宫腔内占位性病变的大小、部位、性质，但不能切除病灶进行病理评估。

（三）按年龄和有无生育要求进行阶段性治疗

1.针对年纪轻、有生育要求的患者

采取两步方案。第一步，先行子宫内膜息肉摘除术。经阴道彩超发现子宫内膜息肉直径大于1 cm，临床表现为月经失调、不孕，患者有迫切生育要求的，一般建议先采取宫腔镜下手术摘除子宫内膜息肉。第二步，术后中西医结合双管齐下预防息肉复发，调经助孕。子宫内膜息肉术后复发率高，在临床上已为广大临床医生重视，术后在针对病因治疗的同时，积极调经、助孕。

2.针对年龄较大、无生育要求的患者

采取期待疗法。主要针对病因，采用中西医结合治疗改善症状。如无明显症状，年轻患者可以随访观察，通过治疗症状改善者定期随访；若异常子宫出血症状不能缓解，或有恶变趋势，可行诊刮术或宫腔镜下内膜息肉摘除术。术后配合中医药治疗，或宫内节育器放置，短效避孕药、黄体酮口服等治疗。

3.因地制宜

重庆地处西南地区，以山地丘陵为主，气候潮湿，女性久处湿地，感受湿邪，脾气困阻，脾失健运，导致痰湿内生，外湿更易引动内生湿浊，日久则成有形之邪。由于湿气过重，本地区居民喜进食油腻辛辣饮食，但辛辣之品容易化热，肥甘厚腻之品更易资生痰湿，痰湿与热互结，流注于下焦，侵袭胞宫、胞络，形成湿热蕴结之证。因此，对于重庆地区的子宫内膜息肉患者（脾虚痰湿、湿热蕴结表现更为突出），当以健脾燥湿为主，配合清热、化瘀凉血药物，仍以苍附导痰汤、二陈汤、温胆汤等健脾除湿、清热化痰药方为主，合用三七、炮山甲、山楂、鳖甲、丹参、赤芍等药物活血化瘀、软坚散结。

医案赏析

●病案：韩某，女，34岁，2017年2月23日初诊。

【主诉】经期延长2年，未避孕1年未孕。

【现病史】末次月经2017年1月25日。平素怕冷，四肢冰凉，大便稀，纳眠可。

【个人史】平素月经周期30～35天，经期10～15天，量多，色暗红，夹血块，伴痛经，下腹冷、腰酸。

【既往史】无特殊。

【家族史】无。

【过敏史】无。

【体格检查】舌体胖大有齿痕，舌质淡暗，苔白腻，脉沉细。

【辅助检查】激素六项未见异常。OGTT示：胰岛素抵抗。妇科彩超显示：子宫内膜厚度2 cm，回声欠均质。

【西医诊断】1.异常子宫出血；2.原发不孕；3.胰岛素抵抗。

【中医诊断】1.经期延长；2.不孕症。

【中医辨证】脾肾阳虚，痰瘀互结证。

【治法】温经散寒，活血祛瘀治。

【方药】生化汤合补中益气汤加减。

【处方】

①中药汤剂：

益母草20 g　当归10 g　川芎10 g　红花15 g

牛膝10 g　炮姜10 g　小茴香10 g　延胡索10 g

黄芪20 g　党参20 g　白术12 g　茯苓10 g

陈皮10 g　法半夏10 g　墨旱莲10 g　女贞子10 g

7剂，水煎服，每日3次。

②二甲双胍片，0.85 g，每日1次。

【医嘱】饮食作息规律，调畅情志，忌食甜食，运动30min/天。

二诊（2017年3月）：2017年2月27日来潮，月经持续8天干净。月经干净后复查阴道彩超，提示：子宫内膜厚度约1.6 cm，内见数个稍高回声，最大者约1.5 cm × 1.0 cm。建议患者行宫腔镜手术。患者遂于2017年3月10日行宫腔镜下子宫内膜息肉摘除术。术后就诊，四肢冰凉有所减轻，大便稀。舌质暗红，舌边有齿痕，苔薄白，脉沉细。

【处方】

①中药汤剂：

黄芪20 g　党参20 g　白术12 g　茯苓10 g

陈皮10 g　法半夏10 g　神曲10 g　山楂10 g

益母草15 g　桂枝10 g　桃仁10 g　赤芍10 g

山茱萸10 g　牡蛎20 g　巴戟天10 g

7剂，水煎服，每日3次。

②二甲双胍片，0.85 g，每日1次。

【医嘱】饮食作息规律，调畅情志，忌食甜食，运动30 min/d。

按：脾肾阳虚，气失温煦、推动之力，津液运化无权，遂生痰湿。气虚血瘀，与痰湿互结于胞宫，日久形成有形之癥瘕。故用手术的手段迅速剔除有形病灶，术后紧密配合益气扶正祛痰、化瘀敛膜药物标本同治。补中益气汤健脾益气、除湿化痰；桂枝茯苓丸化瘀散结消癥；巴戟天温补肾阳；加入神曲、山楂消除肉积；牡蛎敛膜。根据现代医学病因，予以二甲双胍纠正胰岛素抵抗，中西同用，达到祛除病灶、调经种子的目的。

（刘恒炼）

第十三节　不孕症

根据世界卫生组织（WHO）对不孕症的诊断标准，一对未绝育的育龄期夫妇在无防护的有规律性生活至少12个月后女方仍未怀孕者，称为不孕症。不孕症分为原发不孕和继发不孕。在育龄期夫妇中，不孕症的患病率约为8%~15%。不孕的原因中男性因素和女性因素比例几乎各占一半。

女性不孕的原因有先天原因和后天原因。先天因素有生殖器官发育异常、遗传性疾病；后天因素有内分泌功能失调、生殖器官感染、免疫功能异常、生殖器官损伤、肿瘤以及其他因素等。不孕症的诊断需结合患者病史、体格检查、妇科检查以及相关辅助检查。

《素问·骨空论》中有不孕之名。原发不孕在《山海经》中被称为“无子”，在《千金要方》中被称为“全不产”。继发不孕在《千金要方》中被称为“断续”。先天因素导致的不孕在古籍中记载为“五不女”，即螺、纹、鼓、角、脉，主要是指女子先天性生理缺陷。

不孕与肾的关系密切，并与天癸、冲任、子宫的功能失调，或脏腑气血不和，影响胞脉、胞络功能有关。夏敏教授在学习《傅青主女科》的基础上，结合自己的临床经验，认为不孕的病机为脾肾两虚、肝郁气滞、痰湿血瘀互结。根据不同疾病，辨病和辨证相结合，采用健脾补肾、疏肝理气、行气活血、燥湿化痰治疗。

一、输卵管炎性不孕

（一）中西医对输卵管炎性不孕的认识

输卵管阻塞有先天原因和后天原因两种。先天性因素常见于先天发育异常，如输卵管发育不全，无管腔或部分管腔不通。后天原因的输卵管阻塞，多因手术操作、不洁性生活、临近组织感染导致病原体感染，如革兰氏阴性菌、支原体、衣原体、结核、淋球菌等感染导致输卵管水肿、发炎；盆腔炎性疾病后遗症期输卵管与周围组织粘连，伞端闭锁或输卵管水肿、黏膜破坏、管腔狭窄、管壁增厚等造成输卵管瘢痕性挛缩，或管壁肌肉的收缩功能及上皮纤毛蠕动功能障碍，引起输卵管拾取成熟卵子、运送精子及受精卵的过程障碍，最终导致受精卵无法到达宫腔正常着床。

西医治疗输卵管炎性不孕主要通过手术治疗和辅助生殖手段。手术治疗主要有腹腔镜输卵管疏通术、输卵管导丝介入术、输卵管通水治疗等。常用药物为抗炎、蛋白水解酶类药物。手术对于部分患者有效，但术后粘连复发的问题仍旧是临床诊疗难点。对于部分手术不能疏通输卵管或粘连复发的患者，往往劝其放弃自然备孕，选择辅助生殖助孕。

输卵管炎性不孕可见于中医学中“无子”“五不女”“断续”“带下病”“妇人腹痛”“癥瘕”等范畴。现代中医学者对输卵管炎性不孕的病机认识不尽相同，故治疗方式有所不同。国医大师夏桂成认为输卵管炎性不孕的主要病机是“瘀”，瘀阻下焦，损伤冲任，故不能受精成孕，提倡用血府逐瘀汤（《医林改错》）合活络效灵丹（《医学衷中参西录》）加减，起行气活血、化瘀通络之功。马宝璋教授提出该病是虚实夹杂之症，主要病因为寒、热、湿、毒邪侵犯人体，与血互相搏结稽留于下焦，壅滞胞宫、冲任，盆腔气血、经络运行受阻，从而导致气血经络瘀滞，久病引起肾虚，故应用“解毒化瘀止痛，软坚散结除湿法”为主以顾其本，辅以补肾健脾。梁文珍认为气滞血瘀、胞脉不畅是输卵管炎性不孕的核心病机，治疗原则以通为主，内外结合，分轻重证型治疗。李颖认为肾虚是输卵管炎性不孕的根本原因，而瘀血是其病理基础，病理特点为虚实夹杂，治则上以补肾化瘀为主，根据临床症状酌加温里散寒之品。

（二）夏敏教授对输卵管炎性不孕的认识

“断续”“带下病”“妇人腹痛”“癥瘕”等疾病是后天原因导致的输卵管炎性不孕，常见于盆腔炎性疾病后遗症、输卵管手术、盆腹腔其他手术等。由于女性特殊的生理结构，女性盆腔与外界间接性相通，故女性更容易遭受外邪侵犯，再因饮食不节、不良生活习惯、手术等，邪气趁虚客于胞中，寒、湿、热、毒等侵蚀搏结于下焦，日久闭阻气机，致气滞血瘀，瘀血与内生之痰湿互结，形成癥瘕包块，阻塞胞宫、胞络，两精不能相搏，故不能受精成孕。故该病的病因与环境、饮食、体质、手术相关，病机关键点为“气郁”“痰湿”“瘀血”，疼痛、不孕、包块是盆腔炎性疾病后遗症所致输卵管炎性不孕的结局。中医学中“无子”“五不女”常见于女性生殖器官畸形导致的不孕，该类女性由于先天禀赋不足，不在常规辨证范畴之内。

夏敏教授主张先审疾病，后定治法，先查疾病类别，判定输卵管阻塞是先天原因还是后天原因。对于先天原因引起的输卵管畸形，建议患者行染色体或基因检测；对于可通过手术治疗自然备孕的患者建议行手术治疗。如无法进行手术治疗的患者，可行辅助生殖手段助孕。如为后天原因，盆腔炎性疾病后遗症、手术等导致的输卵管粘连阻塞，则需根据阻塞部位具体采用辨位和辨证同时治疗。治疗以中西医结合，取长补短，择优治疗。

（三）夏敏教授治疗输卵管炎性不孕的经验

1.口服中药方剂

（1）“化瘀”贯穿疾病始终

夏敏教授认为本病是湿、热、寒与血搏结，瘀滞胞脉，胞脉通畅受阻，两精不能相搏，病久致虚，虚实夹杂，缠绵难愈，而致不孕。“瘀阻胞脉”是本病的关键，治疗上“化瘀”贯穿疾病始终。由于经期、产后、手术不慎感染邪毒，与血搏结，胞脉受阻，湿热瘀结，治以清热利湿、活血通络，夏敏教授常选用蒲公英、败酱草、忍冬藤、大血藤、路路通、黄芩等清热之品，既能清热又兼具通络之效，药尽其用，一举两得；常配合茯苓、薏苡仁、车前草、泽泻等利湿之品，使湿邪分别从中焦、下焦分消，加强祛湿之功；活血化瘀选用丹参、郁金；选用药性偏寒者，防止助热，如下焦湿热较重则加用黄柏、土茯苓等清热燥湿之品，如热盛者，加用牡丹皮、赤芍、生地黄等凉血，如兼月经失调者加用当归、泽兰、益母草、鸡血藤等调经之品。若情志抑郁，或大怒伤肝，致肝失调达，肝气不疏，气滞血瘀，加重冲任受阻，治以行气活血、化瘀止痛，夏敏教授常选用四逆散，柴胡、白芍、枳壳调畅气机，加用香附、荔枝核、陈皮、玫瑰花等疏肝理气以及当归、延胡索、姜黄、川芎等止痛。金刃损伤，或久病及肾，肾气虚无力推动血行，血行不畅，瘀阻胞脉，肾虚血瘀，治以补肾养血、活血化瘀，以熟地黄、山药、山茱萸为基础方药以填补肾精，酌加当归、鸡血藤、川牛膝、川芎、三七活血化瘀，偏肾阴虚者加女贞子、桑葚、枸杞子、生地黄等，偏肾阳虚者加菟丝子、续断、巴戟天、杜仲、淫羊藿等，夏敏教授喜在补肾中加用健脾益气之品，因脾为后天之本，肾精赖脾气而充实，常用山药、党参、白术、黄芪等。外感寒邪，或过食生冷，寒邪内生，寒凝胞脉，胞脉受阻，寒凝血瘀，治以温阳散寒、活血化瘀，夏敏教授认为瘀血去，新血生，胞宫才能得以温煦，所以治疗主要以化瘀为主，稍加温阳散寒之品，常用延胡索、三七、桃仁、川芎、红花活血化瘀，桂枝、乌药、艾叶温经散寒止痛，香附、荔枝核等理气。

（2）善用通达胞络之品

夏敏教授认为本病的核心病机为“胞脉瘀阻”，治疗还应重视“通达胞络”，胞络通畅，瘀血状态减轻，则输卵管运输功能可恢复。夏敏教授常加用藤类药物进行治疗，她认为藤类药物大多具有“走窜”功效，尤其适用于胞脉不通者，如忍冬藤、大血藤、鸡血藤等。忍冬藤性寒味甘，清热解毒，疏风通络，大血藤性平味苦，清热解毒，活血止痛，二药同用，清热祛邪，通络止痛，善治湿热瘀阻所致病症；鸡血藤性温，味苦、甘，活血补血，通络止痛，善治血虚、血瘀所致胞脉不畅病症。此外，路路通同样具有通络功效，其味苦性平，祛风活络，利水通经，善治痰湿阻滞、胞脉不畅病症。

夏敏教授根据多年的经验总结和证型研究，总结出盆腔炎性疾病后遗症的常见证型主要有气滞血瘀兼郁热型、气滞血瘀型、湿热蕴结型，因此在银甲丸（《中医妇科临床手册》）的基础上，研制出“通络助孕汤”，方药主要由柴胡、赤芍、白芍、香附、牡丹皮、枳壳、夏枯草、鳖甲、银花藤、蒲公英、黄柏、地龙等组成。方中银花藤清热解毒、行血化瘀，柴胡、香附枢转气机、透达郁热，赤芍、白芍敛阴活血，牡丹皮活血散瘀，黄柏清热燥湿，甘草、夏枯草、蒲公英泻火解毒，枳壳理气宽中，鳖甲、地龙等虫类药物起化瘀散结通络的作用。诸药合用可起到清热祛湿、理气和血、消瘀通络之功效。该方不仅可改善盆腔炎性疾病后遗症患者的症状体征，并能降低血清炎性因子IL-6、TNF-α，抑制或消除输卵管局部炎症反应，改善输卵管功能性障碍，防止腹腔镜术后再次粘连、堵塞，从而大大提高术后妊娠率。

（3）辨证治疗

1）湿热瘀结证：

主症：①下腹胀痛或刺痛，痛处固定；②腰骶胀痛；③带下量多，色黄质稠或气臭。

次症：①经期腹痛加重；②经期延长或月经量增多；③口腻或纳呆；④小便黄；⑤大便溏而不爽或大便干结。

舌脉：舌质红或暗红，或见边尖瘀点或瘀斑，苔黄腻或白腻，脉弦滑或弦数。

治法：清热除湿，化瘀止痛。

推荐方药：

①银蒲四逆散（《伤寒论》）合四妙散（《成方便读》）合失笑散（《素问病机气宜保命集》）加减。银花藤20 g、蒲公英15 g、柴胡10 g、枳壳15 g、赤芍15 g、苍术12 g、黄柏12 g、薏苡仁24 g、川牛膝15 g、生蒲黄20 g、炒五灵脂15 g、延胡索15 g、炒川楝子10 g。

②银甲丸（《王渭川妇科经验选》）。金银花、连翘、桔梗、生黄芪、红藤、生鳖甲、蒲公英、紫花地丁、生蒲黄（包煎）、琥珀粉（冲服）、砂仁、蛇床子。

药物机煎，1剂3袋，1次1袋，1日3次。经期不停药。

中成药：妇科千金胶囊、妇乐片等。

2）气滞血瘀证：

主症：①下腹胀痛或刺痛；②情志抑郁或烦躁；③带下量多，色黄或白质稠。

次症：①月经先后不定，量多或少；②经色紫暗有块或排出不畅；③经前乳房胀痛；④情志不畅则腹痛加重；⑤脘腹胀满。

舌脉：舌质暗红，或有瘀斑瘀点，苔白或黄，脉弦。

治法：疏肝理气，化瘀止痛。

推荐方药：

①膈下逐瘀汤（《医林改错》）。五灵脂、当归、川芎、桃仁、丹皮、赤芍、乌药、延胡索、甘草、香附、红花、枳壳。

②血府逐瘀汤（《医林改错》）。桃仁、红花、当归、生地黄、川芎、赤芍、川牛膝、桔梗、柴胡、枳壳、甘草。

药物机煎，1剂3袋，1次1袋，1日3次。经期不停药。

中成药：血府逐瘀片等。

3）寒湿瘀滞证：

主症：①下腹冷痛或刺痛；②腰骶冷痛；③带下量多，色白质稀。

次症：①形寒肢冷；②经期腹痛加重，得温则减；③月经量少或月经错后；④经色紫暗或夹血块；⑤大便溏泄。

舌脉：舌质黯或有瘀点，苔白腻，脉沉迟或沉涩。

治法：祛寒除湿，化瘀止痛。

推荐方药：

①少腹逐瘀汤（《医林改错》）合桂枝茯苓丸（《金匮要略》）。小茴香、干姜、延胡索、当归、川芎、肉桂、赤芍、生蒲黄（包煎）、五灵脂、制没药、桂枝、茯苓、丹皮、桃仁。

②暖宫定痛汤（《刘奉五妇科经验》）。橘核、荔枝核、小茴香、葫芦巴、延胡索、五灵脂、蒲黄（包煎）、制香附、乌药。

药物机煎，1剂3袋，1次1袋，1日3次。经期不停药。

中成药：桂枝茯苓胶囊等。

4）肾虚血瘀证：

主症：①下腹绵绵作痛或刺痛；②腰骶酸痛；③带下量多，色白质清稀。

次症：①遇劳累下腹或腰骶酸痛加重；②头晕耳鸣；③经量多或少；④经血色暗夹块；⑤夜尿频多。

舌脉：舌质暗淡或有瘀点瘀斑，苔白或腻，脉沉涩。

治法：补肾活血，化瘀止痛。

推荐方药：

①杜断桑寄失笑散（《素问病机气易保命集》）加减。杜仲、川续断、桑寄生、生蒲黄、五灵脂、川牛膝、大血藤、没药、延胡索、丹参、三棱、川芎。

②宽带汤（《辨证录》）加减。白术、巴戟天、补骨脂、肉苁蓉、党参、杜仲、莲肉、熟地黄、当归、白芍、川芎、川续断。

中成药：妇宝颗粒（冲剂）等。

5）气虚血瘀证：

主症：①下腹疼痛或坠痛，缠绵日久；②痛连腰骶，经行加重；③带下量多，白质清稀。

次症：①经期延长或月经量多；②经血淡暗或血块；③精神萎靡；④体倦乏力；⑤食少纳呆。

舌脉：舌质暗，或有瘀点瘀斑，苔白，脉弦细或沉涩无力。

治法：益气健脾，化瘀止痛。

推荐方药：

①理冲汤（《医学衷中参西录》）加减。黄芪、党参、白术、山药、知母、三棱、莪术、鸡内金、川芎、当归、丹参、广

木香。

②举元煎（《景岳全书》）合失笑散（《素问病机气宜保命集》）加减。党参、黄芪、升麻、炙甘草、生蒲黄、五灵脂、川芎、当归、丹参、莪术、香附。

药物机煎，1剂3袋，1次1袋，1日3次。经期不停药。

中成药：定坤丹、坤灵丸等。

6）气滞血瘀兼郁热证：

主症：①婚久不孕；②下腹胀痛或刺痛，痛处固定；③经色黑有血块。

次症：①情绪抑郁或烦躁易怒；②腰骶胀痛；③胸胁、乳房胀痛；④经行腹痛加重；⑤月经先后无定期；⑥月经量多少不一；⑦经行不畅；⑧口干口苦；⑨低热起伏；⑩白带量多、色黄，有异味。

舌脉：舌质暗红、紫暗或红，或见瘀斑或瘀点、舌下静脉曲张，苔薄白、薄黄或黄腻，脉弦或弦涩。

治法：清解郁热，化瘀通络。

推荐方药：通络助孕汤（经验方）。

药物组成：柴胡12 g、赤芍15 g、白芍15 g、丹皮10 g、甘草6 g、枳壳10 g、土鳖虫10 g、水蛭3 g、三七粉6 g、银花藤15 g、蒲公英15 g、黄柏15 g。

药物机煎，1剂3袋，1次1袋，1日3次。经期不停药。

2. 中医外治治疗

（1）中药直肠滴入

应用中药直肠滴入外治法，药物通过直肠血管网吸收，直接作用于盆腔病位。通过直肠滴入的药物利用度高，效果好，并且操作简单、温和，患者容易接受。灌肠药处方以路路通、赤芍、红藤、败酱草、银花藤、紫花地丁、荔枝核为主，方中路路通除湿化瘀、通络消癥，红藤、败酱草、银花藤、紫花地丁及荔枝核清热解毒。诸药煎煮后使用灌肠法可使药物迅速弥散、蔓延并直达病所，促进盆腔局部血液循环，活血化瘀，益于受孕。

（2）直流电药物离子导入

将川芎嗪注射液浸入8层纱布做成上层纱布垫置于归来穴，通过中药离子导入机导入，每天1次，每次30分钟，经期停用。中药离子导入基于透皮给药技术与中医学经络穴位理论，旨在利用离子透皮导入技术，使药物迅速在穴位聚集，并经穴位产生放大效应，从而对穴位相应组织器官起到调节作用。导入的川芎嗪具有活血化瘀、行气止痛的作用，不仅能改善症状，还能消除炎症、改善盆腔循环。

（3）中药外敷

中药煎煮浓缩与中药打粉混合，使用油脂或姜汁、醋调和，热敷于下腹部，加用TDP照射下腹部，促进药物吸收。每日外敷4小时。中药处方：姜黄、透骨草、大血藤、桂枝、黄柏等药物。通过皮肤吸收药物渗透至盆腔，起到清热利湿、活血化瘀的作用。

（4）中药蒸汽浴治疗

将中药煎煮后放入蒸汽机，熏蒸下腹部，每日30分钟。通过温热作用于皮肤，渗透吸收药物，起到除湿通络、化瘀止痛的作用。中药处方：姜黄、透骨草、大血藤、桂枝、黄柏、川芎等药物。本治疗适用于气滞血瘀、寒湿阻滞的患者。

（5）中药拔罐

将中药煎煮好后放入6～8个竹罐中，再将竹罐置于药液中浸煮2～3分钟，趁热将罐迅速吸拔于穴位（脾俞、肾俞、丰隆、足三里），留置15分钟，10天一次。药罐中药组成：姜黄、车前子、苍术、透骨草、赤芍、黄柏。药罐治疗应在非月经期进行，有清热利湿、活血化瘀的作用。

（6）艾灸治疗

使用艾条或艾灸治疗机治疗下腹部穴位：关元、气海、中极、三阴交、足三里等，有温经通络、散寒除湿、化瘀止痛的作用，月经期停用。

3.物理治疗

（1）HYJ炎症治疗仪

放置于下腹部，每日使用20分钟。

（2）TDP治疗

与中药外敷联合使用，可增加外敷药的作用效果和作用时间，便于药物渗透吸收。

（3）微波治疗

4.联合腔镜手术

腹腔镜手术是现代医学治疗输卵管炎性不孕的重要手段，夏敏教授认为，对于输卵管远端闭锁、输卵管积水的患者首选腹腔镜输卵管疏通手术治疗，对远端粘连进行疏通；对于输卵管间质部、峡部阻塞的患者，可以考虑输卵管导丝疏通术，建议行宫腹腔镜联合导丝疏通术。术后再配合中医综合治疗（内服+外治），效果更加显著。夏敏教授通过腹腔镜输卵管疏通手术联合中药多途径治疗，发现该治疗方案明显提高了患者的妊娠率，与单纯腹腔镜手术和单纯中医综合疗法相比，差异有统计学意义，该方案也得到众多学者认可。

5.联合辅助生殖技术

对于输卵管阻塞通过手术无法解决的患者，建议选择辅助生殖技术助孕，患者可在取卵移植前配合中医综合治疗，从减轻盆腔炎性疾病后遗症的症状，改善盆腔循环、降低炎性因子，从而改善盆腔、子宫的状况，提高着床率、受孕率。

医案赏析

●病案一：李某，38岁，2019年11月1日初诊。

【主诉】未避孕1年未孕。

【现病史】纳眠可，二便正常，畏寒怕冷，下腹隐痛，喜温喜按。

【个人史】月经周期30天，经期6天，量中，色暗红。痛经2天，胀痛为主。

【既往史】G0P0。子宫腺肌瘤病史。

【家族史】无。

【过敏史】无。

【体格检查】舌暗红，苔薄白，脉沉细。

【辅助检查】2019年7月宫腔镜检查：双侧输卵管通而不畅。双方染色体正常。2019年10月监测排卵，小卵泡排卵。

【西医诊断】1. 不孕症；2. 盆腔炎（输卵管炎）；3. 子宫腺肌瘤。

【中医诊断】不孕症。

【中医辨证】肾虚血瘀证。

【治法】补肾化瘀。

【方药】通络助孕方。

【处方】

①中药直肠滴入，每日1次，经期停。

②中药封包治疗，每日1次。

③中药通络助孕方（14剂，口服）：

党参15 g　黄芪15 g　香附10 g　陈皮10 g

寄生10 g　山茱萸10 g　续断15 g　甘草6 g

石斛15 g　菟丝子10 g　丹参10 g　鸡血藤15 g

熟地黄10 g　路路通10 g　忍冬藤10 g　桂枝10 g

巴戟天10 g　延胡索20 g　乌药10 g　黄柏10 g

柴胡10 g　赤芍10 g　鳖甲10 g　蒲公英10 g

水煎400 ml，餐后温服，每日3次。

【医嘱】饮食作息规律，调畅情志，忌辛辣油腻饮食。

二诊（2019年11月20日）：患者经治疗后痛经较前好转，怕冷减轻，下腹隐痛较前好转，末次月经2019年11月13日。纳眠可，舌暗红，苔白，脉细。

【处方】

①中药直肠滴入，每日1次，经期停。

②中药封包治疗，每日1次。

③中药通络助孕方（14剂，口服）：

党参15 g　黄芪15 g　香附10 g　陈皮10 g

寄生10 g　山茱萸10 g　续断15 g　甘草6 g

石斛15 g　菟丝子10 g　丹参10 g　鸡血藤15 g

熟地黄10 g　路路通10 g　忍冬藤10 g　桂枝10 g

巴戟天10 g　延胡索20 g　乌药10 g　黄柏10 g

柴胡10 g　赤芍10 g　鳖甲10 g　蒲公英10 g

水煎400 ml，餐后温服，每日3次。

三诊（2019年12月5日）：患者本次服药后怕冷好转，下腹无明显疼痛。纳眠可，苔白，舌淡红，脉细。2019年11月27日监测排卵，优势卵泡大小20 mm × 18 mm。2019年11月29日监测排卵，优势卵泡已排，内膜9 mm。

【处方】

①中药直肠滴入，每日1次，经期停。

②中药封包治疗，每日1次。

③中药通络助孕方（14剂，口服）：

党参15 g 黄芪15 g 香附10 g 陈皮10 g

寄生10 g 山茱萸10 g 续断15 g 甘草6 g

石斛15 g 菟丝子10 g 丹参10 g 鸡血藤15 g

熟地黄10 g 路路通10 g 忍冬藤10 g 桂枝10 g

巴戟天10 g 延胡索20 g 乌药10 g 黄柏10 g

柴胡10 g 赤芍10 g 鳖甲10 g 蒲公英10 g

水煎400 ml，餐后温服，每日3次。

四诊（2020年1月22日）：患者末次月经2019年12月13日，量中，少量血块，无明显痛经，纳眠可，苔白，舌淡红，脉细。停经39天，自测尿HCG阳性，阴道少量流血，无腹痛及腰酸。血HCG 5750.8 mIU/ml，E_2 450 pg/ml，P 28.89 ng/ml。阴道彩超提示：宫内见19 mm × 9 mm × 7 mm孕囊样无回声，未见卵黄囊。

五诊（2020年2月1日）：患者孕48天，无腹痛及阴道流血，偶腰酸，血HCG 48857.5 mIU/ml，E_2 628 pg/ml，P 20.12 ng/ml。舌淡红，苔白，脉细滑。彩超提示：宫内见12 mm × 7 mm × 26 mm孕囊，可见卵黄囊，胚芽5 mm，见胎心。

按：该患者不孕原因有二，一是子宫腺肌瘤（子宫内膜异位症），且患者还有痛经的症状，不排除盆腔也有子宫内膜异位病灶；二是输卵管炎。输卵管炎会导致盆腔环境较差，阻止精卵结合和受精卵输送。子宫内膜异位症可引起盆腔粘连，加重盆腔炎性疾病，二者均可导致卵巢排卵障碍、受精卵输送障碍，影响胚胎着床。

中医综合疗法通过辨证施治，多方位作用，对该患者起到活血通络、补肾调节卵泡生长、帮助炎症吸收、抑制子宫内膜异位病灶的作用，所以患者在经过2个多月的治疗后就顺利妊娠了。现代研究表明，中医药的补肾活血、清热解毒、消癥散结的作用，可以通过改善循环、降低血清炎性因子及其他细胞因子来体现，从而改善盆腔、子宫、阴道的内环境，利于患者受孕。

●病案二：王某，31岁，2020年1月18日初诊。

【主诉】未避孕6年未孕。

【现病史】平素性格急躁易怒，眠可，纳可，白带正常，二便正常，口干。

【个人史】月经周期30～35天，经期7天，色红，量中，夹血块，痛经2天，胀痛为主，腰酸等不适。LMP 2019年12月20日。

【既往史】G2A2P0。盆腔炎病史。2013年右侧输卵管妊娠保守治疗。2019年11月长方案取卵10个，授精4个，获胚4个，ET2枚未孕，现余2枚D3胚胎。

【家族史】无。

【过敏史】无。

【体格检查】生命体征正常。舌质红，苔黄腻，脉濡细。

【辅助检查】2018年HSG提示双侧输卵管伞端阻塞。

2019年12月23日OGTT+胰岛素释放试验：

	空腹	服糖后1 h	服糖后2 h	服糖后3 h
GLU(mmol/L)	6.31	12.06	8.61	6.61
INS(pmol/L)	156.5	1115.2	1409.3	617

2020年1月17日PRL 3.41 ng/ml。

【西医诊断】1.月经不规则；2.胰岛素抵抗；3.不孕症。

【中医诊断】1.月经后期；2.不孕。

【中医辨证】脾虚湿热。

【治法】健脾化痰，清热利湿。

【方药】苍附导痰汤加减。

【处方】

①中药汤剂：

苍术20 g　香附15 g　陈皮15 g　法半夏10 g

黄芩10 g　山楂20 g　六神曲15 g　胆南星10 g

厚朴10 g　茯苓15 g　白术15 g　延胡索20 g

姜黄10 g　党参20 g　山茱萸15 g　熟地黄15 g

②二甲双胍片，0.85 g，BID。

【医嘱】饮食作息规律，调畅情志，忌食辛辣油腻、高糖饮食。

二诊（2020年1月30日）：患者末次月经2020年1月22日，此次经期6天干净，色红，量中，夹血块，痛经较前减轻，腰酸好转。纳可，眠差，口苦。舌质暗红，苔薄黄，脉濡细。

【处方】

①中药汤剂：

苍术20 g　香附15 g　陈皮15 g　法半夏10 g

黄芩10 g　黄精10 g　六神曲15 g　胆南星10 g

厚朴10 g　茯苓15 g　白术15 g　延胡索20 g

姜黄10 g　党参20 g　山茱萸15 g　熟地黄15 g

玫瑰花10 g　胆南星10 g

②二甲双胍片，0.85 g，BID。

三诊（2020年3月28日）：患者末次月经2020年3月23日，此次经期6天干净，色红，量中，夹血块，痛经明显好转，无腰酸。纳可，睡眠好转，口苦。舌质淡红，苔薄黄，脉细。

【处方】

①中药汤剂：

苍术20 g 香附15 g 陈皮15 g 法半夏10 g
黄芩10 g 黄精10 g 六神曲15 g 胆南星10 g
厚朴10 g 茯苓15 g 白术15 g 葛根20 g
忍冬藤10 g 党参20 g 山茱萸15 g 熟地黄15 g
玫瑰花10 g 黄芪30 g

②二甲双胍片，0.85 g，BID。

患者于2020年4月10日行冻胚移植，于2020年4月27日自测尿HCG阳性。2020年6月8日妇科彩超提示宫内妊娠，胚芽27 mm，可见胎心。

按：该患者的不孕因素考虑为输卵管因素，患者行IVF—ET失败的原因可能为胰岛素抵抗。从中医辨证上看，一方面考虑为脾虚痰湿阻滞，一方面为久病多瘀。患者既往人工流产病史，导致盆腔炎性疾病，迁延难愈，金刃损伤致留瘀于胞宫胞络，导致输卵管阻塞不通。患者为脾虚体质，脾虚运化不利，痰湿与瘀互结，导致不能受精成孕。我们既从传统医学的方面辨证治疗，又结合现代医学的技术进行检验，证实患者有胰岛素抵抗、糖耐量异常，需辨病与辨证相结合治疗。

初诊时患者痰湿较重，故使用苍附导痰汤健脾行气利湿，加入延胡索、姜黄、活血化瘀；二诊时患者瘀热的情况有所改善，故减少行气活血的药，加入熟地黄、山茱萸滋阴补肾；三诊时强调健脾益肾。联合使用二甲双胍片提高胰岛素敏感性，共同治疗、双管齐下，最终改善患者痰瘀互结的状态，通过辅助生殖技术，最终患者得偿所愿。

（刘恒炼）

二、子宫内膜异位症不孕

（一）中西医对子宫内膜异位症不孕的认识

中医古籍中并无本病的记载，可将其归属于“癥瘕”“经行腹痛”“不孕症”“月经不调”等疾病范畴。中医药治疗在缓解子宫内膜异位症疾病疼痛、减缓疾病进展及术后预防疾病复发方面，均起到有效的临床治疗作用，并具有临床优势。

张仲景在《金匮要略》中提到“带下，经水不利，少腹满痛”，巢元方在《诸病源候论》中指出“子门瘕，月水不时，乍来乍不来，此病令人无子”，张景岳在《景岳全书》中提到“瘀血留滞作癥，惟妇人有之……，则留滞日积而渐成癥矣”，其中提到的“痛经”“月经过多”“癥瘕”等中医病名在症状特点上与当今的子宫内膜异位症不孕极为相似，表明古代中医先贤对于子宫内膜异位症不孕已经具备了一定认识。

“瘀血阻滞胞宫冲任”是公认的中医基本病机特点，又被称为“离经之血”。然究其病因病机，在瘀血的病机基础上，子宫内膜异位症不孕还兼夹虚、寒、痰、湿、热、毒等不同的病因因素。

（二）夏敏教授对子宫内膜异位症不孕的认识

夏敏教授认为该病的主要病机是在“瘀血”的基础之上，兼夹痰、湿、热等病理因素。该病多由于外感六淫邪气、情志内伤、肝气郁结、素体肾阳不足，或房劳多产、饮食不节，或手术损伤等，导致冲任受损、机体脏腑功能失调、气血失和，使部分经血不能循其常道而离经逆行，以致“离经”之血瘀积于体内他处，常留结于患者下腹，阻滞冲任、胞宫、胞脉发病。“离经”之血瘀作为病理产物，壅阻胞宫，气血凝滞运行不畅，不通则痛，则发为痛经；湿邪侵犯胞宫，湿瘀互结，胞脉受阻，日久化热，湿热瘀结，病情迁延难以治愈；瘀阻胞络，冲任瘀阻，经行失常，两精不能相合，不能摄精遂成不孕；瘀血日久停聚下焦冲任，积聚于腹中，不能消退，逐渐在体内固定成型，则为癥瘕。夏敏教授认为，如大自然中水结于冰，必然是寒凝所致，所以血脉凝滞，也归责于寒邪袭络，血瘀气滞。治疗上以化瘀消癥除湿为法，强调温阳化气，燥湿散结消癥。

（三）夏敏教授对子宫内膜异位症不孕的辨证治疗

夏敏教授在治疗子宫内膜异位症不孕上常用膈下逐瘀汤或少腹逐瘀汤进行加减。气滞血瘀者选择膈下逐瘀汤进行加减，寒凝血瘀者选用少腹逐瘀汤或温经汤进行加减。在此基础上她自创黄蛭内异方，专门针对子宫内膜异位症痛经、囊肿导致的不孕，常用药物有水蛭、姜黄、延胡索、川芎、三七、路路通、桂枝、柴胡、香附等。根据患者月经周期不同，在卵泡期使用补肾滋阴、填精养血药物，如女贞子、黄精、鸡血藤、山茱萸帮助卵泡生长；在排卵期加用行气活血温通药物，如桂枝、干姜、川芎等药帮助卵泡排出；在黄体期加用温补肾阳、活血填精药物，如巴戟天、桂枝、鸡血藤等。

医案赏析

●病案：廖某，女，39岁，2020年9月29日初诊。

【主诉】经行右下腹疼痛5年。

【现病史】眠差，纳可，白带正常，二便正常。舌暗红，舌下静脉瘀紫，苔黄腻，脉弦细。

【个人史】月经初潮14岁，月经周期30天，经期5天，色暗红，量少，夹血块，痛经，放射至下腹、大腿，伴腰酸、乳胀、腹泻等不适，喜热敷、喜按。LMP 2020年8月30日。G1P0，2017年孕40余天胚胎停育清宫。

【既往史】胰岛素抵抗病史，口服二甲双胍、罗格列酮治疗。

【家族史】无特殊。

【过敏史】无药物、食物过敏史。

【体格检查】舌暗红，舌下静脉瘀紫，苔黄腻，脉弦细。

【辅助检查】2020年8月25日妇科彩超：子宫内膜厚11 mm，左卵巢内见20 mm×9 mm无回声区，考虑巧克力囊肿，盆腔积液33 mm × 10 mm，40 mm × 18 mm。2020年8月25日：CA125 18.5U/ml，CA199 10.57U/ml。提示HPV阴性，TCT轻度炎症。

【西医诊断】子宫内膜异位症。

【中医诊断】痛经。

【中医辨证】气滞血瘀证。

【治法】活血化瘀，行气止痛。

【方药】膈下逐瘀汤加减口服。

①中药汤剂：

桂枝15 g　艾叶10 g　枳壳15 g　黄柏15 g

川芎10 g　桃仁10 g　高良姜10 g　延胡索20 g

乌药15 g　姜黄20 g　荔枝核15 g　蒲黄15 g（包煎）

五灵脂15 g　三七粉9 g（冲服）　没药10 g　莪术15 g

香附10 g　当归15 g　苍术15 g　薏苡仁15 g

15剂，水煎服，取汁400 ml，1日1剂，分早中晚三次温服。

②中药封包，qd。

③中药直肠滴入，2号方，qd。

【医嘱】饮食作息规律，调畅情志，忌食海鲜、萝卜及辛辣食物。

二诊（2020年10月16日）：LMP 2020年9月30日，痛经、腰酸较前好转，纳可，眠可，白带黄，二便正常，疲倦乏力等症状较前缓解，舌质暗红，苔薄白，脉弦细。

【处方】

①中药汤剂：

桂枝15 g　益母草10 g　枳壳15 g　法半夏15 g

川芎10 g　桃仁10 g　高良姜10 g　延胡索15 g

乌药15 g　姜黄20 g　荔枝核15 g　蒲黄15 g（包煎）

五灵脂15 g　三七粉6 g（冲服）　没药6 g　莪术15 g

香附10 g　当归15 g　苍术15 g　薏苡仁15 g

15剂，水煎服，取汁400 ml，1日1剂，分早中晚三次温服。

②中药封包，qd。

③中药直肠滴入，2号方，qd。

三诊（2020年11月5日）：LMP 2020年11月1日，此次月经量较中，痛经明显减轻，夹黑色血块，下腹、大腿疼痛较前好转，无腰酸、乳胀、腹泻等不适。眠可，纳可，白带正常，二便正常。舌暗红，苔白，脉弦细。

【处方】

①中药汤剂：

桂枝15 g　益母草10 g　枳壳15 g　法半夏10 g

川芎10 g　桃仁10 g　吴茱萸10 g　延胡索15 g

乌药15 g　姜黄20 g　荔枝核15 g　玫瑰花10 g

三七粉6 g（冲服）　没药6 g　莪术15 g　薏苡仁15 g

香附10 g　当归15 g　苍术15 g

15剂，水煎服，取汁400 ml，1日1剂，分早中晚三次温服。

②中药直肠滴入，2号方，qd。

患者经3次治疗后症状明显缓解，并于2021年1月成功妊娠。

按：痛经是临床常见病、多发病。痛经分为原发性痛经和继发性痛经。两者可以通过检验检查相鉴别。继发性痛经最常见的类型是子宫内膜异位症，也是临床较为难治的疾病，不但引起患者痛苦的症状，还会导致异常子宫出血、不孕等。临床诊治的时候可通过妇科彩超、血CA125、CA199、腹腔镜检查进行诊断和排除。

该患者妇科彩超提示卵巢囊肿，但患者的CA125、CA199在正常范围，这种情况也不能完全排除患者子宫内膜异位症的可能。因患者没有手术指征，因此目前给予保守治疗。通过患者的症状和舌脉象辨证，辨证为气滞血瘀证，但患者有喜热喜按的表现，因此在处方中给予膈下逐瘀汤辨证加入桂枝、高良姜、乌药等温经散寒止痛的药物。该患者为寒热错杂证，还兼夹湿热，因此还加入薏苡仁清热除湿。证型的兼夹在临床很常见，并且常常有寒热并见的现象，辨证处方的时候要抓住患者的主要证型，适当照顾兼夹症状，才能达到治病求本的目的。

（王　洁）

三、多囊卵巢综合征不孕

（一）中西医对多囊卵巢综合征不孕的认识

PCOS是育龄女性中最常见的内分泌紊乱性疾病，是月经失调、不孕不育等的直接原因之一。中医认为，月经产生是肾气充盛、天癸泌至的结果，这一理论学说早在《黄帝内经》中就建立了，并在两千多年来的临床实践中也不断得到临床和实验验证。现代中医学认为月经产生的始动机制是以“肾气”，以肾—天癸—冲任—胞宫为轴心，肾气充盛是月经产生最根本的原动力，而肝、脾、心在月经产生的环节上协同产生作用，在月经初潮时为之生化精血，在月经初潮以后对月经期量的调节起关键作用，或影响气血的生化运行，或影响血海的蓄溢，或造成冲任的亏滞、损伤、不固而影响月经。月经一旦来潮，就会按照它自身的周期变化周而复始地运转（阴阳消长转化），也就是说只要肾气充盛，（排除生殖器官发育畸形者）月经就会按时按期来潮，肾气是月经正常来潮的先决条件。但月经来潮后正常与否除了与肾气的充盛有密切关系外，还与脾的统摄、肝的疏泄有着密切关系。因此月经失调的发生与肾、肝、脾三脏功能失调密切相关。它的发生机制仍然是肾—天癸—冲任—胞宫生殖轴功能失调，肾、肝、脾功能失常，气血的生化运行失调，血海的蓄溢失常，致冲任的亏滞、损伤和不固，而发生月经失调和不孕。

尽管现代中医学家对PCOS不孕病因病机的认识不一，众说纷纭，但大部分学者均从肾、肝、脾、痰湿、血瘀方面进行研究。对PCOS不孕的病因病机综合分析的结果提示，本病为本虚标实之证，以肾虚为本，痰湿血瘀为标，与肾、肝、脾三脏功能失调密切相关。

（二）夏敏教授对多囊卵巢综合征不孕的认识

夏敏教授结合多年临床经验认为，PCOS的主要病机是脾肾虚为本，痰湿为标。脾主运化、升清和统摄，手太阴脾经与足阳明胃经互为表里，脾和胃同属消化系统的主要脏腑，机体的消化功能主要依赖于脾和胃的正常生理功能。如果脾的功能失调，脾阳虚弱，运化功能低下，精微物质郁积在经络腠理，聚而化为痰浊。痰浊泛溢于肌肤腠理，则出现肥胖；阻于冲任经络，血海不能按时满溢，则出现月经后期或闭经。肾为先天之本，主生殖，先天的肾气要靠后天脾气运化的精微物质不断充养，才能发挥其正常生理功能。肝主疏泄，它的疏泄功能与月经周期和月经量密切相关。肝失疏泄，气机郁滞化火，肝木克脾土，亦可影响脾的运化功能，从而对月经产生影响。从以上论述中可以看出，无论是肾气不足，还是肝疏泄失常，最终都可影响脾的运化，脾虚水谷精微输布失常，痰湿内生，痰壅冲任胞宫则导致不孕。基于以上论述，夏敏教授提出脾肾两虚是PCOS发生的关键病机，运化功能失调导致痰湿阻滞，冲任胞宫则发为本病。此外，夏敏教授认为，PCOS不孕患者的卵巢缺乏优势卵泡，这是由于脾肾两虚，阴血不能按期充盈，因而卵泡发育迟滞；阳气虚推动乏力导致卵泡难以突破卵巢而闭锁。因此卵子的正常排出又有赖于阳气的鼓动以使冲任气血调畅。

治疗PCOS不孕的关键是有优势卵泡排出。夏敏教授结合多年经验，认为脾肾两虚是PCOS不孕的主要病因，因此拟定经验方毓麟通补汤，该方由以下药物组成：党参45 g，生黄芪30 g，白术30 g，升麻10 g，陈皮10 g，茯苓15 g，半夏10 g，苍术30 g，鸡血藤30 g，制香附10 g，菟丝子20 g，巴戟天15 g。该方有通补之意。燥湿、疏泄有通的作用，意在燥湿化痰、调畅气机；补是指健脾、补肾的作用。夏敏教授在药物治疗的基础上，采用非药物疗法协同治疗，多途径治疗PCOS不孕，常配合耳穴压豆、穴位埋线、针刺、拔罐等协同治疗，通过经络沟通，调节脏腑功能，起到增效的作用。研究表明针刺通过影响β-内啡肽的分泌进而影响下丘脑GnRH的分泌和释放，从而改善卵巢局部微环境，调节交感神经活性，实现调整PCOS患者的生殖内分泌功能，达到纠正代谢、促使卵泡发育成熟的目的。配合拔罐治疗痰湿型PCOS不孕可有效改善患者月经周期、体重指数、腰臀比、AMH以及排卵情况。针对顽固性不排卵的患者，常联合使用达英-35、优思明调节激素水平，待激素水平恢复正常即给予氯米芬、来曲唑、HMG、HCG等药物促排卵治疗，指导怀孕。

医案赏析

●病案一：符某，女，28岁，2021年2月5日初诊。

【主诉】月经稀发3年，未避孕1年未孕。

【现病史】平素性格急躁易怒，眠可，纳可，白带正常，二便正常，口干口苦。

【个人史】月经周期30天～2个月，经期5～7天，色红，量少，夹血块，无痛经，伴腰酸等不适，经前乳房胀痛，无腹泻。LMP 2021年1月28日。

【既往史】PCOS病史，胰岛素抵抗病史，口服二甲双胍治疗。

2020年11月因排卵障碍行来曲唑促排治疗。

【家族史】无特殊。

【过敏史】无药物、食物过敏史。

【体格检查】舌质暗红，苔黄，脉弦细。

【辅助检查】

①2020年5月9日性激素：

LH（mIU/ml）	FSH（mIU/ml）	PRL（ng/ml）	E_2（pg/ml）	P（ng/ml）	T（ng/ml）
13.79	4.5	6.96	50	0.51	0.31

②2020年5月9日OGTT+胰岛素释放试验：

	空腹	服糖后1 h	服糖后2 h	服糖后3 h
GLU(mmol/L)	4.73	10.67	8.65	6.2
INS(pmol/L)	63	941.8	723.9	385.1

【西医诊断】1.多囊卵巢综合征；2.胰岛素抵抗；3.不孕症。

【中医诊断】1.月经后期；2.不孕症。

【中医辨证】脾肾两虚证。

【治法】补肾健脾，利湿化痰。

【方药】苍附导痰汤加减口服。

【处方】

①中药汤剂：

熟地黄20 g　菟丝子20 g　女贞子20 g　法半夏15 g

当归15 g　续断20 g　山药30 g　茯苓15 g

寄生20 g　山茱萸20 g　白术30 g　枸杞30 g

红花15 g　覆盆子15 g　炙甘草15 g　巴戟天10 g

苍术15 g　杜仲20 g

15剂，水煎服，取汁400 ml，1日1剂，分早中晚三次温服。

②盐酸二甲双胍缓释片，0.5 g，每日3次，口服。

③吡格列酮，15 mg，每日1次，口服。

④穴位埋线：子宫、脾俞、肾俞、三阴交、丰隆、上脘、中脘、关元、气海、阴交。

【医嘱】饮食作息规律，调畅情志，忌食海鲜、萝卜及辛辣食物。控制饮食，运动减重。

二诊（2021年4月15日）：LMP 2021年1月28日，本次使用黄体酮来月经，量中，无痛经。口干、口苦好转，眠可，纳可，白带正常，二便正常。舌质暗红，苔黄，脉弦细。

【处方】

①中药汤剂：

熟地黄20 g　菟丝子20 g　女贞子20 g　法半夏15 g

当归15 g　续断20 g　山药30 g　茯苓15 g

寄生20 g　山茱萸20 g　白术30 g　枸杞30 g

红花15 g　覆盆子15 g　炙甘草15 g　巴戟天10 g

苍术15 g　杜仲20 g

15剂，水煎服，取汁400 ml，1日1剂，分早中晚三次温服。

②盐酸二甲双胍缓释片，0.5 g，每日3次，口服。

③吡格列酮，15 mg，每日1次，口服。

④穴位埋线：子宫、脾俞、肾俞、三阴交、丰隆、上脘、中脘、关元、气海、阴交。

⑤达英–35，1片，每日1次，口服。

【医嘱】饮食作息规律，调畅情志，忌食海鲜、萝卜及辛辣食物。控制饮食，运动减重。

三诊（2021年5月13日）：LMP 2021年5月12日，本次使用达英-35来月经，量中，无痛经。口干、口苦好转，眠可，纳可，白带正常，二便正常。舌质暗红，苔黄，脉弦细。

【处方】

①中药汤剂：

熟地黄20 g　菟丝子20 g　女贞子20 g　法半夏15 g

当归15 g　续断20 g　山药30 g　茯苓15 g

寄生20 g　山茱萸20 g　白术30 g　枸杞30 g

红花15 g　覆盆子15 g　炙甘草15 g　巴戟天10 g

苍术15 g　杜仲20 g

15剂，水煎服，取汁400 ml，1日1剂，分早中晚三次温服。

②吡格列酮，15 mg，每日1次，口服。

④穴位埋线：子宫、脾俞、肾俞、三阴交、丰隆、上脘、中脘、关元、气海、阴交。

⑤达英-35，1片，每日1次，口服。

患者经治疗后于2021年6月行人工授精助孕，成功妊娠。

按：患者为多囊卵巢综合征患者，排卵障碍性不孕。多囊卵巢综合征的形成与患者胰岛素抵抗相关，从传统医学的辨证看，患者属脾虚痰湿阻滞。脾主运化，运化水湿的功能出现障碍，导致痰湿内生，闭阻胞宫，气血化生失常，不能滋养肾精，不能蕴卵排卵，故不能正常受孕。通过中医药治疗健脾补肾，疏泄胞宫痰湿，疏肝调经络，配合二甲双胍等药调节糖代谢，促排卵药物促使卵泡生长、发育、成熟，结合现代辅助生殖技术，帮助患者顺利妊娠。

怀孕是一个非常精妙的过程，需天时地利人和，既要准确把握卵泡的成熟度以及排卵时机进行授精，又要有足够能授精的正常精液，还要输卵管通畅，能够顺利抓拾受精卵，并将其顺利运送到宫腔，才能完成一个正常的功能妊娠，任何一个环节出现问题都不能获得正常的妊娠。人工授精不成功的因素太多，即便是患者输卵管条件不错、卵泡大小不错、激素水平也不错，患者还是有可能无法受孕。影响怀孕的因素远远比我们知道的更多，需要我们去探索、做得更细、积累更多的经验。

●病案二：郑某，女，32岁。

【主诉】停经4个月，未避孕8年未孕。

【现病史】纳眠可，夜尿，怕冷，二便正常。

【个人史】月经周期30天～6个月，经期5～7天，量中，色暗红，血块（–），痛经（–），无腰酸，怕冷，LMP 2019年5月28日。

【既往史】PCOS病史。曾使用克罗米芬、来曲唑促排均未孕。胰岛素抵抗病史。

【家族史】无特殊。

【过敏史】无药物、食物过敏史。

【体格检查】舌淡黯，苔白，脉沉细。

【辅助检查】2019年6月7日妇科彩超提示：子宫内膜厚约6 mm，双侧卵巢呈多囊样改变。

【西医诊断】1. 多囊卵巢综合征；2. 胰岛素抵抗；3. 不孕。

【中医诊断】闭经。

【中医辨证】脾肾两虚证。

【治法】补肾健脾，化瘀祛痰。

【方药】加味生化汤。

【处方】

①中药汤剂：

益母草30 g 香附10 g 柴胡10 g 党参20 g

山药20 g 山茱萸15 g 当归15 g 川芎10 g

桃仁10 g 红花15 g 鸡血藤30 g 牛膝10 g

桂枝15 g

7剂，水煎服，取汁400 ml，1日1剂，分早中晚三次温服。

②盐酸二甲双胍缓释片，0.5 g，每日2次，口服。

③安宫黄体酮，10 mg，每日1次，口服。

【医嘱】饮食作息规律，调畅情志，忌食海鲜、萝卜及辛辣食物。控制饮食，运动减重。

二诊（2019年8月6日）：LMP 2019年8月5日，月经量中，无痛经，怕冷，夜尿，眠差，舌暗红，苔白腻，脉沉细。

【处方】

①中药汤剂：

生地黄10 g 熟地黄10 g 沙参10 g 石斛15 g

五味子10 g 桑葚10 g 山药15 g 百合10 g

莲子15 g 紫石英20 g 首乌10 g 黄精10 g

甘草6 g 鸡血藤15 g 玫瑰花10 g 肉桂9 g

7剂，水煎服，取汁400 ml，1日1剂，分早中晚三次温服。

②盐酸二甲双胍缓释片，0.5 g，每日3次，口服。

③来曲唑，5 mg，每日1次，连服5天。

④经期第十天开始监测排卵。

【医嘱】饮食作息规律，调畅情志，忌食海鲜、萝卜及辛辣食物。控制饮食，运动减重。

三诊（2019年8月26日）：患者本周期促排失败。2021年8月24日阴道开始流血，量少。舌暗红，苔白，脉沉细。

【辅助检查】2019年8月16日妇科彩超监测排卵提示：子宫内膜厚约4 mm，右侧卵巢内见大小约14 mm×8 mm的卵泡样回声，后续监测排卵，卵泡萎缩不长。LH 13 mIU/ml。

【处方】

①中药汤剂：

生地黄10 g　熟地黄10 g　沙参10 g　石斛15 g

五味子10 g　桑葚10 g　山药15 g　百合10 g

莲子15 g　紫石英20 g　首乌10 g　黄精10 g

甘草6 g　鸡血藤15 g　玫瑰花10 g　肉桂9 g

7剂，水煎服，取汁400 ml，1日1剂，分早中晚三次温服。

②达英-35，1片，口服，每日1次，自经期第5天开始口服，连服21天，共3个周期。

③吡格列酮，15 mg，每日1次，口服。

④盐酸二甲双胍缓释片，0.5 g，每日2次，口服。

四诊（2019年11月19日）：患者口服3个周期达英-35后，LMP 2021年11月17日。现已停服达英-35，此次月经量中，色暗红，夹血块，怕冷，舌暗红，苔白，脉细滑。

【辅助检查】

2019年11月18日 性激素：

LH(mIU/ml)	FSH(mIU/ml)	E_2(pg/ml)
4.88	4.83	96

【处方】

①来曲唑，5 mg，每日1次，口服，连服5天。

②盐酸二甲双胍缓释片，0.5 g，每日2次，口服。

③吡格列酮，15 mg，每日1次，口服。

④定坤丹，0.5粒，每日2次，口服。

⑤穴位埋线：子宫、脾俞、肾俞、三阴交、丰隆、上脘、中脘、关元、气海、阴交。

五诊（2020年1月3日）：患者促排后妇科彩超提示排卵，但未孕，LMP 2019年12月3日。本次月经量中，轻度痛经，舌淡黯，苔白腻，脉细滑。

【辅助检查】

①2020年1月1日性激素：

LH(mIU/ml)	FSH(mIU/ml)	E_2(pg/ml)
3.3	5.13	31

②2019年11月25日妇科彩超提示：子宫内膜厚约6 mm，右侧卵巢内见大小约22 mm × 15 mm和21 mm × 17 mm的卵泡样回声。

【处方】

①中药汤剂：

附子9 g　熟地黄10 g　沙参10 g　石斛15 g

干姜10 g　桑葚10 g　山药15 g　百合10 g

大枣10 g　紫石英20 g　制首乌10 g　黄精10 g

甘草6 g　鸡血藤15 g　玫瑰花10 g　肉桂15 g

柴胡9 g　升麻9 g

10剂，水煎服，取汁400 ml，1日1剂，分早中晚三次温服。

②来曲唑，5 mg，每日1次，口服，连服5天。

③穴位埋线：子宫、脾俞、肾俞、三阴交、丰隆、上脘、中脘、关元、气海、阴交。

六诊（2020年1月27日）：患者月经未来潮，自测尿HCG阳性，阴道少量流血，无腹痛、腰酸等不适。舌淡黯，苔白，脉细滑，无腹痛。患者自诉1年前于外院检查发现抗心凝脂抗体阳性。

【辅助检查】

2020年1月27日 孕三项：

血HCG(mIU/ml)	P(ng/ml)	E_2(pg/ml)
580.2	26.79	191

【处方】

①中药汤剂寿胎丸加减：

菟丝子10 g 枸杞子15 g 续断15 g 杜仲10 g

木香10 g 砂仁10 g 白术15 g 仙鹤草10 g

女贞子10 g 墨旱莲10 g 党参15 g 黄芪15 g

7剂，水煎服，取汁400 ml，1日1剂，分早中晚三次温服。

②盐酸二甲双胍缓释片，0.5 g，每日3次，口服。

③羟氯喹，0.1 g，每日1次，口服。

七诊（2020年2月3日）：患者孕39天，无特殊不适，舌淡黯，苔白，脉细滑。

【辅助检查】

①2020年2月3日孕三项：

血HCG(mIU/ml)	P(ng/ml)	E_2(pg/ml)
13497.3	28.89	>1000

②抗心凝脂抗体：阳性（35.76）。

③妇科彩超提示：宫内孕囊27 mm × 14 mm × 27 mm，可见卵黄囊，胚芽5 mm，可见胎心。

告知患者继续服用二甲双胍、羟氯喹，患者于外院就诊后于风湿专科给予低分子肝素皮下注射。二甲双胍于孕8周停药，其余药物继续使用，抗心凝脂抗体于孕10周复查转阴。孕11周查NT正常。

按：该患者为顽固性多囊卵巢综合征，未避孕8年未孕，8年前曾使用二甲双胍调节胰岛素，使用来曲唑、克罗米芬促排均未见排卵，其间间断求医，服药治疗，效果欠佳。分析症候：患者怕冷、夜尿多，有IR病史，偶腰酸，长期月经推后，舌淡黯，苔白，脉沉细。辨证为脾肾阳虚证。再次复查OGTT+胰岛素释放试验，结果提示轻度胰岛素抵抗，因此继续口服二甲双胍，给予来曲唑促排后卵泡发育缓慢，给予HMG注射75 U连续6天后未见卵泡生长，查激素LH 13 mIU/ml，遂放弃该周期。给予患者达英-35口服3周期后查激素水平：LH 4.83 mIU/ml，FSH 4.88 mIU/ml，E_2 96 pg/ml。患者继续使用来曲唑促排，二甲双胍、罗格列酮口服提高胰岛素敏感性。其间患者告知既往抗心凝脂抗体阳性，经复查后加入免疫治疗，怀孕当月严密监测免疫指标，并配合风湿免疫专科治疗，孕期停罗格列酮，继续口服二甲双胍治疗，中药辨证予以保胎，11周顺利通过NT检查。

患者多次促排失败的原因，可能与糖代谢失调未能完全纠正有关，但此项评估与实验室检查结果不成正比，较为顽固，可能与患者对药物耐药或不敏感有关，加用罗格列酮后促排成功。患者抗心凝脂抗体阳性，在孕前就应积极治疗，以免引起流产，但孕后及时治疗补救，也达到了救治的目的。另患者的免疫因素是否影响促排、不孕也是值得思考和探索的。

（刘恒炼）

四、卵巢功能减退不孕

（一）中西医对卵巢功能减退不孕的认识

卵巢功能减退不孕是40岁前女性卵巢功能减退引起的月经稀发、闭经、不孕，雌激素波动性下降和促性腺激素水平升高（FSH > 25 IU/L）为主要特征的不孕症。

中医古籍尚无卵巢功能减退不孕的病名记载，《素问》曰："知七损八益……早衰之节也。年四十，而阴气自半也，起居衰矣。"古籍中首次提及"早衰"一词，并将发病年龄限于40岁。《金匮要略方论》提及"至期不来""女子不孕"，《黄帝内经》中的"女子不月"的论述，均为卵巢功能减退不孕的临床症状，故中医将卵巢功能减退归于"闭经""月经后期""血枯""不孕症"等范畴。对于卵巢功能减退的病因病机各医家众说纷纭，但多数认为本病以肾虚为本，涉及肝、脾，以致肾—天癸—冲任—胞宫轴功能紊乱。肾为先天之本，藏精，主生殖，是女性生殖轴的起始环节，肾气的盛衰直接影响月经的"至"与"竭"。《傅青主女科》谓"经本于肾"，肾精是化生月经的物质基础，若肾精匮乏，则冲任失调，胞宫空虚，无血以下，表现为月经稀发、量少，久而闭经、不孕。《灵枢·五音五味》云"妇人之生，有余于气，不足于血，以其数脱血也"，又加上经、带、胎、产、乳等特殊生理，使得肝血不足，肝失濡养，疏泄失司，气机郁滞，胞宫冲任受阻，出现月经后期、量少、闭经，重则不孕。再者肝肾为母子之脏，肝为肾子，肝病日久累及于肾，亦破坏肾—天癸—冲任—胞宫平衡，影响卵巢的功能，使卵巢功能减退，故导致不孕。现代医学认为下丘脑直接参与情绪行为反应，当女性遭受负面情绪刺激，不仅可通过影响下丘脑水平打破垂体—卵巢轴平衡，使得促性腺激素水平降低，更能直接影响卵巢功能。脾胃为后天之本，化生气血，为月经提供物质基础。若脾胃损伤，气血不足，冲任失养，无以化经，胞宫血海日渐虚闭。另“脾为生痰之源”，脾虚则痰湿内停，瘀阻胞脉，出现月经后期、闭经，甚则难以摄精成孕。因此肾气充盛、肝气通调、脾运健旺是女子调经助孕不可缺少的环节。

（二）夏敏教授对卵巢功能减退不孕的认识

夏敏教授认为本病发生和发展的根本原因在于肾虚精血亏虚，另外还与心、肝等脏腑密切相关。女子以肝为先天，肾为先天之本，肝藏血，肾藏精，肝肾同源且精血互化并相互滋生，共同作为月经产生的物质基础。肝主藏血功能异常，影响其储藏血液、调节血量及精血互化的作用，则子宫藏泄失常；月经周期、经期及经量的调节不仅依赖肝主疏泄使肾开合有度，也依靠肾气闭藏防肝疏泄太过。卵巢功能减退患者较早地受到围绝经期症候群的困扰，加之现代生活节奏的加快及压力的增大，严重增加了患者的精神和心理负担，导致气机郁滞。肝主疏泄的功能失常，则子宫血海蓄溢失常，经血不能如期而下。心肾为水火之脏，心火可下降于肾，肾水能上济于心，使肾水不寒而心火不亢；心主血，肾藏精，血可生精，精可化血，精血互生，心肾相交，则月事如常。心肾功能失常则影响月经节律性变化。

（三）夏敏教授对卵巢功能减退不孕的辨证治疗

夏敏教授认为卵巢功能减退患者体质偏颇，肝、心、脾、肺、肾五脏均可影响月经紊乱。其中，肾虚为根本病机，气血亏虚为主要病机，治疗过程注重滋肾，兼以调和脾胃，辅以疏肝解郁、理气导滞。肾阴虚、肾精亏损者常用方剂有六味地黄丸加减化裁而成的补肾益精汤。肝郁肾虚者运用逍遥丸或丹栀逍遥丸、定经汤加减。心肾不交者使用甘麦大枣汤、天王补心丹等加减。常用补肾药物有山茱萸、山药、熟地黄、女贞子、墨旱莲、石斛、黄精、巴戟天、淫羊藿、紫河车；常用健脾药物有党参、黄芪、白术、陈皮、茯苓、木香等；常用养血药物有龙眼肉、当归、阿胶；常用疏肝药物有柴胡、香附、郁金、枳壳、青皮等。

医案赏析

●病案：陶某，女，32岁，2021年4月2日初诊。

【主诉】月经紊乱1年，停经2月余。

【现病史】带下量少，阴道干涩，潮热盗汗明显，眼干痒，心烦、易怒，口干，睡眠欠佳，多梦，手脚冰凉，腰痛明显，腿软，二便正常。

【个人史】13岁初潮，月经周期28～30天，经期2～3天，色红，量少，无血块，无痛经、腰酸等不适。LMP 2021年1月30日。G4P1，剖宫产1次，人流3次。

【既往史】甲状腺功能减退病史，妊娠期糖尿病病史。

【家族史】无特殊。

【过敏史】无药物、食物过敏史。

【体格检查】舌质暗红，苔腻，脉弦细。

【辅助检查】

2020年9月28日性激素：FSH 19.81 mIU/ml，PRL

3.5 μIU/ml，E_2 58 mIU/ml，P 0.17 ng/ml。

2020年4月24日AMH：低于下限。

2021年2月4日性激素：E_2 <10 mIU/ml，FSH 42.17 mIU/ml，LH 23.89 mIU/ml。

【西医诊断】卵巢早衰。

【中医诊断】闭经。

【中医辨证】肝肾不足。

【治法】滋补肝肾。

【方药】六味地黄汤加减口服。

①中药汤剂：

熟地黄20 g　当归15 g　党参20 g　陈皮12 g
黄精20 g　山药15 g　茯苓20 g　紫河车10 g
女贞子20 g　葛根20 g　黄连10 g　五味子15 g
酸枣仁15 g　制首乌15 g　黄芪20 g　枸杞子15 g
菟丝子15 g　杜仲20 g　寄生20 g

15剂，水煎服，取汁400 ml，1日1剂，分早中晚三次温服。

②芬吗通，2 mg，每日1次。

③穴位埋线：肾俞、血海、卵巢。

【医嘱】饮食作息规律，调畅情志，忌食海鲜、萝卜及辛辣食物。

二诊（2021年4月1日）：患者口服药物后觉潮热、盗汗、阴道干涩等症状明显改善，睡眠稍有好转，腰膝酸软好转，性急、焦虑，口干，无口苦，二便正常。舌质暗红，苔腻，脉弦细。

【处方】

①中药汤剂：

熟地黄 20 g　当归 15 g　党参 20 g　陈皮 12 g

黄精 20 g　山药 15 g　茯苓 20 g　紫河车 10 g

女贞子 20 g　益母草 20 g　黄连 10 g　五味子 15 g

酸枣仁 15 g　制首乌 15 g　黄芪 20 g　枸杞子 15 g

菟丝子 15 g　杜仲 20 g　牛膝 20 g　红花 15 g

15 剂，水煎服，取汁 400 ml，每日 1 剂，分早中晚三次温服。

②芬吗通，2 mg，每日 1 次。

③穴位埋线：肾俞、血海、卵巢。

三诊（2021 年 4 月 20 日）：患者口服药物后觉潮热、盗汗、阴道干涩等症状消失，睡眠好转，腰膝酸软好转，性急、焦虑减轻，口干，轻微口苦，二便正常。舌质暗红，苔薄黄，脉弦细。LMP 2021 年 4 月 6 日，量偏少，色暗红，无痛经。

【处方】

①中药汤剂：

熟地黄 20 g　当归 15 g　党参 20 g　陈皮 12 g

黄精 20 g　山药 15 g　茯苓 20 g　紫河车 10 g

女贞子 20 g　益母草 20 g　黄连 10 g　川芎 15 g

酸枣仁 15 g　制首乌 15 g　黄芪 20 g　枸杞子 15 g

菟丝子 15 g　杜仲 20 g　牛膝 20 g　红花 15 g

15 剂，水煎服，取汁 400 ml，1 日 1 剂，分早中晚三次温服。

②芬吗通，2 mg，每日 1 次。

③穴位埋线：肾俞、血海、卵巢。

按：卵巢早衰的诊断是40岁前，闭经超过3个月经周期，血FSH、LH值高于40 mIU/ml。POF的发病因素较多，基因病变（脆性X综合征）、社会精神因素、不良生活习惯、生物因素、免疫疾病、手术、药物等都可能导致卵泡过度耗损，绝经提前到来。在临床上，由于不能做到每个POI患者都做基因筛查，因此不能明确患者是否具有基因的问题。但是到门诊就诊的POI、POF患者需要追寻其发病因素，以杜绝加重卵巢功能减退，起到挽救作用，这一点是非常重要的。

通过临床观察，导致现代女性卵巢功能减退的常见原因有：①精神压力，生活的压力导致现代女性既要拼命工作，又要兼顾家庭，精神长期处于应激状态。②睡眠障碍，生活习惯颠倒，夜间带小孩，长期睡眠不足。身体与精神长期处于应激状态，导致交感神经兴奋性增加，大量分泌儿茶酚胺类激素，使血管收缩，卵巢血供不足，卵巢缺血缺氧，颗粒细胞凋亡，卵泡闭锁加剧。针刺具有双向良性调节神经内分泌的作用，其可能通过缓解交感神经兴奋状态，降低神经递质的产生，从而减低颗粒细胞凋亡的速度，起到挽救卵巢早衰的作用，这些需要我们进行进一步的深入研究。

（王 洁）

五、反复胚胎移植失败

随着辅助生殖技术的迅速发展，体外受精/单精子卵胞浆内注射—胚胎移植（invitro fertilization/intracytoplasmic sperm injection-embryo transfer，IVF/ICSI-ET）及其衍生技术使众多不孕患者获得了后代，但仍有多次移植优质胚胎而未获得临床妊娠者，反复种植失败（recurrent implantation failure，RIF）依然是辅助生殖技术发展的绊脚石。RIF是指40岁以下的不孕患者，至少经历3次新鲜或者冻融胚胎移植周期且累计至少移植了4个优质胚胎而未能获得临床妊娠者。现代医学认为导致RIF的原因有胚胎质量及着床能力低下，宫腔内环境和子宫内膜容受性不佳，以及其他不明原因。中医学虽无RIF的记载，但可归属于不孕、滑胎等范畴，六淫所侵、七情所伤、饮食劳倦、房事不节等均是其病因。中医药治疗通过调整性腺轴生殖内分泌、生殖免疫，促使基础卵泡募集、卵泡发育成熟，提高卵子配子、胚胎质量，提高内膜发育及容受性，改善子宫及内膜血流等以达到整体调控的可能；在移植后同时给予中药安胎治疗，从而提高妊娠、分娩活产及优生儿成功率，为临床治疗RIF患者提供了新的思路和借鉴。

（一）现代医学认识

胚胎质量与子宫内膜容受性是影响冻融胚胎移植结局的重要因素。在RIF患者中，胚胎质量不佳者约占着床失败者的1/3，而约2/3的着床失败则是由子宫内膜容受性低下引起的。然而随着超促排卵方案和胚胎体外培养技术的发展，胚胎的质量得到优化。在这种情况下，如何提高子宫内膜容受性，使子宫内膜环境与受精卵发育同步成为研究的焦点。

1.子宫内膜容受性概述

子宫内膜容受性是指子宫内膜处于一种允许囊胚定位、吸附、植入并使内膜间质发生改变从而导致胚胎着床的状态。一般发生在有规律月经周期的第20～24天（黄体中期），即排卵日6～8天或受精后5～7天，这个阶段称为“种植窗口期”。此期代表子宫内膜对胚胎接受性达到最高，在“种植窗”开放前后，胚胎均不能植入。如果错过这个时间或植入时间延迟可导致胚胎在子宫内分布不均、胚胎发生受阻、胚胎吸收、胎儿发育迟缓等。

2.子宫内膜容受性评价标准

（1）超声学指标

子宫内膜厚度：子宫内膜的生理厚度为胚泡植入提供了黏附的场所和营养来源，是胚泡成功植入的关键，影响着子宫内膜容受性。Isaacs等研究认为胚胎的着床对子宫内膜的厚度有严格的要求，适合着床的平均最佳内膜厚度为8～12 mm，当子宫内膜厚度＜6 mm时，几乎不存在胚胎着床的可能，而当子宫内膜厚度>14 mm时，胚胎着床的成功率也有所降低。

子宫内膜类型：内膜类型是指内膜与肌层相对回声状态的分型。目前常用的是三分法：即A型为三线型或多层子宫内膜，外层和中部强回声以及内层低回声或暗区，宫腔中线回声明显；B型为弱三线型，宫腔中线回声不明显；C型为均质强回声，无宫腔中线回声。研究显示，FSH刺激后呈三线型内膜者IVF移植结局较好，均质型内膜者结局较差。

子宫内膜容积：子宫内膜多普勒面积（EPDA）是衡量子宫内膜容受性的指征之一。利用3D阴道超声获得的子宫内膜容积具有高度的可重复性和精确性，被生殖科医生广泛应用于临床。研究发现，EPDA＜2 ml者，胚胎种植率与妊娠率显著降低，因此认为EPDA将成为评估子宫内膜容受性的新指标。

子宫动脉及内膜血流：子宫内膜充盈的血流供应是胚胎着床的重要条件，可反映在子宫内膜血流分布和子宫动脉血流状况上。目前最常见的子宫动脉血流指标为搏动指数（PI）和阻力指数（RI）。一般认为PI和RI越低，血管阻力越低，卵巢和子宫血流灌注良好；反之，血管阻力高，子宫动脉血流减少，子宫血流灌注差，存在着供血障碍，这可能是造成妊娠率低下的原因。

（2）形态学指标

胞饮突是子宫内膜容受性的超微结构性标记。子宫内膜上皮由微绒毛细胞和纤维细胞组成。微绒毛细胞随月经周期的激素水平变化而发生显著变化，黄体期尤甚，开始是在细胞的表面形成小的突起，之后逐渐增大，最后失去微绒毛形成胞饮突。胞饮突作为子宫内膜容受性的形态学标志，在临床上可预测胚胎移植的最适宜时间。对于反复IVF-ET失败的患者，胞饮突的检测有着更为重要的价值，可用于指导治疗方案和掌控移植时间，以获得更高的临床妊娠率。

（3）子宫内膜容受性相关调控因子

子宫内膜容受性的形成过程受多种细胞因子、蛋白分子调控，这些特定调控因子在子宫内膜发育分化过程中呈现出显著的时空表达特征，对内膜容受性的形成起着重要作用。相关细胞因子（白血病移植因子、白细胞介素）、蛋白分子（胎盘蛋白、半乳糖凝集素-1）及特定转录因子（同源框基因）在子宫内膜容受性形成过程中伴随短暂、瞬间性高表达，其表达量为增生期的4~5倍，而且该时期与着床期时间一致，呈现出时空特性，表明这几类生物活性分子可能与子宫内膜容受性形成密切相关。

（二）传统医学认识

RIF归属中医学“不孕”“滑胎”范畴。RIF患者长期求子不得，承受巨大的经济及精神负担，面临很大的生殖压力及生活压力，长期焦虑抑郁、情绪消极、恐惧、悲伤、精神紧张等使患者一直处于慢性心理应激状态，从而影响女性生殖并诱发内分泌紊乱疾病，使子宫内膜容受性下降，胚胎发育不良，最终影响胚胎种植率及临床妊娠率。RIF患者反复促排，数个卵泡同时发育，耗伤精气，肾精不足，卵巢储备功能减退，优势卵泡减少。移植后，肾精不足，胞宫胞脉失养，子宫不易容物，故反复失败。脾胃为气血生化之源，化生气血充养肾之精血，同时通过阳明经脉灌注子宫。若脾虚失于运化，痰湿内生，内阻胞宫，则孕卵不易着床。脾胃既虚，气血生化乏源，无以充养先天导致脾肾两虚，冲任不固，胞脉失养，故反复移植失败。

（三）夏敏教授对RIF的认识及治疗

夏敏教授认为，女性排卵前的生理特点为阴长阳消渐至重阴，血海由满而溢至空虚渐复，此时以促进内膜生长、卵泡生长发育为主；排卵后的生理特点为阴盛阳生渐至重阳，此时以调理胞宫环境、提高内膜容受性为主，以备种子育胎。结合IVF-ET患者的特殊情况，可将其分为降调期、超促排卵期、取卵期前后、胚胎植入期四期，进行分期治疗，具体如下：

1.降调期

降调期是IVF-ET控制性超排卵长方案中的重要一环，此期根据阴精敛藏的特点，慎用过多补肾温阳活血药物，以免干扰激素降调作用。治疗以健脾益肾、调理冲任为法，常选用四物汤、归脾汤、八珍汤、当归芍药散等加减。

2.超促排卵期

即卵泡募集期，以“补肾”为主。在此期使用促性腺激素刺激卵泡发育，使较多的卵泡在短期内迅速同步发育，但这需要消耗大量的精血。通过中药治疗，调动卵巢的潜能，协同GnRH-a募集多个卵泡，并使卵泡生长同步化，有利于获得更多数量或更高质量的卵细胞用于IVF。治疗以滋肾调冲、养血填精为主，常选用二至丸、左归丸、知柏地黄汤、养精种玉汤、银甲丸等加减。

3.取卵期前后

即卵泡成熟后取卵到胚胎植入当日。此期患者往往处于紧张焦虑中，易致肝郁气滞，阻滞胞宫胞络，影响子宫微循环，从而影响胚胎植入。用药以疏肝安神、理气活血为主，常选用逍遥散、柴胡疏肝散、桃红四物汤、越鞠丸等加减。

4.胚胎植入期

为胚胎植入子宫至妊娠试验日。超促排卵时使用的促性腺激素释放激素激动剂以及取卵时一部分环绕卵子的颗粒细胞被抽走，可能会导致黄体功能不足。中医认为，该期肾气充盛，阴平阳秘是维持妊娠的关键。治疗以补肾健脾、强健黄体为主。中药应用寿胎丸、安奠二天汤、温土毓麟汤、六味地黄汤等加减。

医案赏析

●病案一：冯某，女，31岁，2022年1月30日初诊。

【主诉】未避孕未孕2年余，IVF-ET失败两次。

【现病史】患者2年余前结婚，婚后未避孕至今未孕，配偶精液及双方染色体检查正常。夫妇分别于2021年4月和2021年8月在外院行体外受精-胚胎移植，均未着床。现症：纳食可，梦多，心烦，腰酸，耳鸣，口干，阴道干涩，脱发，大便秘结，小便正常。

【个人史】初潮14岁，月经周期30～32天，经期7天，量中，色红，血块（-），腹痛（-），腰酸（+），经前乳胀（+），肛门坠胀（-）。末次月经2022年1月12日，量中，色红。

【既往史】2009年患肺结核已治愈。

【家族史】无特殊。

【过敏史】无药物、食物过敏史。

【体格检查】舌红，少苔，脉沉细。

【辅助检查】

2021年1月19日CA125、TNF、白细胞介素8、同型半胱氨酸及相关生殖抗体检测阴性。

2021年8月9日：TSH 3.8 mmol/L。

2021年8月24日：AMH 1.84 ng/ml。

2021年8月13日子宫输卵管碘油造影：双侧输卵管不全梗阻伴粘连，有积水可能。

性激素六项（2021年9月24日经期第3天）：FSH 11.13 mIU/ml，LH 3.05 mIU/ml，PRL 9.77 ng/ml，E_2 30.98 pg/ml，P 0.59 ng/ml，T 0.49 ng/ml。

2021年10月27日宫腔镜检查：宫腔形态基本正常，宫内膜息肉，子宫内膜炎。

【西医诊断】1.反复胚胎移植失败；2.卵巢功能减退；3.子宫内膜炎。

【中医诊断】不孕。

【中医辨证】肝肾阴虚，冲任失调。

【治法】滋补肝肾，调养冲任。

【方药】自拟补肾育麟汤合一贯煎加味。

【处方】

①中药汤剂：

菟丝子30 g　熟地黄20 g　续断15 g　黄精20 g

山茱萸30 g　龟甲15 g（先煎）　知母15 g　北沙参20 g

当归15 g　麦冬20 g　白芍10 g　女贞子20 g

墨旱莲15 g

15剂，水煎服，取汁400 ml，1日1剂，分早中晚三次温服。

②多西环素，100 mg，BID，口服2周。

【医嘱】饮食作息规律，调畅情志，忌食海鲜、萝卜及辛辣食物。

二诊（2022年2月18日）：服药后，梦多，心烦，耳鸣等症好转，仍感腰酸、口干，大小便常。LMP 2022 年 2 月 13 日，经期 6 天，量中。

【处方】

①中药汤剂：

菟丝子 30 g　熟地黄 20 g　杜仲 30 g　黄精 20 g

山茱萸 30 g　龟甲 15 g（先煎）　知母 15 g　覆盆子 15 g

当归 15 g　桑寄生 15 g　白芍 10 g　女贞子 20 g

墨旱莲 15 g

15 剂，水煎服，取汁 400 ml，1 日 1 剂，分早中晚三次温服。

【医嘱】饮食作息规律，调畅情志，忌食海鲜、萝卜及辛辣食物。

三诊（2021 年 6 月 25 日）：经调理 4 个月经周期后，患者停经 40 天就诊，自测尿 HCG 阳性，孕三项：P 21.5 ng/ml，E_2 252 pg/ml，HCG 8987 mIU/ml。予中药补肾养血、固冲安胎。

【处方】

①中药汤剂：

菟丝子 30 g　续断 15 g　山茱萸 30 g　女贞子 20 g

山药 15 g　炒白术 15 g　杜仲 15 g　黄芪 15 g

党参 30 g　陈皮 10 g　阿胶 3 g（烊化）

②地屈孕酮，20 mg，每日 2 次，口服。

③滋肾育胎丸，5 g，每日 3 次，口服。

四诊（2021 年 7 月 1 日）：停经 47 天，孕三项：P 22.7 ng/ml，E_2 413 pg/ml，HCG 20563 mIU/ml。

停经 55 天，孕三项：P 23.5 ng/ml，E_2 687 pg/ml，

HCG 52145.6 mIU/ml。

停经 69 天，孕三项：P 27.8 ng/ml，E_2 896 pg/ml，HCG 93078.7 mIU/ml。

B超：胎儿头臀长 3.5 cm，NT 0.14。后续产科建档案，定期产检。

按：该患者来夏敏教授处就诊时看起来满脸疲惫，情绪低落，这也是多数反复胚胎移植失败患者共同存在的心理状态。经过多次促排卵、取卵以及胚胎移植治疗后，患者身心俱疲，再加上多次失败的经历，让这类患者产生很多负面情绪，其中包含了焦虑、抑郁、烦躁等。面对这样的患者，夏敏教授总是以她一贯的慈悲性格，春风化雨，温暖患者的心灵，让她们重建信心，配合治疗；同时用她精湛的医术，给每一位患者制定个体化助孕方案，尽全力实现她们当妈妈的心愿。

夏敏教授认为，RIF患者经过反复诱导排卵治疗，特别是多个卵泡同时发育，耗伤精气，肾精不足，卵巢储备功能减退，窦卵泡储备减少。移植后，肾精不足，冲任及胞宫胞脉失养，子宫不易容物，胚胎不着床，故反复移植失败。结合症、舌、脉辨证为肝肾阴虚、冲任失调，治则为滋补肝肾、调养冲任，方选自拟补肾育麟汤合一贯煎加味，全方着重滋肝肾之阴，肝肾同源，滋水涵木，冲任调达。该患者宫腔镜证实合并子宫内膜炎，故而结合现代医学的治疗方法，同时应用多西环素抗感染治疗，如此衷中参西对症治疗，患者经过精心调理，最终自然受孕并且持续妊娠状态，皆大欢喜。

●病案二：温某，女，33岁，2021年6月28日初诊。

【主诉】未避孕未孕4年余，IVF-ET失败三次。

【现病史】患者4⁺年前结婚，婚后未避孕至今未孕，配偶精液及双方染色体检正常。夫妇分别于2019年7月和2020年8月、12月在外院行体外受精-胚胎移植，两次未着床，一次异位妊娠切除患侧输卵管（左侧）。目前有冻胚2枚。现症：纳食可，精神萎靡，畏寒肢冷，嗜睡，脱发，焦虑，腰酸，大便稀溏，小便频，夜尿2～3次。

【个人史】初潮12岁，月经周期25～28天，经期5～7天，量偏少，色暗红，血块（-），腹痛（+），腰酸（+），经前乳胀（+），肛门坠胀（-）。LMP 2021年6月12日，量少，色暗红。

【既往史】无特殊。

【家族史】无特殊。

【过敏史】无药物、食物过敏史。

【体格检查】舌紫暗，苔薄白，脉细濡。

【辅助检查】

2021年1月25日生殖相关抗体阴性。

2021年3月27日宫腔镜检查：宫腔形态基本正常，子宫内膜息肉。

2021年4月9日：TSH 2.38 mmol/L。

2021年4月9日：AMH 2.24 ng/ml。

2021年4月17日子宫输卵管碘油造影：左侧输卵管未显影，右侧通而欠畅。

性激素六项（2021年5月15日经期第3天）：FSH 6.47 mIU/ml，LH 4.16 mIU/ml，PRL 10.35 ng/ml，E_2 28 pg/ml，P 0.45 ng/ml，T 0.37 ng/ml。

【西医诊断】1.反复胚胎移植失败；2.子宫内膜息肉。

【中医诊断】不孕。

【中医辨证】肾阳亏虚，冲任失调。

【治法】温肾壮阳，调经助孕。

【方药】自拟温胞饮加味。

【处方】

①中药汤剂：

鹿角霜15 g　菟丝子30 g　党参30 g　炒白术15 g

茯苓15 g　干姜6 g　制白附子10 g　姜半夏10 g

山茱萸20 g　当归10 g　熟地黄10 g　白芍10 g

甘草3 g　桂枝10 g　金樱子15 g

15剂，水煎服，取汁400 ml，1日1剂，分早中晚三次温服。

②济生乌梅片，5片，1日3次。

【医嘱】饮食作息规律，调畅情志，忌食海鲜、萝卜及辛辣食物。

二诊（2021年7月14日）：服药后，尿频、夜尿、怕冷等症好转，舌紫暗，苔薄白，脉细濡。

【处方】中药汤剂：

鹿角霜15 g　菟丝子30 g　党参30 g　炒白术15 g

茯苓15 g　干姜6 g　制白附子10 g　姜半夏10 g

山茱萸20 g　当归10 g　熟地黄10 g　白芍10 g

甘草3 g　桂枝10 g　金樱子15 g

15剂，水煎服，取汁400 ml，1日1剂，分早中晚三次温服。

【医嘱】饮食作息规律，调畅情志，忌食海鲜、萝卜及辛辣

食物。

患者坚持门诊调理3个月经周期后，于2021年10月再次行冻融胚胎移植，成功受孕。

按：综合该患者症、舌、脉分析，其精神萎靡、畏寒肢冷、嗜睡均为肾阳不足、命门火衰之征。腰为肾之府，肾阳虚衰，腰膝失于温养，故见腰酸肢冷。阳虚不能鼓舞精神，则精神萎靡。肾司二便，肾阳不足，温化无力，故见小便频多、夜尿、大便稀溏。肾之华在发，肾气不足则发易脱。

夏敏教授根据《素问·阴阳应象大论》中提到的“阳化气，阴成形”理论，提出阳性热，主动而散，有气化温煦推动的作用，可促进万物的气化，推动人体脏腑发挥正常的功能，可以化阴为气，故“阳化气”强调人体生命活动的过程。相对而言，阴性凝敛而主静，可以凝聚成形，促进万物的成形，生成人的形质，故“阴成形”强调人的形体及其变化。

在病理方面，凡阴虚阳盛的患者多表现为功能亢盛；而阳虚阴盛之人，多表现为功能减弱，有形物质的病理性增多。由于肾阳亏虚，温煦气化失职，阴寒之邪滞留脏腑，故形成子宫内膜息肉等病理产物，从而影响胚胎着床和发育。夏敏教授基于上述病理机制，指出此类患者因采用温肾壮阳为总治则，临床应用收效甚佳。

（姚　瑶）

第三章

预防调护

第一节 月经病

月经病的发生与寒、热、虚、实、阴、阳、气、血的变化相关，根据经期的病理生理特点，其调护应注意以下几点：

1.保持卫生，预防感染

长期月经不调者应该注意外生殖器的卫生清洁，月经期间绝对不能有性生活。注意保暖，避免寒冷刺激，避免过劳，经量多者忌食红糖。

2.防止过度节食，戒烟限酒

注意自己的饮食结构，多食用瘦肉、谷类、深绿叶蔬菜及含钙丰富的食物。

3.保持精神愉快，避免情绪波动

对长期月经不调不必过于担心，个别患者在月经期有下腹发胀、腰酸、乳房胀痛、轻度腹泻、容易疲倦、嗜睡、情绪不稳定、易怒或易忧郁等情况，均属正常，不必过分紧张。

4.其他注意事项

不宜吃生冷、酸辣等刺激性食物，多饮开水，保持大便通畅。选择柔软、棉质、通透性良好的内裤；内裤要勤洗勤换，换洗的内裤要放在阳光下晒干。

第二节　多囊卵巢综合征

多囊卵巢综合征是内分泌代谢失调性疾病，其发生主要与脾肾虚、肝郁、痰湿、瘀血相关，因此应注意以下几点：

1.环境护理

不宜居住在潮湿的环境里，要注意避免湿邪侵袭。

2.饮食调理

少食肥甘厚味之品，不喝酒，不吃刺激性强的食物，切勿过饱。多吃些蔬菜、水果，以及一些具有健脾利湿、化痰祛痰的食物，如白萝卜、紫菜、海蜇、枇杷、白果、大枣、扁豆、薏苡仁、红小豆等。

3.心态调整

放松心情，建立治病信心，耐心地进行治疗。保持良好的心态，积极面对生活与困难。

4.运动锻炼

大部分患者为身体肥胖者，容易疲倦，应长期坚持体育锻炼，如散步、做瑜伽、慢跑等。活动量应逐级增强，让脂肪转变为肌肉。

第三节　复发性流产

医生需向患者讲解复发性流产的知识，提高患者对疾病的认知，消除患者过分焦虑、恐惧的心理，提高患者的配合度。

加强基础护理，注意观察患者妊娠情况以及子宫收缩情况，关注患者身体情况，对先兆性流产进行积极处理。

1.营养护理

营养不良是导致复发性流产的原因之一，患者要加强营养的摄入，如多进食肉、蛋、奶等高蛋白质食物或者新鲜水果、蔬菜等高维生素类食物，保证均衡和充分的营养。

2.卫生护理

病菌感染导致的妇科疾病也是复发性流产的原因之一。因此日常要注重卫生护理，包括每天清洗外阴，更换内裤，定期洗澡，保持同房卫生清洁，不去或少去公共场所。

3.心理护理

心理素质和情绪状态对于怀孕成功也有一定的影响，女性要保持乐观自信的心理状态，不要经常发怒或者悲观失望，以免影响正常怀孕。

第四节　子宫内膜异位症

子宫内膜异位症（痛经）的产生是由于情志损伤，六淫为害或气血不足，胞脉失于濡养所致。因此需注意：

（1）劳逸结合，生活规律，睡眠充足，经期避免过度劳累及剧烈活动，防寒保暖，勿涉冷水，忌坐卧潮湿之地；注意下腹保暖，避免寒冷刺激。

（2）痛经发作剧烈时，采取平卧位，保暖，及时就诊。

（3）对于小腹冷痛，寒湿凝滞证者应遵医嘱按摩或热敷小腹部，可热敷或药熨；气滞血瘀、寒凝胞中、湿热下注、肝肾虚损型者，可针刺中极、血海、三阴交以通冲任，行瘀止痛；气血虚弱证者则取脾俞、气海、足三里等穴进行针刺。

（4）避免精神紧张，保持心情舒畅，使肝气调达，气血调和。

（5）饮食以清淡、富有营养为宜。行经时少食生冷瓜果，气滞血瘀型者宜多食舒郁理气、活血化瘀之品，如陈皮、山楂、红糖等，忌食辛辣刺激及壅阻气机之品；寒凝胞中者宜食温性之食物；湿热下注者要多食清凉性食物；气血虚弱者宜调补气血；肝肾虚损者则要注意滋补肝肾，多食鳝鱼、甲鱼等。经前、经期忌食生冷、酸醋之物，以免收敛、凝滞气血。

（6）中药汤剂用药注意事项：气滞血瘀型者宜饭后温服，服药后卧床休息；湿热下注型者宜偏凉服；气血虚弱型者宜饭前热服；肝肾虚损者则要饭前温服。

（7）注意个人卫生及外阴清洁，勤换卫生垫及内裤，行经期间绝对禁止房事。

(8) 加强体育锻炼，增强体质和抗病能力。

(9) 做好避孕措施，尽量避免人工流产手术。

第五节 盆腔炎

盆腔炎分为急性和慢性，其发生与外邪（寒、湿、热、毒）侵袭以及正气不足有关，慢性后遗症期主要与气滞、血瘀、肾虚、寒湿相关。

(1) 急性盆腔炎应积极彻底治疗；慢性盆腔炎病程较长，应解除思想顾虑，树立战胜疾病的信心，保持心情舒畅，以免肝郁气滞而影响康复和加重病情。

(2) 注意劳逸结合，注意休息，保证睡眠时间，根据身体情况选择合适的锻炼项目，如散步、慢跑、打太极拳、跳舞等。急性期应卧床休息。

(3) 养成良好的卫生习惯，保持外阴清洁，坚持经期、产后、流产后的卫生保健，勤换卫生垫及内裤，经期禁性生活、盆浴及游泳，以防感染。避免不洁性交及滥交，伴侣有性病者，两人须一同治疗。

(4) 保持大便通畅，便秘时可饮用蜂蜜水或多吃新鲜蔬菜、水果。

(5) 外阴瘙痒者，勿用手指搔抓，以防感染。

(6) 注意观察白带的量、色、质、味。

（7）加强营养，根据不同体质，加强饮食调护：饮食宜以易消化而富有营养的食物为主，如瘦肉、鸡蛋及各种新鲜蔬菜，可多食健脾利湿之品，如淮山、白果、莲子、茨实、薏苡仁等。急性盆腔炎发热期宜多饮水，可喝西瓜汁或绿豆汤、鲜果汁。炎症期间忌食鱼、虾、蟹等海腥类食物。

第六节　宫腔粘连

宫腔粘连又可称之为子宫粘连，主要是指宫腔部分或者完全封闭，是一种妇科常见疾病，对女性的生育功能造成了严重损害。

（1）饮食宜清淡，减少刺激性食物的摄入，肥腻和生冷食物也不宜食用过多，不食羊肉、虾、蟹、鳗鱼等发物。

（2）注意卫生，预防感染，尤其是在生理期。

（3）保证充足的睡眠，规律作息，早睡早起。

（4）注意保暖，避免受凉，用药期间杜绝性生活。

（5）调整情绪，保持乐观心态，增强机体免疫力。

第七节　异常子宫出血

异常子宫出血属于中医崩漏病范畴，病因有血热、肾虚、脾虚、血瘀等，治疗应防止并发症的出现，有贫血的症状要确诊后治疗。如病情反复，要注意筛查子宫内膜癌。

（1）注意房间通风，保持空气新鲜，创造良好的休养环境。

（2）减少心理压力，减轻工作强度，适当做一些休闲运动。

（3）饮食选择高蛋白、高维生素C、含铁的食物，忌生冷和油腻之品。

（4）保持阴部的卫生，勤换内衣裤。

（5）加强心理护理，加强护患沟通，了解患者顾虑，向青春期异常子宫出血患者及家属强调尽早治疗有利于月经恢复正常周期。育龄期异常子宫出血患者中未育者用促排卵药后妊娠生育的可能性很大。已育者要定期到医院随诊。绝经过渡期的异常子宫出血患者在除外恶变后可定期随诊观察。

第八节　更年期综合征

本病多由于年老体衰，肾气虚弱或受产育、精神情志等因素影响，使阴阳平衡失调，引起心、肝、脾、肾等脏腑功能紊乱所致。因此在治疗本病时，以补肾气、调整阴阳为主要方法。

（1）生活应有规律，注意劳逸结合，保证充足的睡眠，但不宜过多卧床休息。参加一些有益的文体活动和社会活动，如练气功和太极拳等，以丰富精神生活，增强身体素质。保持和谐的性生活。

（2）不要过分焦虑，要解除思想负担，保持豁达、乐观情绪，多参加一些娱乐活动，以丰富生活乐趣，保持精神愉快，稳定情绪。

（3）饮食方面应当适当限制高脂肪食物及糖类食物，少吃盐，不抽烟，不喝酒，多食富含蛋白质的食物及瓜果蔬菜等。

第九节　子宫肌瘤

子宫肌瘤的病因主要是脏腑功能紊乱导致的寒湿、瘀血阻滞于胞宫，日久形成结块。其调护需注意：

（1）养成良好的生活习惯，戒烟限酒。

（2）加强体育锻炼，增强体质，多在阳光下运动，多出汗可使体内酸性物质随汗液排出体外，避免形成酸性体质。

（3）不要食用被污染的食物以及发霉的食物，如被污染的水、农作物、家禽鱼蛋等，要吃一些绿色有机食品，要防止病从口入。

（4）不要过多地吃咸而辣的食物，不吃过冷、过热、过期及变质的食物；年老体弱或有某种疾病遗传基因者酌情吃一些防癌食品和含碱量高的碱性食品，保持良好的精神状态。

5.生活要规律，勿熬夜伤阴，要有良好的心态应对压力，劳逸结合，不要过度疲劳。

第十节　卵巢功能减退

中医认为肾虚气虚是卵巢功能减退的根本原因，其治疗以补肝肾、滋阴补血、解决肾精亏虚为主。其调护需注意以下几点：

（1）饮食结构调理，适当多吃补肾、保护卵巢功能的食物，如黑豆、黑芝麻、黑桑葚、黑枸杞、豆芽、豆浆、豆腐、蜂王浆、蜂蜜等；忌暴饮暴食，忌烟酒。

（2）运动疗法，适当多做有氧运动，如骑单车、游泳、爬山、散步等，加强锻炼，增强新陈代谢，增强体内血液循环，改善卵巢局部供血。

（3）药物调理，结合自身体质辨证用药，如肾阳虚者温补肾阳，肾阴虚者滋补肾阴，并适当选择雌激素替代疗法，缓解卵巢功能衰退引起的不适症状。

第十一节　产后病

产后病为产后感染邪毒、正邪交争，或外邪袭表、营卫不和或阴血骤虚、阳气浮散等所致，因此调护需在产前宣教强调孕期卫生的重要性，并注意以下几点：

（1）临产前2个月避免盆浴及性生活，孕晚期不做阴道冲洗治疗。

（2）产后使用消毒会阴垫，注意及时排尿，避免膀胱过度充盈，妨碍子宫收缩及恶露排出。

（3）产褥期禁止性生活。

（4）产后要适寒温，避风寒，注意保暖，夏天保持室内通风。

（5）调饮食，宜益气养血为主，多食新鲜蔬菜、水果。

（6）调情志，保持心情舒畅。

（7）保持外阴清洁，每日用温水清洗外阴；适当下床活动，有利于恶露排出。

（8）嘱咐产妇注重休息和营养，尽快恢复体力；嘱咐产妇保持良好的心态；鼓励家人随时关心和理解产妇的心理特点和变化，避免对产妇产生不良精神刺激；为产妇创造一个安静舒适的家庭环境。

（9）计划生育指导：产后 6 周内禁止性交，6 周后要采取避孕措施。告知产妇根据自身的具体情况，选择合适的避孕方法。

第十二节　子宫内膜息肉

子宫内膜息肉的产生原因在内为女子气血亏损，冲任失调，胞宫失于濡养，易受外邪病毒入侵，导致气血流通不畅，瘀滞成结，致月事失常；外因则为平素摄生不慎，或房事不洁等，致使致病菌进入胞宫内，造成炎症感染，故而内外交迫，引发息肉内生。

（1）保持外阴清洁，勤洗澡及更换内裤。在治疗期间应避免性生活及盆浴至少一个月。

（2）坚持锻炼，增强体质，提高免疫力。同时保持乐观情绪，注意调整个人心态。

（3）定期去医院进行妇科检查，特别是出现外阴瘙痒、分泌物增多时及手术后。

（4）预防子宫内膜息肉需要注意经期卫生，加强孕期保健，不可私自堕胎。

第十三节　不孕症

不孕症的病机是脏腑气血不和，痰湿瘀血阻滞，影响胞脉、胞络功能，不能摄精成孕。

（1）加强情志护理，多作解释工作，消除患者一切顾虑，嘱其勿烦恼，勿焦躁，保持心情舒畅、心境平和。

（2）加强体育锻炼，增强体质，增强抗病能力，如跑步、散步、健身等。

（3）平时注意经期卫生，保持外阴清洁，每日以温开水清洗外阴，不可随意冲洗阴道，避免破坏阴道自然防御功能；节制性生活频率，不可过频，以免耗伤肾精；检测基础体温，掌握排卵日期，利于受孕。

（4）注意经期保健，经期不可过于劳累，不可过于紧张，绝对不允许有性生活。注意保暖，防止感受寒邪，以免引发月经不调、带下病等。若平时有月经不调或带下病，应及时治疗。

（5）平时加强营养，饮食宜营养全面，不可偏食、挑食。饮食需有节制，不可暴饮暴食，不可饮酒。肾阳虚者，可常食羊肉、猪腰、动物胎盘等，以温补肾阳；肾阴虚者，可食用甲鱼、墨鱼、黑木耳等；肝郁者，少食酸涩收敛之品，可用佛手花、合欢花等煎汤代茶饮，以疏肝解郁；痰湿者，忌食高脂、甜腻之物，可采用针灸减肥，但不可随意服用减肥药，以免引发月经过少或闭经。

一、输卵管炎性不孕

中医认为其根本病机是瘀阻脉络，或兼气滞，或兼寒湿，或兼湿热。

（1）不孕症是一个困扰社会、家庭的实际问题，不良的情绪会影响免疫功能，使其低下而感染疾病，对健康不利。故患者须加强心理护理，怡情才易受孕。在治法上宜疏肝之气、解肝之郁，更重要的是保持心境舒畅愉快。

（2）不孕症夫妇双方应戒烟，不酗酒，生活起居规律，合理安排生活，避免性生活过频或过少。性生活过频会损害身体和影响精子质量。

（3）加强疾病宣教，由于不孕症的检查及治疗对时间要求严格，不同阶段的检查及治疗手段均有所不同，患者容易混淆，从而延误诊治。

二、子宫内膜异位症不孕

子宫内膜异位症的主要病机为瘀阻胞宫、胞络，因此调护时需注意：

（1）加强心理护理，怡情才易受孕，不孕症是一个困扰社会家庭的实际问题。不良的情绪也影响免疫功能的低下而感染疾病，对健康不利。在治法上宜疏肝之气、解肝之郁，更重要的是保持心境舒畅愉快。

（2）加强疾病宣教，由于不孕的检查及治疗对时间要求严格，并且各种检查治疗均有所不同，患者容易混淆，从而延误诊治。

三、多囊卵巢综合征不孕

1.环境护理

不宜居住在潮湿的环境里，要注意避免湿邪侵袭。

2.饮食调理

少食肥甘厚味之品，不喝酒，不吃刺激性强的食物，切勿过饱。宜多吃些蔬菜、水果，以及一些具有健脾利湿、化痰祛痰的食物，如白萝卜、紫菜、海蜇、枇杷、白果、大枣、扁豆、薏苡仁、红小豆等。

3.心态调整

放松心情，建立治病信心，耐心地进行治疗。患者应保持良好的心态，积极面对生活与困难。

4.运动锻炼

大部分患者为身体肥胖者，容易疲倦，应长期坚持体育锻炼，如散步、做瑜伽、慢跑等。活动量应逐级增强，让脂肪转变为肌肉。

四、卵巢功能减退不孕

（1）保持良好的饮食习惯，如果女性朋友是因为节食减肥影响了卵巢功能，那么就要放弃节食减肥，以维持体内营养均衡。饮食上要注重荤素搭配，不挑食不偏食，可多喝牛奶、豆浆，多吃鱼虾等食物。

（2）保证充足的睡眠，勿熬夜，睡眠不足会降低免疫力，还会影响内分泌系统，导致月经不调、卵巢功能早衰，甚至卵巢功能减退不孕。

（3）养成良好的生活习惯，不抽烟酗酒、不熬夜，勿食刺激性食物。

（4）避免久坐，长期久坐会导致子宫、卵巢等部位的血液循环受到影响，从而阻碍卵巢的营养供给。

五、反复着床失败

（1）增加补气血的食物摄入，如红枣、枸杞、鸡汤等，补充身体在着床期间的气血消耗。

（2）选择适合自己的运动，有规律地进行运动，合理安排作息时间，减少过度的体力劳动。

（3）保持良好的精神状态，不熬夜，保持乐观的心态，这样可以使身体快速地进行自我调节。

（4）在胚胎着床失败后要检查子宫情况，确定着床失败的胚胎是否在子宫还有残留，及时清理、修复。

（李　琴）